低栄養対策パーフェクトガイド

病態から問い直す最新の栄養管理

編 | 吉村芳弘　西岡心大
　　宮島　功　嶋津さゆり

医歯薬出版株式会社

This book was originally published in Japanese
under the title of :

Teieiyo Taisaku Pāfekuto Gaido
—Byotai-Kara Toi Naosu Saishin-No Eiyo Kanri
(Perfect guide to treat and prevent malnutrition:
Latest nutrition care reconsidered from clinical condition)

Editors :
Yoshimura, Yoshihiro et al.
　Deputy Director, Department of Rehabilitation Medicine,
　Kumamoto Rehabilitation Hospital

ⓒ 2019　1st ed.

ISHIYAKU PUBLISHERS, INC.
　7-10, Honkomagome 1 chome, Bunkyo-ku,
　Tokyo 113-8612, Japan

デザイン：山影麻奈
表紙・扉イラスト：ナツコ・ムーン

●本書は月刊「臨床栄養」Vol.130 No.6（2017 年 5 月臨時増刊号）「低栄養対策パーフェクトガイド―病態から問い直す最新の栄養管理」をもとに書籍として再刊したものです．

序　文

　本書は 2017 年に出版された同名タイトルの「臨床栄養」臨時増刊号が好評につき書籍化されたものです．前書を手にとっていただいた多くの読者の皆様にこの場を借りて御礼を申し上げます．臨時増刊号の書籍化にともない，一部の内容をアップデートしました．とくに GLIM 基準の低栄養の診断や，サルコペニア・フレイルについては注目すべき最新情報が掲載されています．

　本書の目的は，病態別の栄養管理のアプローチ方法を問い直し，さまざまなセッティングや疾患における低栄養の予防と対策を提言することです．これまでに低栄養の病態を中心テーマとした類似の書籍や文献が少ない挑戦的な企画です．

　低栄養は時代とともに変遷しています．一昔前（20 世紀）の管理栄養士のテキストを紐解くと，典型的な低栄養の実態としてマラスムスとクワシオルコルが紹介されており，いずれも栄養素の欠乏が低栄養の病態の中心として語られています．21 世紀の本邦においては，世界ではじめてかつ最速で超高齢社会へ突入し，少子化の進行と相まって，患者の対象が複数の慢性疾患を抱えた高齢者に急速に移行しています．医療の考え方も従来の「キュア＝治す」から，「ケア」へ変化しつつあります．さらに，高齢者の健康長寿を妨げるものとして，認知症，嚥下障害，サルコペニア，フレイルの対策は喫緊の課題であり，いずれも低栄養との密接な関連が指摘されています．

　不適切な医療による医原性低栄養も深刻な問題です．周術期患者や肺炎患者では「安静，禁食」と指示されることがありますが，医学的にみて本当に安静や禁食が必要かどうか検証することが必要であり，不要な安静や禁食の結果，寝たきりや嚥下障害，低栄養，サルコペニアになることは避けるべきです．いまの豊かな日本を築いてきた高齢者が健康長寿を実現するために，私たちには医療人として臨床栄養をもっと充実させていく責務があると考えます．

　本書の読者対象の中心は，初級者〜中級者を想定しています．各専門領域の最前線で活躍されている執筆者の先生方に，疾患別やセッティング別に低栄養の病態の基礎を解説いただき，具体的なアプローチ方法を提示できる一冊になればと思います．一部には上級者向けの記述も含まれますが，繰り返し読むことで十分に理解が深まるものと思います．病態の理解なくして本質的な低栄養アプローチはありえません．

　どうか 21 世紀における低栄養の予防と対策に本書が少しでも貢献できたら，と企画者一同願っています．

2019 年 4 月吉日
編者を代表して　吉村芳弘

低栄養対策パーフェクトガイド
――病態から問い直す最新の栄養管理

編 | 吉村芳弘　西岡心大
　　宮島　功　嶋津さゆり

Contents

序文 iii

Part 1　低栄養の最新知識

21世紀における低栄養の諸問題	吉村芳弘	2
低栄養の病態概論	宮島　功	10
低栄養の分類と診断基準	西岡心大	16
低栄養がもたらす健康・疾患リスク	葛谷雅文	24
低栄養のスクリーニング・アセスメント	雨海照祥・他	29
低栄養患者に対するルート選択とプランニング	小山　諭	39
医原性の低栄養をつくる医療とは	森　みさ子	46
サルコペニアとフレイル	谷川隆久・荒井秀典	53
〔コラム〕EWGSOP2基準のサルコペニア	吉村芳弘	59
〔コラム〕なぜ低栄養対策にドラッカーの"マネジメント"が必要なのか	海道利実	60

Part 2　セッティング別　低栄養マネジメント

ICUでの低栄養の対処法	東別府直紀	64
周術期の低栄養対策	谷口英喜	73
回復期リハビリテーション病棟における低栄養対策	桐谷裕美子	80
緩和ケア病棟における低栄養の考え方と対応	村井美代・他	85
精神科における低栄養対策	阿部裕二	91
小児病院における低栄養対策	高増哲也	97
高齢者施設における低栄養対策	阿部咲子	103
在宅における低栄養対策	佐々木　淳	110
〔コラム〕地域へ飛び出す栄養サポート―WAVESの取り組み	秋山和宏	116

Part 3　病態別　低栄養マネジメント

【急性疾患】
- 脳卒中　　　　　　　　　　　　　　　　　　　　　高畠英昭　120
- ARDS　　　　　　　　　　　　　　　　　　　　　泉野浩生　125
- 虚血性心疾患　　　　　　　　　　　　　　木田圭亮・鈴木規雄　132
- Refeeding症候群　　　　　　　　　　　　　　　　大村健二　140
- 大腿骨近位部骨折　　　　　　　　　　　　　　　　酒井友恵　146
- 褥瘡　　　　　　　　　　　　　　　　　　　　　　真壁　昇　154
- 炎症性腸疾患　　　　　　　　　　　　　　　　斎藤恵子・他　160
- 誤嚥性肺炎　　　　　　　　　　　　　　　　　　　三鬼達人　166

【慢性疾患】
- COPD　　　　　　　　　　　　　　　　　藤田幸男・吉川雅則　174
- 糖尿病　　　　　　　　　　　　　　　　　　　　　川﨑英二　181
- 慢性肝疾患　　　　　　　　　　　　　　　　　　　白木　亮　186
- 慢性腎臓病　　　　　　　　　　　　　　　山田康輔・山田とも子　192
- 慢性心不全　　　　　　　　　　　　　　　　　　　宮島　功　200
- がん悪液質　　　　　　　　　　　　　　　　　髙木久美・他　208
- 神経疾患　　　　　　　　　　　　　　　　　　　　片多史明　215
- 認知症の人の食生活をチームで支えるために　　　　田中志子　222

〔コラム〕栄養ケアプロセス（NCP）の実践ポイント—低栄養患者を例に　　片桐義範　228

Part 4　多職種による低栄養へのアプローチ

- NSTによる低栄養マネジメント　　　　　　　　　　鷲澤尚宏　236
- リハビリテーション栄養　　　　　　　　　　　　　鈴木達郎　241
- 薬剤師が活躍する低栄養マネジメント　　　　　　　宮崎　徹　246
- 歯科が活躍する低栄養マネジメント　　　　　石井良昌・廣田佳代子　251
- 管理栄養士が活躍する低栄養マネジメント　　　　　嶋津さゆり　257
- 看護師が活躍する低栄養マネジメント　　　　　　　清水孝宏　264

〔コラム〕低栄養対策における栄養経営士の役割　　　宮澤　靖　269

Part 5　高齢者を支える栄養ケア実践例

- 低栄養の食事指導　　　　　　　　　　　　　　　　工藤美香　274
- 調理・献立の工夫—食形態を中心に　　　　　　　　中原さおり　279
- 調理・献立の工夫—栄養強化（エネルギー・栄養素）を中心に　　吉村由梨　285
- 在宅向けの市販食品（コンビニ，宅配などを含む）の利用・工夫　　江頭文江　289

- 索引　　　　　　　　　　　　　　　　　　　　　　　　　　　295

Part 1
低栄養の最新知識

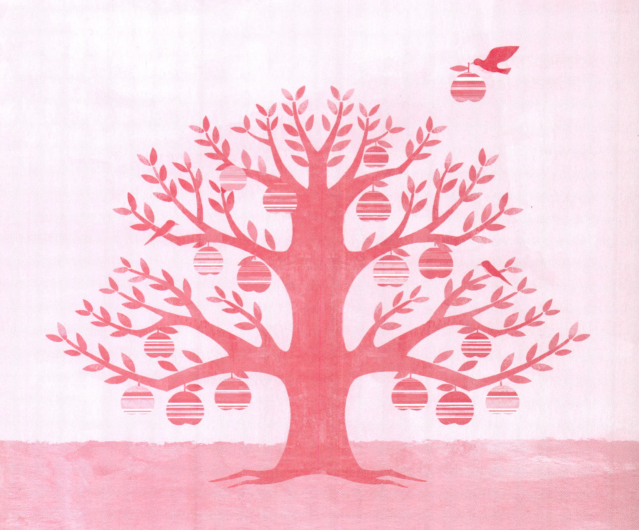

Part 1 低栄養の最新知識

21世紀における低栄養の諸問題

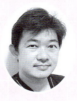

吉村芳弘
Yoshimura, Yoshihiro
熊本リハビリテーション病院
リハビリテーション科 / 栄養管理部

Keyword 低栄養，高齢者，疾患，炎症，飢餓，病院のガイコツ

「病院のガイコツ」問題は解決されたのか？

入院高齢者の低栄養の歴史は、"病院"が誕生した中世まで遡る。そう遠くない過去においては、1853〜1856年のクリミア戦争で負傷した兵士が、病院で多くの食糧に囲まれながらも飢えに苦しんでいることをナイチンゲールが訴えている[1]。

1974年にはButterworthが、入院高齢者の低栄養の実情を世界ではじめて世に問うた。彼の論文 "The skeleton in the hospital closet"[2] は、センセーショナルなタイトルも相まって、近代における高齢者の低栄養という暗闇の存在に光を当てることとなった。その光は弱々しく、おぼろげであったが、それまで長く閉ざされていた暗闇を照らすには十分であった。いまから40年前、Butterworthはパンドラの箱を開けた。箱の名前は「入院高齢者の低栄養」であった。

Butterworthが世界に投じた高齢者の低栄養の問題は、直後にBistrianらにより検証され、ほぼ間違いない事実であることが確かめられた[3,4]。すなわち、内科および外科の入院高齢患者の約半数が明らかな低栄養に苦しんでいた。

さらに、この問題は世界中の専門家や臨床家の実態調査を促し、世界中の医療機関によって実証された。Butterworthがパンドラの箱を開けて20年後、「病院のガイコツ」問題は臨床栄養領域のみならず、医療界全体に広く認識されるところとなったが、1990年代半ばにおいて、残念ながら問題はほぼ未解決であった[5]。

それから20年が経過した21世紀の現在、「病院のガイコツ」問題はいくぶんか解決されたのであろうか？

21世紀の低栄養の問題は飢餓の小児から疾患を合併した高齢者へ

低栄養の問題は時代とともに変遷する。一昔前の管理栄養士のテキストを紐解くと、典型的な低栄養の病態としてマラスムスとクワシオコルが掲載されている。曰く、マラスムスとは慢性のたんぱく質・エネルギー欠乏状態（protein-energy malnutrition：PEM）であり、クワ

表1　成人低栄養の3つの原因[6]

1. 急性疾患／外傷
   （侵襲，外傷，手術，重症感染症，熱傷）
2. 慢性疾患
   （悪液質，慢性感染症，慢性臓器不全，がん）
3. 社会生活環境
   （飢餓，摂食障害）

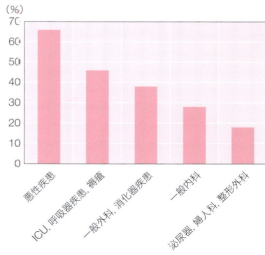

図1　主要な疾患（診療科）別の低栄養の頻度[5-13]

シオコルとは急性のたんぱく質欠乏状態である．テキストに添付される患者の写真を見ると，いずれもやせこけた発展途上国の小児である．

21世紀の本邦においては，世界ではじめてかつ最速で超高齢社会へ突入し，少子化による人口減少と相まって，低栄養患者の対象が複数の慢性疾患を抱えた高齢者に急速に移行しつつある．医療の考え方も従来の「Cure＝治す」から，「Care＝ケア」へ変化しつつある．医療と栄養管理のパラダイムシフトが，いままさにわれわれの目の前で進行している．

高齢者の低栄養の病態は，マラスムスやクワシオコルだけで説明できるだろうか？　答えは正であり，否である．原因は疾患の存在である．疾患を合併しない高齢者の低栄養の原因は主に栄養素の欠乏であり，病態はマラスムスやクワシオコル，もしくは2つの混合型に近い．しかし，疾患を合併した高齢者の低栄養の原因や病態は，栄養素の欠乏だけでは説明ができない．疾患にともなう炎症の存在が背景にある．

急性疾患などにともなう短期間の急激な炎症惹起を侵襲，慢性疾患にともなう長期間の微弱な炎症惹起を悪液質と呼ぶ．いずれも高齢者の低栄養の主因である．2012年にAND（米国栄養と食事のアカデミー）とA.S.P.E.N.（米国静脈経腸栄養学会）が高齢者の低栄養に関するコンセンサス声明を共同で提出した（表1）[6]．声明では，高齢者を含む成人の栄養障害の原因として，急性疾患（≒侵襲），慢性疾患（≒悪液質），社会生活環境（≒飢餓），の3つを提言している．マラスムスとクワシオコルは広義の飢餓に相当する．低栄養の高齢者を目にしたとき，主病名や併存疾患に注目する必要がある．管理栄養士や臨床栄養にかかわるあらゆる職種は，主要な疾患の特徴について十分に学習すべきである．病態の理解なくして本質的な栄養サポートはありえない．この点において，不勉強な医師は臨床栄養の世界から淘汰されるべき存在である．

低栄養が高齢者に与えるインパクト

疾患ごとの低栄養の頻度を図1[5-13]に示す．疾患（≒炎症）の重症度と低栄養は関連を認める．本邦も調査協力しているnutritionDay[14]によると，疾患に関連した低栄養の頻度は30〜50％と，高い数値を示している．

低栄養をきたしうる病態を表2[7, 15, 16]に示す．いずれも低栄養の原因と結果になりうるため，病態の理解に努める必要がある．高齢の低栄養患者は重篤な低栄養になるまで，患者自身が社

表2 低栄養症候群[7,15,16]

診断	特徴
消耗性疾患 Wasting	Body cell mass の減少．浮腫や低Alb血症はともなわないことが多い．
サルコペニア Sarcopenia	骨格筋量の減少．筋力や機能低下をともなう．
サルコペニア肥満 Sarcopenic obesity	サルコペニア＋肥満
悪液質 Cachexia	炎症性疾患をともなう低栄養．浮腫や低Alb血症をともないやすい．
PEM Protein-energy malnutrition	食事量減少にともなう body cell mass の減少．浮腫や低Alb血症をともないやすい．

表3 低栄養の臨床的合併症[7-13]

・免疫能の低下，感染症
・褥瘡，創傷治癒遅延
・歩行不安定，転倒，骨折
・認知機能低下，依存
・治療抵抗性
・長期入院，頻回の再入院
・QOLの低下
・予後不良の合併症

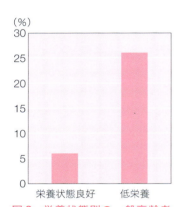

図2 栄養状態別の一般高齢者の3年後の死亡率[10,12,13,17]

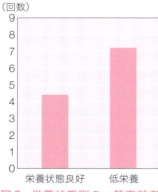

図3 栄養状態別の一般高齢者の生涯再入院の回数[15,16,18]

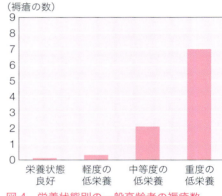

図4 栄養状態別の一般高齢者の褥瘡数（$n=6,242$）[11,15,16]

会的，審美的に障害があるとは感じないかもしれない．しかし，衣服やシーツの下に隠れたごく軽度の皮下浮腫であっても，背後に細胞数減少や機能障害などの重篤な生理学的障害をきたしている危険性がある（表3）[7-13]．

低栄養の影響は病院だけにとどまらない．地域高齢者における3年後の死亡率は，低栄養の有無でその差が4倍にまで拡大する（図2）[10,12,13,17]．低栄養の高齢者は再入院を繰り返し（図3）[15,16,18]，褥瘡を容易に形成し（図4）[11,15,16]，死に直結する重大な合併症を併発し，医療制度に多大な負荷を与える．

低栄養は医学的に有害であるだけでなく，医療経済的にコストが跳ね上がる．低栄養では入院期間が延長するだけでなく，合併症のマネジメントのためにより多くの薬物や物的/人的コスト，診断ワークアップ，治療介入を浪費する．低栄養高齢者の健康寿命は，併存疾患および後遺症の増加とともに，早期および晩期死亡率の上昇によって短縮する運命にある．退院後の医療サービスの集中的な利用も見落としてはならない．入院中や退院後の低栄養はいずれも疾患に起因することが多いものの，疾患とは独立した大きなコスト要因となっている．患者および保険会社，医療機関，国家医療システムのそれぞれの低栄養患者の財政負担を表4に示す[19-31]．

表4 患者および保険会社，医療機関，国家の低栄養高齢者に対する財政負担 [19-30]

推定	患者，医療機関，国家レベル
1,630 米ドル	患者（追加費用）[19]
1,700 ユーロ	患者（追加費用）[20]
200〜1,500 ユーロ	患者（追加費用）[21]
1,064 米ドル	患者（追加費用）[22]
86,000 米ドル	医療機関[23]
35,280 ユーロ	医療機関[24]
413,000 豪ドル	医療機関[25]
1,670,000 豪ドル	医療機関[26]
1,850,000 豪ドル	医療機関[27]
10,200,000,000 ユーロ	国家（フランス）[28]
9,000,000,000 ユーロ	国家（ドイツ）[29]
7,300,000,000 英ポンド	国家（英国）[30]

表5 ONSの臨床効果：システマティックレビューとメタ解析 [33-41]

対象	臨床効果
高齢者[33]	合併症の減少（32%），再入院の減少（41%）
CCPD[34]	経口摂取の改善，身体測定値や握力の改善
がん[35]	経口摂取の改善，QOLの改善
高齢者[36]	良好なコンプライアンス（78%），経口摂取の改善，臨床指標の改善
高齢者[37]	体重増加，認知機能改善
高齢者[38]	エネルギー摂取増加，体重増加
COPD[39]	QOLの改善，運動能力やリハビリテーションによる改善効果
肝不全[40]	肝性脳症の減少
COPD[41]	エネルギー・たんぱく質摂取の増加，入院期間の短縮

栄養ケアの費用対効果

　低栄養の高齢患者は，入院中に30〜70%の追加費用が生じる[30]．本邦を含めた多くの国で，栄養サポートに関連した医療行為は，すでに診療報酬として公的あるいは私的保険の対象となっている．これらの医療行為には，栄養アセスメント，栄養ケアプラン，経口補助食品，経腸栄養，静脈栄養などが含まれる．いずれもルーチンとしての栄養スクリーニングから開始される．栄養スクリーニングがルーチン化されなければ，患者は低栄養の診断をされることなく，医療機関にはさらなる財政的な負担を生じることになる．表4に，国別の低栄養の実際の財政負担を示す[19-31]．

　複数の研究グループによると，栄養療法の効果は2〜5倍，またはそれ以上の費用対効果がある．オランダの調査では，栄養スクリーニングと栄養サポートに投資した76ユーロで，入院期間を1日短縮することができた[31]．対して，同時期のオランダの入院費用は，脳卒中で1日当たり433ユーロ，心筋梗塞で1日当たり909ユーロに及んだ[31]．

経口栄養補助食品（ONS）の臨床効果

　高たんぱく質食や病態別の経口栄養補助食品（oral nutritional supplement：ONS）が世に出て久しい．経腸栄養や静脈栄養は，投与アクセスの検討やポンプの使用，合併症予防のモニタリングなどの専門的な知識とスキルが必要であるが，ONSは特別な配慮がほぼ不要である．また，他の栄養補給方法と同様に，食欲不振や吸収不良，臓器不全，エネルギー需要の増加，特定の栄養素の欠乏，などに対応するさまざまなONSが設計されている．

　腎臓病やがん放射線療法，高齢者，施設入所などの患者にONSによる栄養サポートを行うことで，エネルギーとたんぱく質摂取が増加する．病態別では，ONSによる糖尿病における糖代謝の安定化や，慢性腎疾患における血清アルブミン値の上昇などが示されている．入院高齢者の一般的合併症である感染症や創傷治癒遅延，褥瘡発生などがONSで減少する．これらの指標は，とくに低栄養患者で改善効果が大きい[32]．表5に，最新のシステマティックレビューとメタ解析によるONSの臨床効果を示す[33-41]．

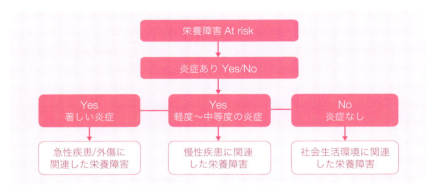

図5 AND/A.S.P.E.N. による病院の成人低栄養の分類
(White JV, et al. J Acad Nutr Diet 2012;112:730-8[6]/ Jensen GL, et al. Clin Nutr 2010;29:151-3[42]より)

表6 短期飢餓,長期飢餓,侵襲でのエネルギー代謝の相違

	短期飢餓	長期飢餓	侵襲
糖新生	↓	↓	↑↑↑
解糖	↑	↓	↑↑↑
グルコース酸化	↑↑↑	↓	↓
グルコース代謝	↑	↓	↑↑↑
蛋白質分解	↓	↓	↑↑↑
蛋白質合成	↑	↓	↑↑↑
アミノ酸酸化	↑	↓↓	↑↑
脂肪分解	↓↓	↑↑↑	↑↑
ケトン体生成	↑	↑↑↑	↑↑
主なエネルギー源	グリコーゲン	脂肪	蛋白質
主な代謝臓器	肝	脂肪組織	骨格筋,内臓

(Long CL, et al. JPEN J Parenter Enteral Nutr 1979;3:452-6[43]より)

疾患関連栄養障害の新提言

高齢者の低栄養の診断や分類には,疾患や炎症の合併を常に考慮する必要性がある.表1のAND/A.S.P.E.N.の成人低栄養分類を詳細に再提示する(図5)[6,42].これは,臨床現場における成人の低栄養診断の標準化のために提言されたものであり,栄養障害は飢餓(栄養摂取不足)と炎症の複合によって生じ,かつ炎症の程度によって分類されることが明示されている.

短期飢餓,長期飢餓,侵襲でのエネルギー代謝の相違を表6に示す[43].飢餓および侵襲における糖質,脂質,たんぱく質のエネルギー代謝や主要臓器の相違は多岐にわたり,「栄養障害=栄養不足」という前世紀の単純な栄養診断がいかに危険であるかは一目瞭然である.すなわち,入院高齢者の栄養評価においては,BMI,体重減少,摂食量,体組成,浮腫,握力に加えて,主病名の治療経過や,併存疾患の管理状態についても確認すべきである.

2016年にコペンハーゲンで開催されたESPEN(欧州臨床栄養代謝学会)学術集会において,注目すべき会議が行われた.この会議では,日本を含む世界各国の臨床栄養の指導者(Global Leadership Initiative)が一堂に会して新しい栄養診断について検討を行い,図6の栄養障害診断のアルゴリズムを提言した[44].疾患に関連した栄養障害を疾患関連栄養障害(disease-related malnutrition:DRM)と称し,高齢者を含む成人栄養障害の栄養診断において,疾患や炎症を考慮すべきであると提言している.既存の栄養スクリーニングでは疾患や炎症が十分に考慮されておらず,今後の入院高齢者の栄養スクリーニングの手法に一石を投じる重要な提言であると思われる.

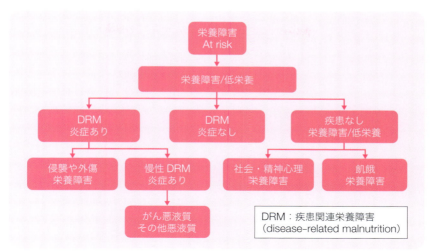

図6 Global Leadership Initiative on Malnutrition 会議（ESPEN2016）による栄養障害診断アルゴリズム　(Cederholm T, et al. Clin Nutr 2017；36：7-10[44]）より)

Call to Action: 21世紀の「病院のガイコツ」問題を解決するために

　1974年にButterworthが「病院のガイコツ」問題を提言して，40年余りが経過した．本邦においても，入院高齢者の低栄養/栄養障害は医療者に広く認知され，入院時に栄養スクリーニングを行うことが診療報酬で必須とされ，NST（栄養サポートチーム）も全国の一般病院に配置されることとなった．

　21世紀の「病院のガイコツ」問題は解決されたのか．答えは否である．疾患や炎症が栄養障害の一因であると理解され，問題は複雑化している．医療従事者の栄養への興味や知識，スキルは依然として不十分であり，多くの栄養障害の高齢者がベッドに横たわっている．

　「病院のガイコツ」問題を解決するために，われわれは自身の臨床栄養の学習を継続し，疾患や炎症に関連する栄養障害の病態を理解し，臨床での栄養障害の診断や治療を見直し，栄養障害を社会へ啓発する義務がある．さらに，この領域の臨床や研究はダイナミックに変化し続けている．エビデンスを集積するために，各領域での臨床研究が必須である．

　「病院のガイコツ」を解決するために，あなた自身の絶え間ない学習，臨床，研究が必要である．

文献

1) Nightingale F. Nursing：what it is and what it is not：Hanson & Son；1859.
2) Butterworth CE Jr. The skeleton in the hospital closet. 1974. Nutr Hosp 2005；20：302-7.
3) Bistrian BR, Blackburn GL, Vitale J, et al. Prevalence of malnutrition in general medical patients. JAMA 1976；235：1567-70.
4) Bistrian BR, Blackburn GL, Hallowell E, Heddle R. Protein status of general surgical patients. JAMA 1974；230：858-60.
5) Laviano A, Campos AC. The skeleton in the hospital closet—20 years later：malnutrition in patients with GI disease, cancer and AIDS. Nutrition 1994；10：569-71.
6) White JV, Guenter P, Jensen G, et al. Consensus statement of the Academy of Nutrition

and Dietetics/American Society for Parenteral and Enteral Nutrition : characteristics recommended for the identification and documentation of adult malnutrition (undernutrition) . J Acad Nutr Diet 2012 ; 112 : 730-8.
7) Pennington CR. Disease-associated malnutrition in the year 2000. Postgrad Med J 1998 ; 74 : 65-71.
8) Correia MI, Waitzberg DL. The impact of malnutrition on morbidity, mortality, length of hospital stay and costs evaluated through a multivariant model analysis. Clin Nutr 2003 ; 22 : 235-9.
9) Waitzberg DL, Ravacci GR, Raslan M. [Hospital hyponutrition]. Nutr Hosp 2011 ; 26 : 254-64.
10) Lim SL, Ong KC, Chan YH, et al. Malnutrition and its impact on cost of hospitalization, length of stay, readmission and 3-year mortality. Clin Nutr 2012 ; 31 : 345-50.
11) Brito PA, de Vasconcelos Generoso S, Correia MI. Prevalence of pressure ulcers in hospitals in Brazil and association with nutritional status—a multicenter, cross-sectional study. Nutrition 2013 ; 29 : 646-9.
12) Löser C. [Malnutrition in the hospital—prevalence, clinical consequences, economic relevance]. Dtsch Med Wschr 2001 ; 126 : 729 e34.
13) Löser C. Malnutrition in hospital : the clinical and economic implications. Dtsch Arztebl Int 2010 ; 107 : 911-7.
14) nutritionDay worldwide. http://www.nutritionday.org/
15) de Ulíbarri Pérez JI. Clinical undernutrition in 2014 ; pathogenesis, early diagnosis and consequences ; undernutrition and trophopathy. Nutr Hosp 2014 ; 29 : 785-96.
16) Ignacio de Ulíbarri J, González-Madroño A, de Villar NG, et al. CONUT : a tool for controlling nutritional status. First validation in a hospital population. Nutr Hosp 2005 ; 20 : 38-45.
17) Middleton MH, Nazarenko G, Nivison-Smith I, Smerdely P. Prevalence of malnutrition and 12-month incidence of mortality in two Sydney teaching hospitals. Intern Med J 2001 ; 31 : 455-61.
18) Lobo Támer G, Ruiz López MD, Pérez de la Cruz AJ. [Hospital malnutrition : relation between the hospital length of stay and the rate of early readmissions]. Med Clin (Barc) 2009 ; 132 : 377-84.
19) Elia M. The economics of malnutrition. Nestle Nutr Workshop Ser Clin Perform Program 2009 ; 12 : 29-40.
20) Chima CS, Barco K, Dewitt ML, et al. Relationship of nutritional status to length of stay, hospital costs, and discharge status of patients hospitalized in the medicine survey. J Am Diet Assoc 1997 ; 97 : 975-8.
21) Marco J, Barba R, Zapatero A , et al. Prevalence of the notification of malnutrition in the departments of internal medicine and its prognostic implications. Clin Nutr 2011 ; 30 : 450-4.
22) Amaral TF, Matos LC, Tavares MM, et al. The economic impact of disease-related malnutrition at hospital admission. Clin Nutr 2007 ; 26 : 778-84.
23) Smith PE, Smith AE. High-quality nutritional interventions reduce costs. Healthc Financ Manage 1997 ; 51 : 66-9.
24) Funk KL, Ayton CM. Improving malnutrition documentation enhances reimbursement. J Am Diet Assoc 1995 ; 95 : 468-75.
25) Ockenga J, Freudenreich M, Zakonsky R, et al. Nutritional assessment and management in hospitalised patients : implication for DRG-based reimbursement and health care quality. Clin Nutr 2005 ; 24 : 913-9.
26) Boltong AG, Loeliger JM, Steer BL. Using a public hospital funding model to strengthen a case for improved nutritional care in a cancer setting. Aust Health Rev 2013 ; 37 : 286-90.
27) Ferguson M, Capra S, Bauer J, Banks M. Coding for malnutrition enhances reimbursement

under casemix-based funding. Aust J Nutr Diet 1997 ; 54 : 102-8.
28) Gout BS, Barker LA, Crowe TC. Malnutrition identification, diagnosis and dietetic referrals : are we doing a good enough job. Nutr Diet 2009 ; 66 : 206-11.
29) Melchior JC, Préaud E, Carles J, et al. Clinical and economic impact of malnutrition per se on the postoperative course of colorectal cancer patients. Clin Nutr 2012 ; 31 : 896-902.
30) Müller MC, Uedelhofen KW, Wiedemann UCH. [CEPTON study : undernutrition in Germany] : Bressler Druck ; 2007.
31) Kruizenga HM, Van Tulder MW, Seidell JC, et al. Effectiveness and cost-effectiveness of early screening and treatment of malnourished patients. Am J Clin Nutr 2005 ; 82 : 1082-9.
32) Silver HJ. Food modification versus oral liquid nutrition supplementation. Nestle Nutr Inst Workshop Ser Clin Perform Program 2009 ; 12 : 79-93.
33) Cawood AL, Elia M, Stratton RJ. Systematic review and meta-analysis of the effects of high protein oral nutritional supplements. Ageing Res Rev 2012 ; 11 : 278-96.
34) Collins PF, Stratton RJ, Elia M. Nutritional support in chronic obstructive pulmonary disease : a systematic review and meta-analysis. Am J Clin Nutr 2012 ; 95 : 1385-95.
35) Baldwin C, Spiro A, Ahern R, Emery PW. Oral nutritional interventions in malnourished patients with cancer : a systematic review and meta-analysis. J Natl Cancer Inst 2012 ; 104 : 371-85.
36) Hubbard GP, Elia M, Holdoway A, Stratton RJ. A systematic review of compliance to oral nutritional supplements. Clin Nutr 2012 ; 31 : 293-312.
37) Allen VJ, Methven L, Gosney MA. Use of nutritional complete supplements in older adults with dementia : systematic review and meta-analysis of clinical outcomes. Clin Nutr 2013 ; 32 : 950-7.
38) Beck AM, Holst M, Rasmussen HH. Oral nutritional support of older (65 years+) medical and surgical patients after discharge from hospital : systematic review and meta-analysis of randomized controlled trials. Clin Rehabil 2013 ; 27 : 19-27.
39) Collins PF, Elia M, Stratton RJ. Nutritional support and functional capacity in chronic obstructive pulmonary disease : a systematic review and meta-analysis. Respirology 2013 ; 18 : 616-29.
40) Iuud LL, Dam G, Borre M, et al. Oral branched-chain amino acids have a beneficial effect on manifestations of hepatic encephalopathy in a systematic review with meta-analyses of randomized controlled trials. J Nutr 2013 ; 143 : 1263-8.
41) Collins J, Porter J. The effect of interventions to prevent and treat malnutrition in patients admitted for rehabilitation : a systematic review with meta-analysis. J Hum Nutr Diet 2015 ; 28 : 1-15.
42) Jensen GL, Mirtallo J, Compher C, et al. Adult starvation and disease-related malnutrition : a proposal for etiology-based diagnosis in the clinical practice setting from the International Consensus Guideline Committee. Clin Nutr 2010 ; 29 : 151-3.
43) Long CL, Schaffel N, Geiger JW, et al. Metabolic response to injury and illness : estimation of energy and protein needs from indirect calorimetry and nitrogen balance. JPEN J Parenter Enteral Nutr 1979 ; 3 : 452-6.
44) Cederholm T, Jensen GL. To create a consensus on malnutrition diagnostic criteria : A report from the Global Leadership Initiative on Malnutrition (GLIM) meeting at the ESPEN Congress 2016. Clin Nutr 2017 ; 36 : 7-10.

Part 1 低栄養の最新知識

低栄養の病態概論

宮島　功
Miyajima, Isao
社会医療法人近森会 近森病院　臨床栄養部

Keyword　飢餓，悪液質，侵襲，除脂肪体重，骨格筋

はじめに

　栄養についての問題は世界的規模であり，WHO，FAO，UNICEFが公表している栄養分野の政策ガイドライン，テクニカルレポート，報告書には，1990年代には栄養不足，2000年代には栄養不良の二重負荷，2010年以降は栄養格差の縮小，生活習慣対策に関する提言・報告が多い[1]．栄養不良の二重負荷（double burden of malnutrition）とは，過剰栄養と低栄養が存在し，それぞれが栄養学的なリスク因子となり，死亡や機能不全の要因となることをいう．

　わが国でも，肥満者（BMI ≧ 25 kg/m^2）の割合は男性29.5％，女性19.2％である一方，やせの者（BMI ＜ 18.5 kg/m^2）の割合は男性4.2％，女性11.1％と，肥満とやせが混在していることがわかる[2]．さらに，65歳以上を対象とした低栄養傾向（BMI ≦ 20 kg/m^2）の割合は，65～69歳は14.8％であるが85歳以上は29.1％と，高齢になるにつれ低栄養傾向の者が増加することが示された[2]．

　高齢社会が進む現在では，ますます低栄養傾向の割合が増えることが予想できる．加齢は低栄養のリスク因子であり，高齢者の低栄養は合併症や死亡率の増加にもつながるため，その理解と対策が急務である．

低栄養状態とは

体構成成分

　低栄養を理解するうえで，体構成成分を理解することが重要である．成人の身体は約60％が水分，20％が脂肪，残り20％は筋肉や内臓組織，骨などに分類される（図1）．体重から脂肪組織を除いた重量を除脂肪体重（lean body mass）と呼び，体重を体脂肪量と除脂肪体重に分けて考える．高齢になるにつれ体構成成分の比率は変化し，水分量が減少し脂肪量が増す．

低栄養と除脂肪体重

　何らかの原因で低栄養が進行することで，除脂肪体重が減少し，身体にさまざまな影響が出現する（図2）[3]．最初の変化は，筋肉量の減少である．筋肉は，骨格に付随し身体を構成する

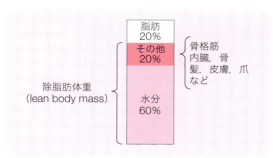

図1　体構成成分

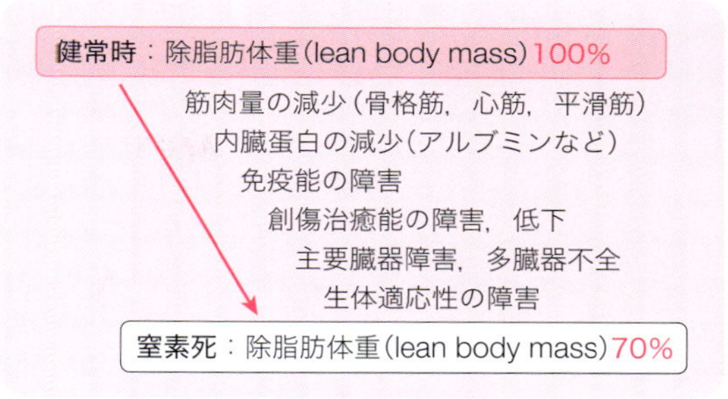

図2　栄養障害と除脂肪体重の推移

（大柳治正．栄養状態と生理機能．In：日本静脈経腸栄養学会，編．コメディカルのための静脈・経腸栄養ガイドライン：南江堂；2000．p5[3]より）

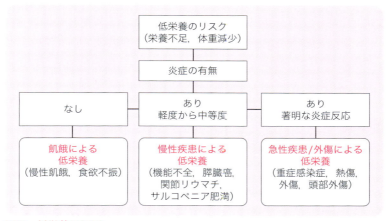

図3　低栄養の原因

（Jensen GL, et al. JPEN J Parenter Enteral Nutr 2009；33：710-6[5]より）

骨格筋と，内臓筋に分類される．筋肉量の減少は，身体活動機能や嚥下機能の低下に影響する．さらに低栄養が進行すると，内臓蛋白の減少が生じ，栄養状態の指標に広く活用されている血清アルブミン（Alb）値が低下する．さらに，免疫能の障害，創傷治癒能の障害，臓器障害など，重度な障害に進行する．健常時の除脂肪体重を100％としたとき，除脂肪体重が70％以下まで減少すると，回復不能な生体適応性の障害から，生体の死に至る．

低栄養の進行は，一部の臓器である筋肉量の減少からはじまり，最終的には人間が生命を維持するための生体適応性の破綻や生命維持機能の障害が生じる．低栄養を早期に発見し，進行させない対応を行うことが重要である．

低栄養の原因

低栄養の原因はさまざまであり，成人の低栄養は，飢餓による低栄養，慢性疾患による低栄養，急性疾患/外傷による低栄養に分類される[4]．これらは，栄養摂取不足および体重減少を認める患者に対して，炎症の有無で分類される（図3）[5]．炎症がない場合は，慢性的な栄養摂取不足や食欲不振による，飢餓による低栄養と分類される．慢性疾患による低栄養は，軽度から中等度の炎症が存在し，原因疾患としては臓器不全やがん，関節リウマチなどがあり，悪

表 高齢者の食欲不振のさまざまな原因

疾病関連	精神・心理・身体	加齢	環境
炎症性疾患 臓器不全 消化管機能障害 　便秘・下痢 　消化管蠕動低下 疼痛 薬剤（多剤を含む） 歯科・口腔障害 電解質異常 栄養欠乏（亜鉛）	認知機能低下 抑うつ ADL低下	味覚・嗅覚変化 食欲調整因子低下	独居 孤食 不適切な食形態

（葛谷雅文．食欲不振．臨牀と研究 2016；93：490-4[7]より）

液質による低栄養とも考えられる．急性疾患/外傷による低栄養は，重症感染症，熱傷，外傷などが原因となる．これらの3つの分類は，それぞれ"飢餓"，"悪液質"，"侵襲"に該当すると考えられる．

■飢餓による低栄養

飢餓は栄養摂取量が不足した状態をさし，栄養不足による低栄養には，クワシオルコル（kwashiorkor）とマラスムス（marasmus）と，2つの特徴をあわせもつ混合型（マラスムス型クワシオルコル）に分類される．

クワシオルコルは，エネルギー摂取量は比較的維持できているが，たんぱく質摂取量の不足が著明である場合や，ストレスにより代謝が亢進している場合に生じる．エネルギー源として炭水化物が供給されるため，骨格筋や貯蔵脂肪酸の分解が抑制される．そのため，血清蛋白が低下し，血清Alb値は低下する．臨床所見として浮腫を呈することが特徴である．脂肪は末梢組織で分解されるが，血清蛋白が不足しリポ蛋白を形成しづらくなり，脂肪が末梢に運ばれなくなるため，肝臓に貯蔵され脂肪肝となる．

マラスムスは，エネルギーとたんぱく質が同時に不足している状態で，エネルギー摂取量の不足により，糖新生のために骨格筋や貯蔵脂肪が分解されることでエネルギーが供給される．

そのため，血清蛋白や血清の遊離脂肪酸量は維持される．しかし，長期的なエネルギー・たんぱく質摂取不足が続くと，骨格筋や貯蔵脂肪が減少し，結果的に血清蛋白が減少する．

飢餓による低栄養は，これまで人為的災害や食糧不足，経済的貧困などの発展途上国の小児に多いと認識されてきた．しかし，入院中の患者に関しても，長期の絶食や重度な食欲不振，末梢輸液管理によるエネルギー摂取不足が続くことで，容易に低栄養に陥る．とくに高齢者は，骨格筋や体脂肪量が少ないため，エネルギー摂取不足による影響は大きい．

●食欲不振

食欲不振は，高齢者では比較的頻度が高い症状であり，施設入所中の高齢者の25％以上に存在する．また，食欲不振は独立した生命予後の危険因子となることが報告されている[6]．高齢者の食欲不振の要因はさまざまであり，加齢が原因であるものも多い（表）[7]．とくに認知機能低下や抑うつ，ADL低下は，食欲不振とともに活動性が低下することで，骨格筋の低下の原因となり低栄養の進行にもつながる．味覚・嗅覚変化や歯科・口腔障害，栄養欠乏，不適切な食形態などは，管理栄養士や歯科衛生士，リハビリテーションスタッフなどによる栄養サポートで改善できることもあり，多職種での介

入が必要である．高齢者では，食欲不振の原因を特定することが困難であったり，要因が重複していたりすることが多い．食欲不振により，長期にわたる食事摂取量の不足から低栄養が進行する場合が多いため，食欲不振の原因究明および早期介入が必要である．

■ 悪液質による低栄養

悪液質は，がん悪液質が注目されるが，がんに限らず慢性疾患が関連した全身の衰弱状態をいう．慢性消耗性疾患による栄養不良であり，がん，慢性閉塞性肺疾患（COPD），心不全，糖尿病，腎臓病，関節リウマチ，認知症などがある．慢性疾患が原因となり，食欲不振，炎症，インスリン抵抗性，筋蛋白の異化亢進をともなう．また，慢性疾患の治療が栄養障害に影響することもあり，たとえば血糖降下薬の影響により腹部膨満を生じ食欲の減退が生じるなど，悪液質による低栄養の機序は複雑である．また，サルコペニアの分類として，加齢が原因である一次性サルコペニアとは別に，悪液質が原因となる二次性サルコペニアも存在する．

悪液質には，炎症性サイトカインが関与しており，炎症性サイトカインが視床下部の食欲中枢に働きかけ，食欲不振を生じさせる．また，TNF（tumor necrosis factor）-αやPIF（proteolysis-inducing factor）などが異化亢進を増幅させ，食欲不振や全身倦怠感などの症状を出現させる．また，COPDや心不全では，呼吸苦が原因で食事が十分に摂取できないことや，疲労感が強く活動性が低下することで，骨格筋が減少することがある．さらに，慢性腎臓病や糖尿病の食事療法として，たんぱく質制限やエネルギー制限があげられるが，不適切な食事療法は食欲不振を招き，適切な量の栄養量が確保できないことで低栄養が進行することもある．認知症が原因で，コミュニケーションがとりづら

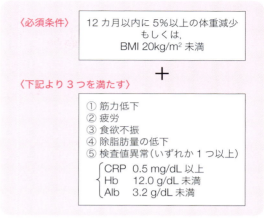

図4　悪液質の診断基準
(Evans WJ, et al. Clin Nutr 2008；27：793-9[8])より）

くなり社会的に孤立し，外出が減り活動性が低下する場合もある．

悪液質は，疾患による炎症性サイトカインのほかに，治療による副作用や疾患の症状による食事摂取不足や活動性の低下，社会的・精神的な問題など多面的な要因から，長期的に徐々に体重減少を特徴とした低栄養が進行する．

● 悪液質の診断基準

悪液質の診断基準は，必須条件として12カ月以内に5％以上の体重減少，もしくはBMIが20 kg/m^{2}未満とされている．それに加え，①筋力低下，②疲労，③食欲不振，④除脂肪量の低下，⑤検査値異常（CRP 0.5 mg/dL以上，Hb 12.0 g/dL未満，Alb 3.2 g/dL未満のいずれか1つ以上）のうち3つを満たすことで診断される（図4）[8]．65歳以上を対象とした調査では，BMI 20 kg/m^{2}以下の割合は16.7％であり，6人に1人は悪液質の診断基準の必須条件に当てはまることになる[2]．悪液質の原因はさまざまだが，主とする症状は体重減少である．また，過体重および肥満の場合でも，体重減少がリスク因子とされているため，体重の推移を評価することが重要である．一方，がん悪

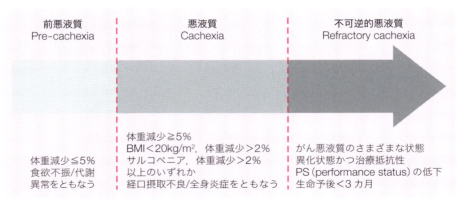

図5 がん悪液質の分類　（Fearon K, et al. Lancet Oncol 2011；12：489-95[9]）より）

液質の場合は，悪液質の進行により前悪液質，悪液質，不可逆的悪液質の3つに分類されている（図5)[9]．体重減少や悪液質の症状が軽度な場合は，前悪液質とされ，徐々に進行することで，栄養サポートを行っても改善が期待できない状態である不可逆的悪液質まで進行する．つまり，悪液質のリスクとなるような慢性疾患をもつ患者に対しては，体重変化の推移を把握し，悪液質が進行する前に介入することが重要である．

侵襲による低栄養

侵襲は，手術，外傷，熱傷，重症感染症などで，生体にとって内部環境に変化をもたらす外部刺激をさす．たとえば，いままで普通に生活していた骨格筋が維持されている若年者が，重度熱傷を受傷したとする．長期臥床を強いられることで身体活動量は著しく低下し，さらに強い侵襲により急性の栄養障害が生じる．先に述べた，飢餓や悪液質が比較的長期にわたり低栄養が進行するのに対して，侵襲による低栄養は短期的に生じる．さらに，侵襲の原因となる疾患の根本治療が行われないと，低栄養の進行は止まらないことも特徴である．重症感染症による低栄養は，感染のコントロールがつかなければ進行し続ける．栄養サポートを行ううえで，侵襲の原因を究明するとともに，侵襲の大きさ，期間，そして，それに対する治療効果も評価し，適正なサポートを行う．

●侵襲期の栄養代謝

侵襲期のエネルギー供給は，主に"筋蛋白の崩壊"，"脂肪組織の分解"，"肝臓でのグリコーゲンの分解"により行われる．飢餓時にも同様な代謝反応が生じるが，大きな相違は，飢餓時では代謝が低下し窒素排泄を抑え，筋蛋白を維持しようとするが，侵襲期では外部からの栄養補給が十分でないと，急速に体蛋白の喪失が生じる．とくに，侵襲期は筋蛋白の崩壊が著明に亢進し，筋組織からはアミノ酸が放出され，腎臓および肝臓で糖新生に利用されエネルギー源となる．侵襲が治まらないかぎり，筋蛋白の崩壊が持続するため，骨格筋の減少が著明となる．

骨格筋の減少の原因

低栄養を評価するうえで，骨格筋量の減少が重要である．骨格筋の減少は，除脂肪体重の減少の最初の症状であり，進行すると窒素死を招く．また，骨格筋が減ることで筋力や身体機能が低下し，活動量が減少し，さらなる筋量の低

下につながる．さらに，筋力の低下は嚥下機能や食事動作にも影響する．体蛋白は侵襲時のエネルギー補給源となるため，筋肉量の減少により侵襲時の重要なエネルギー補給源を失うことになる．つまり，"骨格筋は栄養の貯金"と考えることができ，栄養サポートの目的は患者のQOLの向上はもちろんであるが，低栄養の視点から考慮すると，骨格筋の維持であるともいえる．

明確に特定することはむずかしいが，骨格筋が減少する原因もさまざまである（図6）．低栄養もまた骨格筋の減少につながり，十分な栄養補給が重要である．悪液質，侵襲は，骨格筋の減少と同時に低栄養の原因にもなりうる．活動性の低下や，重症筋無力症やギランバレー症候群，脳卒中の後遺症などの神経筋疾患も，骨格筋の減少の原因となり，十分な栄養補給とリハビリテーションが骨格筋量の改善につながると考えられる．

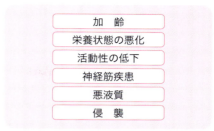

図6　骨格筋の減少する原因

まとめ

低栄養の原因による分類の一つとして，飢餓，悪液質，侵襲の3分類がある．また，加齢などを原因とする骨格筋量の減少は，低栄養の進行を評価するうえで重要である．骨格筋の減少が進行し，除脂肪体重が70％未満となると，生体適応性が破綻し窒素死となる．"骨格筋は栄養の貯金"と考えると，栄養サポートの目的は骨格筋の維持であると考えられ，低栄養の予防には適正な栄養サポートとリハビリテーションが重要である．低栄養の原因を究明し，多職種で介入することが重要である．

文献

1) 石川みどり，三好美紀，草間かおる，ほか．1990年代以降の国際機関の食・栄養政策，食事・栄養素等基準に関する動向．国際保健医療 2016；31：13-21．
2) 厚生労働省．平成27年国民健康・栄養調査報告．http://www.mhlw.go.jp/bunya/kenkou/eiyou/h27-houkoku.html
3) 大柳治正．栄養状態と生理機能．In：日本静脈経腸栄養学会，編．コメディカルのための静脈・経腸栄養ガイドライン：南江堂；2000．p5．
4) White JV, Guenter P, Jensen G, et al. Consensus statement：Academy of Nutrition and Dietetics and American Society for Parenteral and Enteral Nutrition：characteristics recommended for the identification and documentation of adult malnutrition (undernutrition). JPEN J Parenter Enteral Nutr 2012；36：275-83.
5) Jensen GL, Bistrian B, Roubenoff R, Heimburger DC. Malnutrition syndromes：a conundrum vs continuum. JPEN J Parenter Enteral Nutr 2009；33：710-6.
6) Landi F, Liperoti R, Lattanzio F, et al. Effects of anorexia on mortality among older adults receiving home care：an observation study. J Nutr Health Aging 2012；16：79-83.
7) 葛谷雅文．食欲不振．臨牀と研究 2016；93：490-4．
8) Evans WJ, Morley JE, Argilés J, et a. Cachexia：a new definition. Clin Nutr 2008；27：793-9.
9) Fearon K, Strasser F, Anker SD, et al Definition and classification of cancer cachexia：an international consensus. Lancet Onco 2011；12：489-95.

Part 1 低栄養の最新知識

低栄養の分類と診断基準

西岡心大
Nishioka, Shinta
一般社団法人是真会 長崎リハビリテーション病院
法人本部人材開発部／栄養管理室

Keyword 低栄養の分類，低栄養の診断基準，GLIM基準，飢餓，慢性疾患，急性疾患

はじめに

　低栄養は，小児や高齢者など脆弱な対象者を中心として世界的に深刻な影響を及ぼしている．たとえば小児では，主に発展途上国において全世界で1億6,000万人が成長停止，5,000万人が低体重に陥っている[1]．また高齢者においては，加齢にともなう胃排泄能や食欲の低下，急性・慢性疾患による炎症に対する異化反応などから，地域高齢者の6％，施設入所者の14％，入院高齢者の39％に低栄養が認められ[2]，死亡率や合併症の増加，在院日数や褥瘡発生率の増加をもたらす．このようにヒトの健康，生活に大きく影響する低栄養であるが，その分類や定義は長く定まっておらず，近年になりようやくコンセンサスに基づく提案がなされるようになってきた．本項では，主に成人における低栄養の分類，診断基準について述べる．

成人低栄養分類法の変遷

　従来，成人における低栄養は，マラスムス，クワシオルコルおよびマラスムス-クワシオルコル型に分類されてきた[3]．マラスムスは，エネルギー欠乏により生じる骨格筋や皮下脂肪の減少を特徴とするタイプであり，クワシオルコルは，たんぱく質欠乏の結果として低アルブミン血症と浮腫・腹水をともなうものである．この分類法は，発展途上国で多くみられる小児の低栄養分類を応用したものであったが，主に病院などで生じている成人における低栄養の分類にはややそぐわないことが指摘されていた．また，同じような状態が多種多様な用語（消耗wasting，悪液質cachexia，栄養障害malnutritionなど）で表現され，混乱が生じていた．このような背景から，Roubenoffらは，1997年に加齢・疾患などによる体重減少や体組成変化を示す用語をwasting，cachexia，sarcopeniaの3つの名称で再分類することを提案した[4]．エネルギー・たんぱく質を十分に摂取しても，炎症反応により体細胞量（body cell mass）が低下することなど，のちに続く低栄養分類の基盤となる概念が提示された．その後，2009年，Jensenらは成人低栄養を病因別に整理し，炎症の有無と程度をもとに，marasmus，cachexia，protein-energy undernutrition（PEU）の3

表1 ESPEN および A.S.P.E.N. による成人低栄養症候群の病因別分類案

- Starvation-related malnutrition（飢餓関連低栄養）
  炎症をともなわない慢性的な飢餓
  例：神経性食欲不振症

- Chronic-disease related malnutrition（慢性疾患関連低栄養）
  軽〜中等度の慢性持続性炎症*
  例：臓器不全，膵臓癌，関節リウマチ，サルコペニア肥満

- Acute disease or injury-related malnutrition（急性疾患/外傷関連低栄養）
  急激で強い炎症*
  例：重症感染症，熱傷，外傷，閉鎖性頭部外傷

＊：栄養摂取量の減少も一因として寄与している．

（Jensen GL, et al. JPEN J Parenter Enteral Nutr 2010；34：156-9[6]）より）

つの概念で示すことを提案した[5]．2010年には，これらの知見をもとに欧州臨床栄養代謝学会（European Society for Clinical Nutrition and Metabolism：ESPEN）と米国静脈経腸栄養学会（American Society for Parenteral and Enteral Nutrition：A.S.P.E.N.）による国際ガイドライン委員会が，臨床における成人低栄養を3タイプに分類した（ESPEN/A.S.P.E.N. コンセンサス）[6]．一つ目は飢餓関連低栄養（starvation-related malnutrition）で，炎症反応が存在せず，栄養摂取不足によって生じる．次に慢性疾患関連低栄養（chronic disease-related malnutrition）で，悪性腫瘍や関節リウマチなどの慢性疾患に起因する軽〜中等度の炎症が持続することで生じる．最後に急性疾患/外傷関連低栄養（acute disease or injury-related malnutrition）で，重症感染症，熱傷，頭部外傷などに起因する急激で強い炎症によって引き起こされる（表1）．ここに至って，臨床現場における成人低栄養は栄養摂取（利用）不足と炎症との複合によって生じ，炎症の程度によって分類されるべきことが明示された．

AND/A.S.P.E.N. による成人低栄養の病因別特徴

ESPEN/A.S.P.E.N. コンセンサスに基づき，米国と欧州でそれぞれ臨床現場における低栄養の診断基準の標準化が試みられている．栄養と食事のアカデミー（Academy of Nutrition and Dietetics：AND，前米国栄養士会）および A.S.P.E.N. は2012年，臨床現場で低栄養を適切に診断・介入することを支援するため，成人低栄養の特徴をまとめた（AND/A.S.P.E.N. 分類）[7]．ここでは，低栄養を malnutrition in the context of acute illness or injury（急性疾患/外傷），chronic illness（慢性疾患），social or environmental circumstances（社会生活環境）の3タイプに分類している．それぞれ ESPEN/A.S.P.E.N. コンセンサスの急性疾患・外傷関連低栄養，慢性疾患関連低栄養，飢餓関連低栄養に対応している．この分類に加えて，低栄養の特徴として抽出されたエネルギー摂取量，体重減少歴，体脂肪，筋肉量，水分貯留（浮腫，腹水など），握力減少の6項目について，低栄養のタイプおよび重症度ごとの判断基準に基づき2項目以上を満たすと，低栄養だと診断できる（表2）．ただし，低体重ではあるが健康な

表2 ANDおよびA.S.P.E.N.による成人低栄養の病因別特徴（非重症型）

臨床的特徴	低栄養の病因		
	急性疾患/外傷	慢性疾患	社会生活環境
エネルギー摂取	必要量の＜75（≦50）% ＞7（≧5）日以上	必要量の＜75% ≧1カ月	必要量の＜75（≦50）% ≧3カ月
体重減少	1～2（＞2）%/週 5（＞5）%/月 7.5（＞7.5）%/3カ月	5（＞5）%/月 7.5（＞7.5）%/3カ月 10（＞10）%/6カ月 20（＞20）%/年	5（＞5）%/月 7.5（＞7.5）%/3カ月 10（＞10）%/6カ月 20（＞20）%/年
体脂肪減少	軽度（中等度）	軽度（重度）	軽度（重度）
筋肉量減少	軽度（中等度）	軽度（重度）	軽度（重度）
水分貯留	軽度（中等～重度）	軽度（重度）	軽度（重度）
握力	非該当 （ある程度減少）	非該当 （ある程度減少）	非該当 （ある程度減少）

※（　）内は重症型の特徴．（　）の記載ないものは非重症・重症ともに共通の特徴．

(White JV, et al. JPEN J Parenter Enteral Nutr 2012；36：275-83[7]より)

表3 ESPENによる低栄養の診断基準

※前提として妥当性が検証された栄養スクリーニングツールで「栄養リスクあり」と判定されていること

※下記1）または2）の基準により判定
1) BMI＜18.5 kg/m^2
2) 下記①と②両方または①と③両方を満たす
  ① 意図しない体重減少＞10%（期間によらず）
    または＞5%/3カ月
  ② BMI＜20 kg/m^2（70歳未満）
    または＜22 kg/m^2（70歳以上）
  ③ FFMI＜15 kg/m^2（女性）
    または＜17 kg/m^2（男性）

BMI：body mass index，FFMI：fat free mass index．
(Cederholm T, et al. Clin Nutr 2015；34：335-40[9]より)

生活を送っている超高齢者や，月単位では体重減少や食事摂取量減少はないものの，急激な侵襲下にあっていままさに低栄養に陥りつつある場合など，この分類法を当てはめることがむずかしいケースもある[7]．

ESPENによる低栄養の診断基準および用語上の定義

一方，欧州を中心に低栄養の診断基準の作成も試みられてきた．2010年に低栄養の診断基準作成が試みられたが，合意が得られた基準は作成できず，意図しない体重減少，body mass index（BMI），食事摂取なし，の要素が重要であろうとの知見が得られた[8]．2015年，ESPENは修正デルファイ法（専門家の意見を収束するための手法の一つ）を用いて低栄養の診断基準を作成した（ESPEN診断基準）[9]．これは，妥当性が検証された栄養スクリーニングツールを用いて栄養リスクありと判断されている患者を対象とし，BMIが18.5 kg/m^{2}未満か，体重減少率とBMI（または除脂肪指数［fat free mass index：FFMI］：除脂肪体重［kg］を身長［m］の2乗で除した指数）が一定基準を満たせば低栄養と診断するという，簡潔な方法である（表3）．なおESPENは，妥当性のあるスクリーニング法としてNutritional Risk Screening（NRS 2002），Malnutrition Universal Screening Tool（MUST），Mini Nutritional Assessment（MNA®），Subjective Global Assessment（SGA）などを推奨している[10]．ESPEN診断基準は，明確なカットオフ値を用いてBMI（または除脂肪指数）と体重減少率のみで低栄養を診断できるため，どの職種でも臨床的に活用できる．

さらにESPENは，2017年に臨床栄養関連

表4　低栄養の評価法に対して用いられることの多い妥当性の検証方法

妥当性の種類	内容	具体的な指標
併存的妥当性	既存の栄養アセスメントツールの結果とどれほどよく相関するか	妥当性が検証された栄養アセスメントツール（例：Subjective Global Assessment, Mini Nutritional Assessment）
予測的妥当性	低栄養の結果として生じることが知られているアウトカムをどれほど正確に予測できるか	死亡率, 在院日数, 再入院率, 感染性合併症発生率, 褥瘡発生率など

用語の定義を改定し，低栄養は炎症をともなう疾患関連低栄養（disease-related malnutrition［DRM］with inflammation），炎症をともなわない疾患関連低栄養（DRM without inflammation），疾患をともなわない低栄養（malnutrition/ undernutrition without disease）の3つを含むものとし，炎症をともなう疾患関連低栄養の下位分類に急性疾患または慢性疾患を位置づけた[11]．

AND/A.S.P.E.N. 分類とESPEN 診断基準の妥当性

ある方法が低栄養の評価法として妥当かどうかを判断する場合，ゴールドスタンダードの評価法とどのくらい相関するかを評価する併存的妥当性や，低栄養による負のアウトカム（死亡や感染性合併症など）をどの程度予測できるのかを表す予測的妥当性を用いて検証することが多い（表4）．AND/A.S.P.E.N. 分類，ESPEN診断基準に関しても，いずれかの方法により妥当性の検証が進められている．

AND/A.S.P.E.N. 分類については，作成主体であるANDが2016年に予測的妥当性の検証結果を報告している[12]．検証は集中治療患者，一般病棟の外科・内科患者など28名に対して行われ，AND/A.S.P.E.N. 分類に基づく低栄養の重症度が高いほど，医療コスト，在院日数，再入院率，ER入室，死亡などのリスクが高まることが明らかとなった．同一患者に対する異なる検者間での評価の一致率については，低栄養の分類に関して低く（21.8％），低栄養の重症度に関して比較的高かった（66.7％）．検者間の誤差が低栄養の病因に関して大きい理由は，浮腫のように主観的に評価する項目が含まれていること，低栄養のタイプそれぞれが複合して生じているような症例では低栄養タイプを区別することが困難であることなどが影響しているものと思われる．なお，AND/A.S.P.E.N. 分類の下位項目が一般的な標準検査（SGAなど）にも含まれていること，低栄養の標準検査との比較自体が優位性（どちらが優れているか）よりも類似性（標準検査と対照検査が似ているかどうか）を表すにすぎないとの判断から，併存的妥当性は検証されなかった[12]．また，入院中の退役軍人404名を対象とした検証では，AND/A.S.P.E.N. 分類に基づく低栄養が複合アウトカム，30日以内の再入院，90日以内の死亡，在院日数7日以上の予測因子であったことが報告されている[13]．これらのことから，AND/A.S.P.E.N. 分類は低栄養の重症度判定に関しては検者間のブレが少なく，高い予測的妥当性を有すると考えられるものの，病因分類の基準に関しては再現性に乏しいと考えられる．

ESPENによる診断基準は，既存の栄養スクリーニングツールや栄養アセスメントツールを用いた併存的妥当性の検証と，予測的妥当性の検証の双方が行われている．栄養スクリーニングツールであるMUST，NRS 2002を基準とした併存的妥当性を検証した報告によれば，

MUSTとNRS 2002のESPEN診断基準に対する一致度（カッパ係数）は，外来患者においてそれぞれ0.777と0.256，入院患者において0.843と0.228であった[14]．カッパ係数は異なる検査や検者間の一致度を評価する指標で，−1（完全不一致）〜+1（完全一致）の間の値をとり，0.8を超えると一致度は非常に良好だと判断できる．MUSTはBMIや体重減少率に結果が強く影響される特徴があるため，同じ特徴をもつESPEN診断基準と高い一致率を示したものと思われる．ただし，MUSTとNRS 2002は栄養スクリーニングツールであり，厳密には標準検査になりえないことに注意する必要がある．また，詳細な栄養アセスメント手法であるPatient Generated Subjective Global Assessment（PG-SGA）を標準検査とした場合，感度17.1%，特異度98.3%であり，感度が著しく低い[15]．感度が高い検査は真に低栄養のある患者が確実に低栄養であることを，特異度が高い検査は真に低栄養ではない患者が確実に低栄養ではないことを判断でき，前者は除外診断に，後者は確定診断に有効な検査である．つまり，ESPEN診断基準はPG-SGAで評価した低栄養を見逃す可能性があるが，確定診断に用いるうえでは有効な可能性がある．既存の標準検査であるPG-SGAに対するESPEN診断基準の感度が低い理由の一つには，ESPEN/A.S.P.E.N.コンセンサスで重要視された，疾患とそれに起因する炎症を評価する項目が含まれていないことがあげられる．実際，炎症反応や，低栄養による機能障害をESPEN診断基準では評価できないことに対し，批判する声もあがっている[16]．

一方，335名の成人入院患者を対象として予測的妥当性を検証した報告によると，ESPEN診断基準に基づく低栄養は3カ月後（ハザード比2.76）および1年後（同2.71）の生存率の独立した予測因子であった[17]．また，在院日数延長，死亡率増加，自宅退院率低下とも関連していることが示されている[18]．したがって，ESPEN診断基準は十分な予測的妥当性をもつことが推測されるものの，併存的妥当性については課題が残る．

低栄養評価法の併存的妥当性を検証することにはそもそも限界がある．低栄養は（がんにおける病理診断のように）その存在を証明するゴールドスタンダードとなる手段をもたない[19]．そのため，信頼性が高いと考えられている既存のツール，たとえばSGAやMNA®などを標準検査として妥当性が検証されることになるが，SGAに類似した検査であればSGAと，MNA®と類似した検査であればMNA®との一致率は当然高くなる．先述のとおり，結果的に「基準と類似した検査かどうか」のみしか判断できていない可能性があることは，十分認識しておく必要がある．

GLIM基準

2018年9月，ESPEN，A.S.P.E.N.，ラテンアメリカ静脈経腸栄養学会（FELANPE）およびアジア静脈経腸栄養学会（PENSA）の4学会によるワーキンググループ（Global Leadership Initiative on Malnutrition：GLIM）により，低栄養診断における初の国際基準が策定された（GLIM基準）[20]．GLIM基準はこれまでの低栄養分類に関する議論を踏まえて作成され，2段階のステップにより低栄養を判定するものとなった（図）．まず，妥当性のある低栄養スクリーニングツールを用いて低栄養リスクを判定する．次に，phenotypic（現症）criteriaとetiologic（病因）criteriaの各項目を満たすかどうかを確認する．Phenotypic criteriaは意図しない体重減少，BMI低値，筋量減少の3

図　GLIM 基準の概要

項目から，etiologic criteria は食事摂取量／消化吸収能低下，疾患／炎症の存在の2項目から構成されており，双方の criteria とも1項目以上に該当する場合に低栄養と判断できる．炎症の判定基準が不明確であること，妥当性を検証する必要性があることなど課題はあるが，国際的にコンセンサスが得られた低栄養の判定基準が策定されたことは栄養ケア領域において大きな前進といえる．

小児の低栄養分類

最後に，小児の低栄養分類に関する最近の動向について触れる．2013年，A.S.P.E.N. のワーキンググループは，小児の低栄養を「栄養の需要と摂取の不均衡により，成長・発達や他の関連アウトカムに悪影響を及ぼすエネルギー，たんぱく質，その他のミクロ栄養素の累積的欠乏が生じること」("defined as an imbalance between nutrient requirement and intake, resulting in cumulative deficits of energy, protein, or micronutrients that may negatively affect growth, development, and other relevant outcomes") と定義し，疾患関連低栄養（illness-related malnutrition）と非疾患関連低栄養（non-illness-related malnutrition）に分類することを提案した（表5）[21]．成人と異なり，小児の疾患関連低栄養は炎症反応だけでなく，摂取量減少・要求量増加・喪失増大・栄養基質利用の変化のうち1つ以上の要因によって生じるものとされた．なおこの分類は，発展途上国における小児の低栄養，生後1カ月未満の新生児に関しては除外されており，主に先進国の医療現場などにおいて見受けられる小児の低栄養がターゲットとなっている．

表5　A.S.P.E.N. による小児の低栄養分類

- Illness-related malnutrition（疾患関連低栄養）
  定義：栄養不均衡により生じ，1つ以上の負の帰結（不利益や機能障害）と関連する可能性がある疾患に関連する（疾病／外傷特異的な）低栄養

- Non-illness-related malnutrition（非疾患関連低栄養）
  定義：栄養摂取量の減少（要求量より少ない）により生じ，1つ以上の負の発達・生理的な帰結と関連する可能性がある環境（飢餓／社会経済的）または習慣的因子による低栄養

(Mehta NM, et al. JPEN J Parenter Enter Nutr 2013；37：460-81 [21] より)

まとめ

成人低栄養分類の基盤となる ESPEN/A.S.P.E.N. コンセンサス，臨床上で低栄養を正確に診断，記録するための方法として提案された AND/A.S.P.E.N. 分類，ESPEN 診断基準および GLIM 基準などについて述べた．国際的なコンセンサスに基づく低栄養の定義や分類は，いままさに議論されているところであり，現状では背景や特徴を理解したうえで，現在提案されている分類法や定義を適用することが望ましい．

文献

1) International Food Policy Research Institute. Global Nutrition Report 2016：From Promise to Impact：Ending Malnutrition by 2030：2016.
2) Kaiser MJ, Bauer JM, Rämsch C, et al. Frequency of malnutrition in older adults：a multinational perspective using the mini nutritional assessment. J Am Geriatr Soc 2010；58：1734-8.
3) 宮田　剛．栄養不良と生理機能．In：日本静脈経腸栄養学会，編．静脈経腸栄養ハンドブック：南江堂；2011．p94-101.
4) Roubenoff R, Heymsfield SB, Kehayias JJ, et al. Standardization of nomenclature of body composition in weight loss. Am J Clin Nutr 1997；66：192-6.
5) Jensen GL, Bistrian B, Roubenoff R, Heimburger DC. Malnutrition syndromes：a conundrum vs continuum. JPEN J Parenter Enteral Nutr 2009；33：710-6.
6) Jensen GL, Mirtallo J, Compher C, et al. Adult starvation and disease-related malnutrition：a proposal for etiology-based diagnosis in the clinical practice setting from the International Consensus Guideline Committee. JPEN J Parenter Enteral Nutr 2010；34：156-9.
7) White JV, Guenter P, Jensen G, et al. Consensus statement：Academy of Nutrition and Dietetics and American Society for Parenteral and Enteral Nutrition：characteristics recommended for the identification and documentation of adult malnutrition (undernutrition). JPEN J Parenter Enteral Nutr 2012；36：275-83.
8) Meijers JM, van Bokhorst-de van der Schueren MA, Schols JM, et al. Defining malnutrition：mission or mission impossible? Nutrition 2010；26：432-40.
9) Cederholm T, Bosaeus I, Barazzoni R, et al. Diagnostic criteria for malnutrition—An ESPEN Consensus Statement. Clin Nutr 2015；34：335-40.
10) Kondrup J, Allison SP, Elia M, et al. ESPEN guidelines for nutrition screening 2002. Clin Nutr 2003；22：415-21.
11) Cederholm T, Barazzoni R, Austin P, et al. ESPEN guidelines on definitions and terminology

of clinical nutrition. Clin Nutr 2017 ; 36 : 49-64.
12) Hand RK, Murphy WJ, Field LB, et al. Validation of the Academy/ A.S.P.E.N. Malnutrition Clinical Characteristics. J Acad Nutr Diet 2016 ; 116 : 856-64.
13) Hiller LD, Shaw RF, Fabri PJ. Difference in composite end point of readmission and death between malnourished and nonmalnourished veterans assessed using Academy of Nutrition and Dietetics/American Society for Parenteral and Enteral Nutrition Clinical Characteristics. JPEN J Parenter Enteral Nutr 2016. doi : 10.1177/0148607116668523. [Epub ahead of print]
14) Poulia KA, Klek S, Doundoulakis I, et al. The two most popular malnutrition screening tools in the light of the new ESPEN consensus definition of the diagnostic criteria for malnutrition. Clin Nutr 2016. doi : 10.1016/j.clnu.2016.07.014. [Epub ahead of print]
15) Guerra RS, Fonseca I, Sousa AS, et al. ESPEN diagnostic criteria for malnutrition—A validation study in hospitalized patients. Clin Nutr 2016. doi : 10.1016/j.clnu.2016.08.022. [Epub ahead of print]
16) Soeters P, Bozzetti F, Cynober L, et al. Defining malnutrition : A plea to rethink. Clin Nutr 2016. doi : 10.1016/j.clnu.2016.09.032. [Epub ahead of print]
17) Rondel AL, Langius JA, de van der Schueren MA, Kruizenga HM. The new ESPEN diagnostic criteria for malnutrition predict overall survival in hospitalised patients. Clin Nutr 2016. doi : 10.1016/j.clnu.2016.11.018. [Epub ahead of print]
18) Sanz-París A, Gómez-Candela C, Martín-Palmero Á, et al. Application of the new ESPEN definition of malnutrition in geriatric diabetic patients during hospitalization : A multicentric study. Clin Nutr 2016 ; 35 : 1564-7.
19) van Bokhorst-de van der Schueren MA, Guaitoli PR, Jansma EP, de Vet HC. Nutrition screening tools : does one size fit all? A systematic review of screening tools for the hospital setting. Clin Nutr 2014 ; 33 : 39-58.
20) Cederholm T, Jensen GL, Correia MITD, et al. GLIM criteria for the diagnosis of malnutrition—A consensus report from the global clinical nutrition community. Clin Nutr 2019 ; 38 : 1-9.
21) Mehta NM, Corkins MR, Lyman B, et al. Defining pediatric malnutrition : A paradigm shift toward etiology-related definitions. JPEN J Parenter Enter Nutr 2013 ; 37 : 460-81.

Part 1 低栄養の最新知識

低栄養がもたらす健康・疾患リスク

葛谷雅文
Kuzuya, Masafumi
名古屋大学大学院医学系研究科
地域在宅医療学・老年科学

Keyword　低栄養，入院，地域，健康障害，生命予後

はじめに

　低栄養状態は，先進国では一般に入院患者に多く認められ，長らく，入院の主要な原因となった急性疾患の治療への影響ならびに入院中の合併症への影響，さらには生命予後，在院日数，医療費への影響が多く報告されてきた（図）．また，発展途上国においては，とくに地域の小児の低栄養が大きな問題として取り上げられている．最近の傾向としては，世界的な人口の高齢化により，施設入所中の高齢者，ならびに地域で療養中の高齢者における低栄養の問題が多く報告されてきている．ここでは，入院と地域に分けて，とくに高齢者をターゲットとして低栄養と健康障害にかかわる問題について記載する．

入院中の低栄養のアウトカム

　いままで多数の報告があるが，入院中の低栄養の頻度は報告によりまちまちであり，国，その病院や病棟機能，または患者の年齢によっても大きく異なる．さらには，低栄養の評価法によってもその頻度は異なる[1]．表1は，少し前

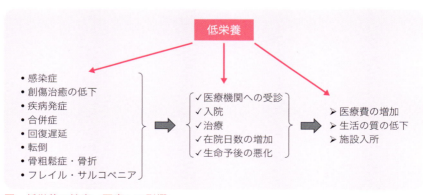

図　低栄養の健康・医療への影響

表1 入院患者の低栄養頻度

病棟	報告施設数	平均低栄養頻度	範囲
外科病棟	7	31.9%	7〜46%
内科病棟	7	33.4%	13〜48%
老年内科	4	33.5%	15〜45%
混合病棟	5	36.3%	22〜50%

(Norman K, et al. Clin Nutr 2008；27：5-15[2]より)

表2 入院における低栄養のアウトカム

- 入院中の合併症
    - 褥瘡
    - 術後感染症
    - カテーテル挿入にともなう尿路感染症
    - 転倒
    - 院内感染症
- 生命予後悪化
- 入院期間の長期化
- リハビリテーションの効果の減弱
- 再入院率の増加
- （入院）医療費の高騰

の2008年に報告された総説の表をまとめたものであるが[2]，平均するとほぼどの病棟の入院患者も30％以上が低栄養と評価されている．

一方，いずれの報告も共通しているのは，入院患者の低栄養の存在と不良転帰との関係である．この関係は，原因・結果の関連は双方向にあると思われるが，低栄養の存在自体が不良な転帰の原因であることも確実である．

入院における低栄養の存在のアウトカムに関して，表2にまとめた．低栄養の存在はあらゆる疾患において生命予後の高いリスクであることは，多くの報告がある[1-3]．術後合併症としては，低栄養の存在は手術部位感染のリスクになっている[1-3]．また，低栄養の存在は院内感染症の高いリスクになっており，たとえばフランスからの報告では5倍ほど発症率が高く，韓国からの報告では2.4倍ほど発症が多いと報告されている[3]．入院中の転倒は，医療事故としてたいへん頻度が高く重大な問題であるが，入院中に転倒した入院患者を評価したところ，その45％は低栄養患者であった[3]．

また，生命予後に関しては，ブラジルの病院入院患者（平均年齢50.6±17.3歳）では，低栄養はそれ以外に比べ2.6倍死亡が多いことが報告されている[4]．

また，低栄養の存在はさまざまな疾患，たとえば脳卒中，大腿骨頸部骨折やさまざまな外科手術後の生命予後を悪化させる．さらに，集中治療室のような臨床の場でも，低栄養の存在は予後を規定する重要な因子としてよく知られている[4]．最近の集中治療室での低栄養とそのアウトカムのメタ解析では，栄養評価法により結果は異なるものの，低栄養の存在は集中治療室の長期入院につながり，集中治療室への再入院のリスク，退院後施設入所のリスクが高く，病院死亡の高いリスクであることが報告されている[5]．低栄養の存在は，急性期病院におけるさまざまな患者に対してリハビリテーションの効果に悪影響を与えることも報告されているが，他項で詳細に述べられているため，ここでは割愛する．

それ以外に，低栄養は長期入院との関連も多数報告されており，シンガポールの病院では1.5倍くらい，ブラジルの病院でも1.6倍在院日数が長いと報告されている[3]．再入院率も，シンガポールの病院では，低栄養患者では15日以内に再入院してくる割合が1.9倍多いことが報告されている[3]．

地域での健康・疾患リスク

地域での低栄養の頻度は，地域高齢者に関しては10％程度といわれており，入院に比較すると頻度は低い．地域での低栄養の存在の健

康・疾病発症リスクに関して，表3にまとめた．入院と同様，やはり低栄養の存在は褥瘡発生のリスクであることが日本より報告されている[1]．さらに，地域の53歳以上の3,118名の前向き調査で，低栄養のリスクありと評価された対象者は3年間に転倒するリスクが40%増加していた[1]．低栄養と身体機能の関係は，まず握力などの筋力低下との関連が多数報告されており[6]，また activity of daily living（ADL）の低下との関係が横断的にも縦断的にも報告されている．縦断研究では，台湾の65歳以上の高齢者にMini Nutritional Assessment（MNA®）による栄養評価を実施，4年間のADL, instrumental ADL（IADL）の低下を検討し，MNA®スコアの低いことがADL, IADL低下のリスクであることが報告されている[7,8]．日本からは，地域で要介護認定を受けて生活している高齢者は，body mass index（BMI）や上腕周囲長などの身体計測値の低値，すなわち栄養不良状態は2年間の生命予後に強く関連していることが報告された[9]．さらに，地域在住の要介護高齢者のBMIや上腕周囲長などの身体計測値は，2年先のADL低下とは直接は関連がないものの，それらの身体計測値とADLは同時に低下していき，互いに関連し合っていることが報告されている[10]．日本では，MNA®で評価された低栄養，低栄養のリスクの存在は要介護度と密接な関連がある[11,12]．すなわち，要介護度が悪いほど低栄養の有症率は高い．

英国の悪性腫瘍と心血管病患者を対象とした調査では，BMI低値はかかりつけ医へのコンサルト頻度が多く，また薬剤処方量も多く，入院リスクが高かった[13]．スウェーデンの70～75歳の地域在住の高齢者では，MNA®で評価した低栄養のリスクはSF-36®でのQOLと関連を認めている．同様な結果は，スペインの

表3 地域における低栄養のアウトカム

・褥瘡発症のリスク
・ADLの低下
・転倒のリスク
・要介護度悪化
・生命予後の悪化
・フレイル
・骨粗鬆症
・骨折
・外来受診の増加
・入院リスクの増加
・QOL低下

80歳以上の地域在住高齢者でも報告されている[15]．

また近年，身体機能障害のリスクとして注目されているフレイルは，その診断項目に「意図的ではない体重減少」が含まれており，当然，栄養不良状態はフレイルのリスクになる[16]．以前より，BMI低値は骨折のリスクであることが知られる．メタ解析では，BMI 25 kg/m^{2}をreferenceとした場合，BMI 20 kg/m^2, 15 kg/m^{2}では骨粗鬆性骨折の相対リスクがそれぞれ1.27, 1.79で，有意にリスクが増加する．また，大腿骨頸部骨折では，それぞれの相対リスクが1.95, 4.48と有意に上昇する．一方，骨塩量で調整すると，骨粗鬆性骨折のBMI低値の有意なリスクの上昇は消失するが，大腿骨頸部骨折のリスクはそれぞれ1.42, 2.16と，調整してもなお有意であることより，大腿骨頸部骨折に関しては，骨折リスクの誘因は骨塩量低下だけではないことが報告された[17]．一方，これらのデータより，BMIの低値は骨塩量の低下と関連が強いことも示唆している．

低栄養の医療費への影響

2011年のオランダの試算では，疾病関連の低栄養により19億ユーロ（2,300億円）以上の医療費が余分にかかっており，これはオラン

ダの全医療費の2.1％に及ぶという．この内訳としては，病院がもっとも大きく影響を受け，12億ユーロ余分に医療費がかかる[18]．ブラジルの入院患者の検討でも，低栄養の患者は栄養状態に問題のない患者に比較し，3倍以上の医療費がかかると報告されている[3]．施設での検討もオランダで実施されており，通常，オランダの施設の栄養に使用するコストは年間3.19億ユーロであるが，低栄養の存在があると2.79億ユーロ余分に栄養関連の費用がかさむと報告されている[19]．地域または施設入所中の対象者の低栄養状態が医療費に与える影響について，最近，システマティックレビューが報告されているので，参考にされたい[20]．

まとめ

上記のように，低栄養の存在は入院，地域を問わず健康障害に直結するのみならず，治療を阻害し，入院期間の延長，医療費の高騰，生命予後の悪化につながる．また，今回は取り上げなかったが，施設などでも低栄養状態の高齢者は多数存在しており，医療機関への受診，入院，生命予後に関連していることが報告されている．小児に関しても，相変わらず開発途上国では健康障害に直結する大きな問題として取り上げられてはいるが，筆者自体が専門外であるため，今回は割愛させていただいた．

文献

1) Higashiguchi T, Arai H, Claytor LH, et al. Taking action against malnutrition in Asian healthcare settings : an initiative of a Northeast Asia Study Group. Asia Pac J Clin Nutr 2017 ; 26 : 202-11.
2) Norman K, Pichard C, Lochs H, Pirlich M. Prognostic impact of disease-related malnutrition. Clin Nutr 2008 ; 27 : 5-15.
3) Correia MI, Hegazi RA, Higashiguchi T, et al. Evidence-based recommendations for addressing malnutrition in health care : an updated strategy from the feedM.E. Global Study Group. J Am Med Dir Assoc 2014 ; 15 : 544-50.
4) Correia MI, Waitzberg DL. The impact of malnutrition on morbidity, mortality, length of hospital stay and costs evaluated through a multivariate model analysis. Clin Nutr 2003 ; 22 : 235-9.
5) Lew CC, Yandell R, Fraser RJ, et al. Association Between Malnutrition and Clinical Outcomes in the Intensive Care Unit : A Systematic Review. JPEN J Parenter Enteral Nutr 2017. [in press]
6) Norman K, Schütz T, Kemps M, et al. The Subjective Global Assessment reliably identifies malnutrition-related muscle dysfunction. Clin Nutr 2005 ; 24 : 143-50.
7) Lee LC, Tsai AC. Mini-Nutritional-Assessment (MNA) without body mass index (BMI) predicts functional disability in elderly Taiwanese. Arch Gerontol Geriatr 2012 ; 54 : e405-10.
8) Lee LC, Tsai AC. Mini-Nutritional Assessment predicts functional decline of elderly Taiwanese : result of a population-representative sample. Br J Nutr 2012 ; 107 : 1707-13.
9) Enoki H, Kuzuya M, Masuda Y, et al. Anthropometric measurements of mid-upper arm as a mortality predictor for community-dwelling Japanese elderly : the Nagoya Longitudinal Study of Frail Elderly (NLS-FE). Clin Nutr 2007 ; 26 : 597-604.
10) Izawa S, Enoki H, Hirakawa Y, et al. The longitudinal change in anthropometric measurements and the association with physical function decline in Japanese community-dwelling frail elderly. Br J Nutr 2010 ; 103 : 289-94.
11) Izawa S, Kuzuya M, Okada K, et al. The nutritional status of frail elderly with care needs according to the mini-nutritional assessment. Clin Nutr 2006 ; 25 : 962-7.

12) 榎　裕美，杉山みち子，井澤幸子，ほか．在宅療養要介護高齢者における栄養障害の要因分析 the KANAGAWA-AICHI Disabled Elderly Cohort（KAIDEC）Study より．日本老年医学会雑誌 2014；51：547-53．
13) Edington J, Winter PD, Coles SJ, et al. Outcomes of undernutrition in patients in the community with cancer or cardiovascular disease. Proc Nutr Soc 1999；58：655-61.
14) Eriksson BG, Dey DK, Hessler RM, et al. Relationship between MNA and SF-36 in a free-living elderly population aged 70 to 75. J Nutr Health Aging 2005；9：212-20.
15) Jiménez-Redondo S, Beltrán de Miguel B, Gavidia Banegas J, et al. Influence of nutritional status on health-related quality of life of non-institutionalized older people. J Nutr Health Aging 2014；18：359-64.
16) Fried LP, Tangen CM, Walston J, et al. Frailty in older adults：evidence for a phenotype. J Gerontol A Biol Sci Med Sci 2001；56：M146-56.
17) De Laet C, Kanis JA, Odén A, et al. Body mass index as a predictor of fracture risk：a meta-analysis. Osteoporos Int 2005；16：1330-8.
18) Freijer K, Tan SS, Koopmanschap MA, et al. The economic costs of disease related malnutrition. Clin Nutr 2013；32：136-41.
19) Meijers JM, Halfens RJ, Wilson L, Schols JM. Estimating the costs associated with malnutrition in Dutch nursing homes. Clin Nutr 2012；31：65-8.
20) Abizanda P, Sinclair A, Barcons N, et al. Costs of Malnutrition in Institutionalized and Community-Dwelling Older Adults：A Systematic Review. J Am Med Dir Assoc 2016；17：17-23.

*　　　　*　　　　*

Part 1 低栄養の最新知識

低栄養のスクリーニング・アセスメント

雨海照祥[1]（写真） 幸　恵里[2] 黒川典子[2,3]
Amagai, Teruyoshi　Miyuki, Eri　Kurokawa, Noriko
鉾立容子[2,4] 畠山朝美[1]
Hokotachi, Yoko　Hatakeyama, Asami

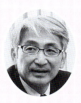

1) 武庫川女子大学生活環境学部
2) 武庫川女子大学大学院生活環境学研究科　食物栄養学専攻（博士後期課程）
3) 富永病院　栄養部
4) 宝塚第一病院　栄養部

Keyword　低栄養，栄養スクリーニング，栄養アセスメント，ICD-10，フレイルティ，栄養ケアプロセス

疾病としての低栄養
—DPC/PDPS 傷病名コーディングにおける低栄養の診断名

　WHO が制定する「疾病及び関連保健問題の国際統計分類（国際疾病分類）：International Statistical Classification of Diseases and Related Health Problem」第 10 版　2003 年版（ICD-10）において，E40～E46 までに低栄養関連の病名がコードが付けられている（表1）．

　本邦の医療においては，保険償還の基礎データである診断群分類（DPC）は 14 桁で表記され，その最初の 6 桁に，この ICD-10 の疾病診断コードがあてられている．すなわち ICD-10 でコーディングされている低栄養は，日本の医療の DPC における保険償還システムにも，そのままの形で組み込まれている．このことからも，低栄養それ自体が疾病であることがわかる[1]．本項も，疾病としての低栄養を再認識することを目的とする．

　低栄養は，栄養障害の枠組みのうちの一つに含まれている．さらに低栄養は，飢餓による体重減少，悪液質，サルコペニアに細分類される

表1　国際疾病分類第10版（ICD-10）における低栄養の診断名

コード	診断名
E40～E46	栄養失調（症）
E40	クワシオルコル
E41	栄養性消耗症〈マラスムス〉
E42	消耗症（性）クワシオルコル
E43	詳細不明の重度たんぱく〈蛋白〉エネルギー性栄養失調（症）
E44	中等度及び軽度のたんぱく〈蛋白〉エネルギー性栄養失調（症）
E44.0	中等度たんぱく〈蛋白〉エネルギー性栄養失調（症）
E44.1	軽度たんぱく〈蛋白〉エネルギー性栄養失調（症）
E45	たんぱく〈蛋白〉エネルギー性栄養失調（症）に続発する発育遅延
E46	詳細不明のたんぱく〈蛋白〉エネルギー性栄養失調（症）

（図1）[2]．この細分類の背景には，低栄養の診断時に，低栄養の原因が飢餓，炎症，加齢に基づく可能性を認識する必要性が要求されている．

低栄養を診断する意義

　低栄養を診断する意義は，栄養療法の対象の選別・抽出である．さらに，栄養療法の目的は，

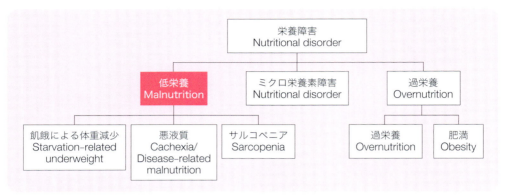

図1　栄養障害の概念ツリー
(Cederholm T, et al. Clin Nutr 2015 ; 34 : 335-40[2] より)

栄養障害に起因した有害事象の回避である．すなわち低栄養の合理的な診断により，適切な栄養療法が可能となり，医療における有害事象の発生率を減少させることができる[3, 4]．ここで有害事象の指標には，生死，在院日数，ICU在室日数，（人工呼吸，透析，抗菌薬などによる）医療管理フリー日数などが用いられることが多い．ここでフリー日数は，近年頻用される時間指標であり，ある特定の期間（例：14，28日など）から，医療管理を受けた日数を差し引いた日数で，医療管理を受けたまま死亡した場合，この指標は0日となる．短期間での死亡例の算定では医療管理日数が短くなる逆転を防ぐ目的で用いられる．

低栄養リスクと診断された対象は正しく抽出され，それらは栄養療法の対象となる．しかし，どのような栄養療法（nutrition intervention）によって有害事象を下げるかは，別の問題である．低栄養の対象に対し，有害事象の発生率を下げるための栄養療法の実際は，さらに科学的検討を必要とする．

いずれにしても，入院直後の栄養状態が適切に評価されることが，その結果（アウトカム）を変える．

低栄養の診断が正しく実践，実現されているか，常に検証されなければ，低栄養の診断の意義は必ずしも明確ではない．本邦の医療現場からの検証結果の報告が海外の学術誌に少ないことは，残念なことである．

栄養スクリーニングと栄養アセスメントの違い

栄養スクリーニングと栄養アセスメントの違いは，**栄養スクリーニング**に偽陰性の最小化は必ずしも必要でないのに対して，**栄養アセスメント**では偽陰性の最小化が要求され，さらに重症度の分類が必要となることである．

したがって栄養アセスメントには，感度（sensitivity）と特異度（specificity）によるROC曲線を用いた精度評価は必須といえる．

アウトカム指標としての栄養スクリーニングツールの比較

栄養スクリーニングツールとしてMUST（Malnutrition Universal Screening Tool），MST（Malnutrition Screening Tool），SNAQ（Short Nutritional Assessment Questionnaire），NRS 2002（Nutritional Risk Screening 2002）の4ツールを比較したところ，入院患者（$n=752$）の低栄養のAt risk率では，いずれも29

〜37%とほとんど差がなかった[5]. さらにその他の複数のアウトカム指標を加えて比較したところ,「低栄養のリスクなし」を基準としてAt risk群では, 在院日数が長びくリスクは1.35〜1.78, 死亡のリスクは2.34倍であった.

この検討から, これらの栄養スクリーニングツールにおける低栄養のAt risk群は, 有害事象を起こす確率が有意に高いことが立証されている.

栄養スクリーニング・アセスメントのツール

対象の属性としての年齢（乳幼児, 小児 vs. 高齢者）, 疾病（透析, 肺炎, 消化器手術など）, 炎症の重症度などにより, それぞれに特有なツールがある. 本項では, 汎用されている主なツールを概観する.

成人一般用のツール

成人用のツール5種類を抽出して比較する（表2）. 発表年度順に並べた. 表の比較でわかるのは, 項目数, 質問内容の相違, 評価方法の違いである.

ESPENによる低栄養の定義の2項目のうちのBMIは, SGA (Subjective Global Assessment), MST, SNAQには含まれていない. PubMedでそれぞれの名称（略称は除く）をキーワードに入れた文献ヒット数は, 50%がSGA, NRS 2002が37%, この2ツールで報告文献数の87%と, 圧倒的に多い.

しかし, これらを比較する際には, 報告年度からの年数が長いほど報告数が多い可能性がある. そこでこの問題を解決するために, 2017年までの年数で報告数を除して比較したところ, 報告文献数の順位が逆転し, NRS 2002が全体の50%でトップとなった.

この結果から, 現在のところ栄養スクリーニング（アセスメント）ツールとしては, NRS 2002がもっとも多く, 次にSGAが汎用されていることがわかる. ただし, 論文になりやすいツールであれば報告数が多くなる可能性を否定できないため, 正確に現状を反映しているかには, 実際の調査が必要であろう.

しかし, このように成人の低栄養の診断ツールの数が多いということは, すなわち, これという決定打がないということでもある. 低栄養の診断ツールのむずかしさを物語る一面がここに垣間見える.

高齢者用のツール

❶ NRS 2002

一般成人用のNRS 2002は, 高齢の入院患者でも用いられる. スペインの796名の患者を対象とした調査では, 栄養スクリーニングツールとしてNSR 2002を用い, 低栄養またはAt risk症例が28.9%であった[6]. 高齢者においても, 非高齢者の成人と比較する目的であれば, NRS 2002は低栄養診断ツールとしても使用できることがわかる.

❷ MNA®, MNA®-SF

高齢者向けの栄養アセスメントツールとして欧州で開発されたMini Nutritional Assessment (MNA®), およびその簡易版であるMNA®-SF (Short-Form) は, 高齢者の栄養評価から近未来の有害事象の発生率を予測でき, その構造的な妥当性も十分に検証されている. 高齢社会の解決すべき問題を共有する欧州だけでなく, 日本でもこのMNA®, MNA®-SFは頻用されている[7].

このMNA®は, 後述するフレイルティの指標の一つであるEdmonton Frail Scale (EFS) と

表2 栄養スクリーニング（アセスメント）ツール：成人一般用の比較

		SGA	MST	NRS 2002	SNAQ	MUST
ツール名		Subjective Global Assessment	Malnutrition Screening Tool	Nutrition Risk Screening 2002	Short Nutritional Assessment Questionnaire	Malnutrition Universal Screening Tool
内容	BMI	—	—	< 20.5 kg/m^2		< 18.5 kg/m^2：2 18.5〜20 kg/m^2：1 20 kg/m^2 <：0
	体重	過去6カ月間／2週間の体重変化	最近の体重減少 不明：2 なし：0 ありの場合 約1〜6 kg：1 約6〜10 kg：2 約10〜15 kg：3 約15 kg <：4 不明：2	過去3カ月間の体重減少	過去6カ月間の6 kg以上の体重減少：3 過去1カ月間の3 kg以上の体重減少：2	過去3〜6カ月の体重減少率 10% <：2 5〜10%：1 < 5%：0
	食事	食事摂取状況の変化	食欲低下 あり：1 なし：0	過去1週間の食事摂取量の低下	過去1カ月間での食欲低下：1 過去1カ月間での栄養補給目的での点滴治療や補助栄養剤の服用：1	
	疾患	疾患および疾患と栄養必要量の関係		重傷病態 （例：集中治療）		急性疾患により5日以上栄養摂取なし：2
カットオフ値		栄養状態良好 中等度栄養不良 高度栄養不良 （主観的評価）	0〜1：リスクなし 2 ≦：リスクあり	Final screeningの3大項目のスコア 3 ≦：栄養学的リスクあり	0〜1：栄養障害なし 2：栄養障害のリスクあり 3 ≦：栄養障害	0：低リスク 1：中等度リスク 2 ≦：高リスク
At risk（%）*			33.6	29.3	31.3	37.1
項目		病歴5項目および身体症状	2項目	Initial screening 4項目およびfinal screening	3項目	3項目
作成者・団体		Detsky AS, et al.	Ferguson M, et al.	ESPEN	Kruizenga HM, et al.	BAPEN
初出典		JPEN J Parenter Enteral Nutr 1987；11：8-13.	Nutrition 1999；15：458-64.	Clin Nutr 2003；22：321-36.	Clin Nutr 2005；24：75-82.	Br J Nutr 2006；95：325-30.
PubMed ヒット数		1,058	77	779	26	166
（% 合計）		50	4	37	1	8
報告年度からの年数		30	18	14	12	11
1年当たりの報告論文数		35	4	56	2	15
（% 合計／年）		31	4	50	2	13

＊：Rabitoらの報告[5]での入院患者752名のAt risk率の比較．

の有意な負の相関が証明されており[8]，低栄養だけでなくフレイルティの指標の一つとしてMNA®が利用できる可能性を示唆する重要な検証結果と思われる．

❸ MPI，m-MPI

高齢者の栄養アセスメントの問題は，低栄養単独として扱うよりは，フレイルティ[9]あるいは高齢者の生活全体を包括的に評価して，アウトカムの発生率を考慮すべきであるとの目的

表3 Multidimensional Prognostic Index（MPI）の構成

項目	No (value = 0)	Minor (value = 0.5)	Severe (value = 1)
Activity of Daily Living（ADL）	6〜5	4〜3	2〜0
Instrumental ADL（IADL）	8〜6	5〜4	3〜0
Short Portable Mental Status Questionnaire（SPMSQ）	0〜3	4〜7	8〜10
Comorbidity Index（CIRS-CI）	0	1〜2	≧3
Mini Nutritional Assessment（MNA®）	≧24	17〜23.5	<17
Exton-Smith Scale（ESS）	20〜16	15〜10	9〜5
服薬数	0〜3	4〜6	≧7
社会生活	家族と同居	施設	一人暮らし

（Pilotto A, et al. Rejuvenation Res 2008；11：151-61 [10] より）

表4 各ツール・指標における死亡オッズ比の比較

		MPI	m-MPI	MNA®	MNA®-SF	SPMSQ
死亡オッズ比*	1カ月後	3.17 (2.67〜3.77)	3.18 (2.68〜3.78)	1.15 (1.13〜1.17)	1.26 (1.23〜1.30)	1.12 (1.07〜1.18)
	12カ月後	2.77 (2.46〜3.11)	2.82 (2.50〜3.18)	1.14 (1.13〜1.15)	1.25 (1.22〜1.27)	1.12 (1.09〜1.16)

＊：いずれも $p < 0.001$．

（Sancarlo D, et al. J Nutr Health Aging 2011；15：169-73 [11] より）

で，Multidimensional Prognostic Index（MPI）が考案された [10]．

MPIは8つのアセスメントの集合体である（表3）．MPIの評価項目の一つであるMNA®をMNA®-SFに置き換えたmodified MPI（m-MPI）も，MPIと同様に入院高齢者の1カ月後および1年後の死亡率の予測に有用であることが証明されている（表4）[11]．

最大の有害事象のアウトカム指標としての死亡の予測には，栄養評価の単独指標であるMNA®（MNA®-SF）よりも，MNA®（MNA®-SF）をも含む包含的指標であるMPI（m-MPI）のオッズ比が圧倒的に大きい．高齢者の死亡の決定因子が，MNA®（MNA®-SF）で判定できる低栄養のみでなく，ADL，認知機能，併存疾患，褥瘡，服薬数，社会生活など多岐に及ぶことを，この結果は示している．

小児一般用のツール

●小児の栄養アセスメントの意義

小児における栄養アセスメントの意義も成人と差がない．すなわち，低栄養では在院日数が長く [3, 12]，合併率も有意に高い [13]．その結果，医療費がより多く必要となり，小児のQOLは低下する [14]．さらに小児は，その後，成人に比して平均余命が長い．その質が低下することになり，小児では成人よりも低栄養の影響する時間の幅が大きい．ここでは，小児用のツールの概略を比較するにとどめる（表5）[15]．

●小児の栄養アセスメントの特徴

低栄養の定義の2つの条件から，成人と比較した小児での栄養アセスメントの相違点を考えると，

・Physical assessment――発達・成長する

成人と異なり，体重減少「なし」が低栄養の否定条件ではない．さらに，physical assessmentの際，非協力的であることが精度を下げ

表5　小児用栄養スクリーニングツールの比較

ツール名	再現性	感度	妥当性の検証法	アウトカム指標による妥当性の検証法
NRS	栄養士と看護師の判定結果の一致率：74%	—	基準関連妥当性	栄養プラン，栄養士への問い合わせ
PNRS		—	予測的中率	入院中の体重減少のリスク
			基準関連妥当性	食事記録法
SGNA	食事記録法とSTAMPの結果との比較：カッパ係数0.54，第三者との一致率のカッパ係数0.28	72%	予測的中率	合併症の発生率
PYMS	栄養士と看護師の判定結果の一致率：カッパ係数0.53	—	基準関連妥当性	客観的栄養指標
			基準関連妥当性	食事記録法
			同時に行う指標	その他のスクリーニング法
STRONGkids	—	59%	判定指標	骨格筋指標，皮下脂肪指標
			予測指標	在院日数

NRS：Nutrition Risk Score, PNRS：Pediatric Nutritional Risk Score, SGNA：Subjective Global Nutritional Assessment, STAMP：Screening Tool for the Assessment of Malnutrition in Paediatrics, PYMS：Paediatric Yorkhill Malnutrition Score, STRONGkids：Screening Tool for Risk of Impaired Nutritional Status and Growth.

(Joosten KF, et al. Clin Nutr 2014；33：1-5 [15] より)

表6　小児の栄養アセスメント―2つ以上の指標を用いた分類

指標	比較する基準	軽症	中等症	重症
体重増加速度（2歳未満）	健常児との比較（%）	75%＞	50%＞	25%＞
体重減少（2～20歳）	通常の体重	5%	7.5%	10%
Weight-for-height (length) zスコア		＞－1zスコア	＞－2zスコア	＞－3zスコア
摂食量の不足	推定（平均）必要量（エネルギー，たんぱく質）	51～75%	26～50%	25%＞

(Becker P, et al. Nutr Clin Pract 2015；30：147-61 [16] より)

る可能性がある．

・Nutrition History ――栄養歴を本人から聴取できない

　面倒をみる人（care giver）の小児との接触度も影響する．これらは，小児の栄養アセスメントを行う際の注意点でもある．主な小児の低栄養の指標をまとめる（表6）[16]．表6では，4指標中，もっとも重症な分類を診断にあてるのがよい．

低栄養の定義（狭義）

　表6のうちの2指標，すなわち下記のいずれか一つ以上があてはまった場合，低栄養と定義する（附記参照）．

> ①生体内への栄養摂取量不足：
> 　推定（平均）必要量の75%以下
> ②体重減少：
> 　＞5%/月，＞7.5%/3カ月，＞10%/6カ月

　ここで時間軸を考えて，「現在」を境界線として考えてみる．この時間軸の上で，①の栄養摂取量不足は，近未来の低栄養の発生の予測因子であり，②の体重減少は，近い過去の結果である．

　すなわち①は（近）未来の，②は過去の，低栄養の診断ツールといえる．

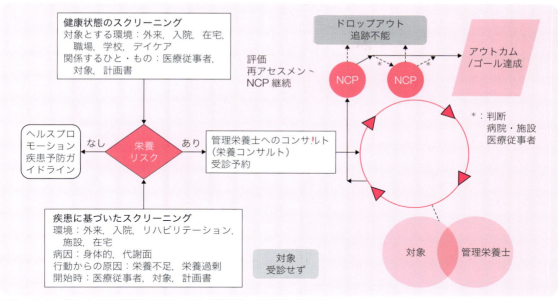

図2 社会全体における栄養ケアプロセス（NCP）の位置を示す図

(Splett P, et al. J Am Diet Assoc 2001；101：357-63[17] より)

低栄養の診断ツールとしての"栄養ケアプロセス"

栄養ケアプロセス（nutrition care process：NCP）は，栄養障害の診断と治療とを標準化する目的で，2002年に米国のAcademy of Nutrition and Dietetics（AND）により提唱された．栄養スクリーニングによって抽出された低栄養のAt riskの対象（図2）[17]に対して，このNCPが開始される．

NCPの概念図と構造

NCPの概念図を示す（図3）[18]．

● NCPの構造の特徴
①4ステップのサイクルで構成されている．
②栄養診断のすべての診断名が厳密に定義づけられている．
③4ステップの順序の入れ替えは不可
④4ステップで問題解決が見込めない場合

a．問題解決が可能と予測される場合，再度ステップ1に入る．
b．問題解決が不能と予測される場合，NCPのサイクルから脱出する，すなわち栄養療法の効果は見込めないと判断し，全工程は終了する．

NCPの4ステップサイクルの構成因子

NCPの優れている点の一つは，栄養診断はすべて，厳密に定義づけされ，その内容が記述されていることである．すなわちNCPは栄養診断を中心として，言語化を目的としてつくられている．言い換えれば，NCPは栄養ケアプロセスの言語による標準化のツールである．

● NCPの4ステップのサイクル
①栄養アセスメント（Nutrition Assessment）：NCPサイクルの入り口である
②栄養診断（Nutrition Diagnosis）

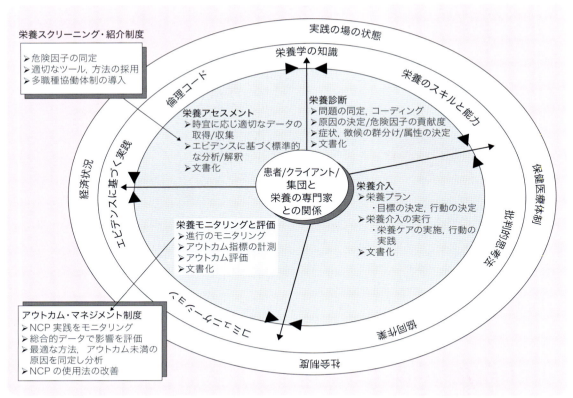

図3 栄養ケアプロセス（NCP）の4ステップサイクル　　(Lacey K, et al. J Am Diet Assoc 2003；103：1061-72[18] より)

③栄養介入（Nutrition Intervention）
④栄養モニタリングと評価
　（Nutrition Monitoring and Evaluation）
　この4ステップのうち，本項に関連するステップ1を次にみる．

NCPにおける栄養アセスメント

　Nutrition Intake（NI），Nutrition Clinical（NC），Nutrition Behavioral/environmental（NB）の3カテゴリーで構成される．
　その最大の特徴は，すべての栄養アセスメントの項目に，可能性のある栄養診断のコードが明記されていることである．もちろん，実際の症例においては不要あるいは関連性の低い栄養診断名も候補としてあがっており，実際の症例に適合する診断名か否かを判断する必要がある．

　また，栄養アセスメントの結果としてつけられる栄養診断は，冒頭で記した「DPC/PDPS傷病名コーディング」よりも，圧倒的に詳細で広範多岐にわたっている．
　したがって，今後の日本の医療のさらなる改善の過程において，DPC/PDPS傷病名に，このNCPで採用されている栄養診断名が利用されてくる可能性は十分にあるであろう．DPC/PDPS傷病名がNCP栄養診断名と一致することで，さらに詳細で合理的な栄養ケアプロセスの標準化が進むことが期待される（一般社団法人 日本人間健康栄養協会よりNCPの教育システムがホームページにて提供される予定のため，ぜひ参照いただきたい）．

結語

① 疾病としての低栄養を再認識することを目的とした．
② 栄養スクリーニング・アセスメントは有害事象の発生率の減少を目的としている．
③ 成人一般用の 5 種類の栄養スクリーニングツールを比較し，NRS 2002 がもっとも汎用されている可能性がある．
④ 高齢者の栄養アセスメントツールとしては MNA®，MNA®-SF が，また，包括的には MNA®（-SF）を含む（m-）MPI が有用である．
⑤ 低栄養は，生体内への栄養摂取量不足または体重減少と定義する．
⑥ 低栄養の診断ツールとして，栄養ケアプロセス（NCP）の栄養アセスメントを概観した．

附記：ESPEN による低栄養の定義（2015）

ESPEN（European Society for Clinical Nutrition and Metabolism：欧州臨床栄養代謝学会）が 2015 年に提案した低栄養の定義は，下記のいずれかを満たす場合とされている[2]．

① $BMI < 18.5\ kg/m^2$
②（意図しない）体重減少が
　　＞ 10%（期間条件なし）
　　＞ 5%（過去 3 カ月以内）かつ
　$BMI < 20\ kg/m^2$（70 歳未満）
　　　＜ $22\ kg/m^2$（70 歳以上）または
　FFMI（fat-free mass index）
　　＜ $15\ kg/m^2$（女性）
　　＜ $17\ kg/m^2$（男性）

ここで，BMI は身体アセスメント（physical assessment）の重要性の，体重減少は栄養歴（nutrition history）の重要性[19]の，それぞれ代替指標（surrogates）と考えることができる．

しかし，ESPEN の定義にはいくつかの問題点が存在する．すなわち①左表の低栄養の定義が ESPEN のエキスパートメンバーの合議で決定されたものであり，BMI などのカットオフ値の妥当性，臨床上の有用性が検証されていない，② BMI，FFMI などの値がない場合には，低栄養を定義できない，③ BMI の値自体が低栄養の結果であり，十分な摂食量の判定など，従来行われてきた近未来の低栄養の発症予測ができない，などである．いまだ低栄養の定義は揺れており，定まっていない．したがって，本項で扱われるツールは，どれも絶対的なものではないことを認識しておく必要がある．

文献

1) 厚生労働省保険局医療課．DPC/PDPS 傷病名コーディングテキスト：2014．http://www.mhlw.go.jp/file/06-Seisakujouhou-12400000-Hokenkyoku/0000044471.pdf
2) Cederholm T, Bosaeus I, Barazzoni R, et al. Diagnostic criteria for malnutrition—An ESPEN Consensus Statement. Clin Nutr 2015；34：335-40.
3) Wakita M, Wakayama A, Omori Y, et al. Impact of energy intake on the survival rate of patients with severely ill stroke. Asia Pac J Clin Nutr 2013；22：474-81.
4) Wakita M, Fukatsu A, Amagai T. Nutrition assessment as a predictor of clinical outcomes for infants with cardiac surgery：using the prognostic nutritional index. Nutr Clin Pract 2011；26：192-8.
5) Rabito EI, Marcadenti A, da Silva Fink J, et al. Nutritional Risk Screening 2002, Short Nutri-

tional Assessment Questionnaire, Malnutrition Screening Tool, and Malnutrition Universal Screening Tool Are Good Predictors of Nutrition Risk in an Emergency Service. Nutr Clin Pract 2017. doi：10.1177/0884533617692527. [Epub ahead of print]
6) Burgos R, Sarto B, Elío I, et al. Prevalence of malnutrition and its etiological factors in hospitals. Nutr Hosp 2012；27：469-76.
7) 雨海照祥, 監修. 高齢者の栄養スクリーニングツール—MNAガイドブック：医歯薬出版；2011.
8) Perna S, Francis MD, Bologna C, et al. Performance of Edmonton Frail Scale on frailty assessment：its association with multi-dimensional geriatric conditions assessed with specific screening tools. BMC Geriatr 2017；17：2.
9) 葛谷雅文, 雨海照祥, 編. フレイル—超高齢社会における最重要課題と予防戦略：医歯薬出版；2014.
10) Pilotto A, Ferrucci L, Franceschi M, et al. Development and validation of a multidimensional prognostic index for one-year mortality from comprehensive geriatric assessment in hospitalized older patients. Rejuvenation Res 2008；11：151-61.
11) Sancarlo D, D'Onofrio G, Franceschi M, et al. Validation of a Modified-Multidimensional Prognostic Index (m-MPI) including the Mini Nutritional Assessment Short-Form (MNA-SF) for the prediction of one-year mortality in hospitalized elderly patients. J Nutr Health Aging 2011；15：169-73.
12) Abdelhadi RA, Bouma S, Bairdain S, et al. Characteristics of Hospitalized Children With a Diagnosis of Malnutrition：United States, 2010. JPEN J Parenter Enteral Nutr 2016；40：623-35.
13) Secker DJ, Jeejeebhoy KN. Subjective Global Nutritional Assessment for children. Am J Clin Nutr 2007；85：1083-9.
14) Corkins MR. Why Is Diagnosing Pediatric Malnutrition Important? Nutr Clin Pract 2017；32：15-8.
15) Joosten KF, Hulst JM. Nutritional screening tools for hospitalized children：methodological considerations. Clin Nutr 2014；33：1-5.
16) Becker P, Carney LN, Corkins MR, et al. Consensus statement of the Academy of Nutrition and Dietetics/American Society for Parenteral and Enteral Nutrition：indicators recommended for the identification and documentation of pediatric malnutrition (undernutrition). Nutr Clin Pract 2015；30：147-61
17) Splett P, Myers EF. A proposed model for effective nutrition care. J Am Diet Assoc 2001；101：357-63.
18) Lacey K, Pritchett E. Nutrition Care Process and Model：ADA adopts road map to quality care and outcomes management. J Am Diet Assoc 2003；103：1061-72.
19) Matarese LE, Charney P. Capturing the Elusive Diagnosis of Malnutrition. Nutr Clin Pract 2017；32：11-4.

Part 1 低栄養の最新知識

低栄養患者に対するルート選択とプランニング

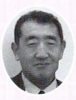

小山　諭
Koyama, Yu
新潟大学大学院保健学研究科

Keyword 　低栄養，経腸栄養，静脈栄養，ルート選択，プランニング

はじめに

　多くの患者は，もともとの疾患（基礎疾患）を有している．基礎疾患の治療を行うためには，治癒を妨げる要因をできるだけ除くことが望ましい．治癒を阻害する要因の一つが「低栄養」であり，今後，高齢者の増加にともない，低栄養に陥っている，あるいは潜在的な低栄養の患者は増加してくるものと推察される．低栄養と診断された患者に対しては，低栄養やそのリスクから回復できるように適切な栄養管理を行う必要がある．

　本項では，低栄養患者に対する栄養管理について，エネルギーや栄養素の投与量の設定および栄養投与のルート選択とプランニングについて解説する．

低栄養患者に対する栄養投与の基本

　栄養を供給するためには，エネルギー必要量およびたんぱく質必要量を算出し，各種栄養素をどのように配分するのかを決定する．この算出方法は低栄養患者だけではなく，基本的にすべての患者に当てはまるものである（表1）[1]．

エネルギー必要量の決定

　栄養管理を行うためにはまず，必要エネルギー量を決定しなければならない．エネルギー必要量を求めるには，いくつかの方法がある．
・Harris-Benedictの近似式を用いて基礎エネルギー消費量（basal energy expenditure：BEE）を計算し，BEE×活動係数×傷害係数を算出して総必要エネルギー量とする方法
・間接熱量測定器による安静時エネルギー消費量（resting energy expenditure：REE）測定
・簡易式：25～30 kcal/kgで求める方法
の3つがあげられる．Harris-Benedictの式を用いた算出方法は，活動係数および傷害係数が必ずしも正確な値ではないこと，とくに高齢者の女性では実測値より高めに算出されることが多いこと[2]，などから用いられなくなってきている．また，間接熱量測定器は高価であるため，使用できる施設が限られている現状がある．ベッドサイドで誰でもすぐに必要エネルギー量を算定できること，および過剰なエネル

表1 エネルギー，たんぱく質（アミノ酸）・脂質・糖質投与量の決定

●総エネルギー必要量の算出
1. 基礎エネルギー消費量（basal energy expenditure：BEE）
   Harris-Benedict の式（kcal/日）
   BEE（男性）＝ 66.5 ＋（13.7×Wt）＋（5×Ht）－（6.8×A）
   BEE（女性）＝ 665 ＋（9.6×Wt）＋（1.7×Ht）－（4.7×A）
   Wt：体重（kg），Ht：身長（cm），A：年齢（歳）．

   総エネルギー消費量（total energy expenditure：TEE）
   ＝ BEE× ストレス因子（傷害因子）× 活動因子

ストレス因子	
低侵襲	1.0
中等度侵襲	1.2 〜 1.3
高度侵襲	1.3 〜 1.5

活動因子	
寝たきり	1.1
ベッド上安静	1.2
歩行	1.3

2. 安静時エネルギー消費量（resting energy expenditure：間接熱量測定）
3. 概算：25 〜 30 kcal/kg× 体重

A. たんぱく質（アミノ酸）必要量の算出
   たんぱく質（アミノ酸）必要量（g/日）＝
   健常時　　　0.8 〜 1.0
   侵襲時
   　軽　度　　1.1 〜 1.3　　× 体重
   　中等度　　1.3 〜 1.5
   　高　度　　1.5 〜 2.0

B. 脂質投与量の決定
   脂質投与量 ＝ TEE の 20 〜 30%

C. 糖質投与量の決定
   糖質（グルコース）投与量（カロリー）
   ＝ TEE －（アミノ酸投与カロリー）－（脂質投与カロリー）

（小山 諭，ほか．綜合臨牀 2009；58（増刊）：1044-50[1]より一部改変）

ギー投与を避ける意味でも，近年では簡易式で求める方法が推奨され，もっとも頻用されている．なお，簡易式の際に用いる体重は，現体重（kg）が一般的であり，後述する refeeding 症候群を引き起こさないためにも，とくに低栄養で体重減少が高度の患者では，急激かつ過剰なエネルギー投与は避けるべきである．

三大栄養素の配分

エネルギー必要量を求めたら，次に三大栄養素であるたんぱく質（アミノ酸），脂質，炭水化物（糖質）について，それぞれの投与量（カロリー）を決定する．

❶たんぱく質（アミノ酸）

一般に健常人の1日当たりのたんぱく質必要量は 0.8 〜 1.0 g/kg であり，体重に 0.8 〜 1.0 をかけて供給（投与）量を求める．さらに，たんぱく質（アミノ酸）熱量は約 4 kcal/g であるので，投与量（g）からたんぱく質（アミノ酸）投与カロリーを容易に算出することができる．侵襲下にある患者では蛋白異化が亢進するため，侵襲の程度に応じてたんぱく質必要量を 1.0 〜 1.5 g/kg で算定する．また，近年，トピックとなっているサルコペニア（sarcopenia）は骨格筋減少が特徴であり，高齢者において問題となっている．骨格筋を構成している筋蛋白の合成を促すために，たんぱく質（アミノ酸）

の供給が必要であるが，高齢者では筋蛋白合成に向かう反応が低下しているとされる[3]．これまで，高齢者は若年者よりもたんぱく質（アミノ酸）の供給は少なくてもよいと考えられてきたが，筋蛋白合成を促すために，近年はむしろ積極的に 1.0～1.5 g/kg のたんぱく質（アミノ酸）を供給するのが望ましいとされてきている[4]．供給されたたんぱく質が（筋）蛋白合成に効果的に利用されるためには，たんぱく質の構成要素であるアミノ酸に含まれている窒素 1 g 当たり 150 kcal 以上の非たんぱく質エネルギーが必要とされる．エネルギー不足の際にはアミノ酸はエネルギー源として利用され，尿素窒素が増加することになる．尿素窒素の合成は ATP を消費する異化反応であり，体内のエネルギー喪失がさらに増してしまうことになるため，以下に述べる脂質，炭水化物（糖質）を適切かつ十分に供給する必要がある．

❷脂質

脂質をどのくらい供給するのかについて，体重当たりという算出方法は用いられていない．普段，健常人は総エネルギー量の 30％前後を脂質で摂取していることから，必要エネルギー量を算出したのち，その 20～30％を脂質供給量としている．たとえば，必要エネルギー量を 1,500 kcal とした場合には，300～450 kcal を脂質として供給するように設定する．脂質熱量は約 9 kcal/g であるので，30～50 g の脂質を供給することになる．

❸炭水化物（糖質）

炭水化物（糖質）は，総エネルギー必要量の 50～60％を供給するのが標準である．栄養素の組成を組み立てる際には，総エネルギー必要量からたんぱく質（アミノ酸）投与カロリー，脂質投与カロリーを差し引くことにより，炭水化物（糖質）投与カロリーを求めることができる．糖質の熱量は約 4 kcal/g であるので，炭水化物（糖質）投与カロリーから投与量（g）を容易に算出することができる．

■電解質・微量栄養素
❶電解質

電解質では，ナトリウム，カリウム，クロールなどの主要電解質の 1 日必要量が供給できるかどうかを考慮するが，それ以外にもカルシウム，マグネシウム，リンにも注意を払う必要がある．高齢者で腎機能が低下している場合には，とくにカリウムやリンの過剰供給とならないように注意する．

❷ビタミン・微量元素

ビタミン・微量元素は，「日本人の食事摂取基準」[5]に準じて供給することが望ましい．中心静脈栄養（TPN）の際にはビタミン製剤，微量元素製剤をきちんと連日投与することが原則であるが，末梢静脈栄養（PPN）では微量元素製剤や総合ビタミン製剤を投与することが認可されておらず，PPN 使用はこの面からも短期間に限られるべきである．また，経腸栄養では，経腸栄養剤は一般に 1,500～2,000 kcal を供給した際に，ビタミン・微量元素が 1 日必要量を充足できるように設計されているものが多い．高齢者などで経腸栄養剤の供給量が少ない場合，ビタミンや微量元素も不足している可能性がある．また，ナトリウムも少なめに配合されている製剤がほとんどであるため，定期的なモニタリングにより電解質，微量栄養素の欠乏に注意する必要がある．

プランニング

低栄養患者に栄養補給を行うためには，

- 現在，食事摂取できる（できている）のか？
- 食事摂取に際し何らかの問題（食欲不振，口腔内の炎症，嚥下困難，嘔気，消化器症状など）がないか？
- 食事摂取エネルギー量はどのくらいか？
- どのような食事内容を摂取しているのか？（たんぱく質摂取量が不足しているなど）
- 今後も食事摂取を行えるのか？

などのポイントをチェックして，現在の食事摂取エネルギーがエネルギー必要量と比較して不足していないか，たんぱく質（アミノ酸），脂質，炭水化物，電解質，微量栄養素などの栄養素は各々不足していないかなどについて検討を行い，不足エネルギーや栄養素を明らかにする．さらに，不足分をどのように供給するのかを，経口摂取が十分に可能か，消化管の機能は問題ないか，などから判断して，栄養供給ルートを決定する．

ルート選択

栄養療法は栄養素の投与経路により，静脈栄養法（parenteral nutrition：PN）と経腸栄養法（enteral nutrition：EN）に大別される（表2）．日本静脈経腸栄養学会のガイドラインでは，消化管機能が保たれ，消化管が利用できる場合は食物などの経口摂取や経腸栄養法をまず考慮し，経腸栄養が行えない，あるいは経腸栄養で栄養必要量と代謝必要量を満たすことができない場合に静脈栄養を行うことが推奨されている（図1）[6-8]．

経腸栄養法（EN）[9]

腸管からの栄養補給が可能ならばENの適応である．ENはその投与経路により，経口投与と経管栄養に分かれる．

表2　静脈栄養法と経腸栄養法

1. 経腸栄養法（EN）
    1) 経口投与
    2) 経管栄養（tube feeding）
        ①非手術的チューブ留置：経鼻経管栄養
        ②手術的チューブ留置：消化管瘻
            a) 食道瘻
            b) 胃瘻
            c) 空腸瘻
        ③内視鏡的チューブ留置
            a) 経皮内視鏡的胃瘻造設（PEG）
            b) 経皮内視鏡的空腸瘻造設（PEJ）
        ④経皮経食道胃管挿入術（PTEG）
2. 静脈栄養法（PN）
    ①末梢静脈栄養（PPN）
    ②中心静脈栄養（TPN）
    ③補完的中心静脈栄養法（SPN）

❶経口投与

特別な器具などを用いない，もっとも手軽な方法である．食事摂取エネルギーが不足している場合など，食事に加えて経腸栄養剤をサプリメントとして供給することが多くなってきている．しかし，その反面，経腸栄養剤を摂取した分，食事摂取量が低下する場合や，味に飽きがくるなどの面もあるので，食事摂取状況も含めて，摂取量のモニタリングが必要である．また，とくに高齢者では誤嚥に注意が必要である．

❷経管栄養（tube feeding）

経口投与が困難・不可能な症例に対しては，経腸栄養剤補給路としてのチューブ留置が必要となり，以下の投与経路が選択される．

①非手術的チューブ留置：経鼻胃管法（naso-gastric feeding）や経鼻腸管法（naso-intestinal feeding）は，経鼻的にチューブを胃内あるいは小腸内（十二指腸あるいは空腸）留置する手技である．チューブの機械的刺激による鼻咽頭炎や咽頭違和感など，苦痛をともなうるため，1カ月以内の短期間の場合や在宅経腸栄養において選

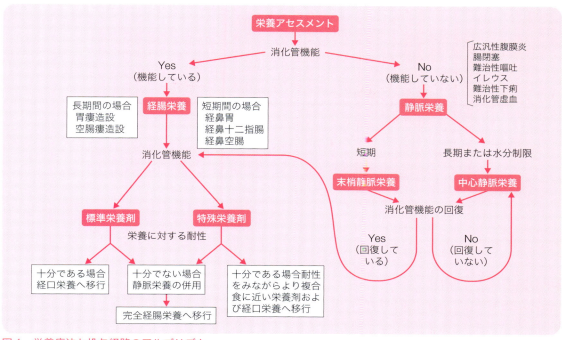

図1　栄養療法と投与経路のアルゴリズム
(ASPEN Board of Directors and the Clinical Guidelines Task Force. JPEN J Parenter Enteral Nutr 2002；26（1 Suppl）：1 SA-138 SA[7]/小山　諭．月刊薬事 2011；53：1473-8[8] より）

択される．一般的には，成分栄養であれば5〜5.5 Fr，半消化態栄養では8 Frあれば内腔の閉塞をきたさないとされている．
②手術的チューブ留置：手術的にチューブを消化管内に留置する手技であり，食道疾患や胆道系・膵疾患などの手術の際に，術後の栄養補給路としてあらかじめ空腸瘻を造設する場合もある．胃瘻（tube-gastrostomy），空腸瘻（tube-jejunostomy）などがよく用いられている．
③内視鏡的チューブ留置：経皮内視鏡的胃瘻造設（percutaneous endoscopic gastrostomy：PEG）と経皮内視鏡的空腸瘻造設（percutaneous endoscopic jejunostomy：PEJ）がある．近年では多くのキット製品が開発されており，容易に短時間で留置できるため，広く普及している．
④経皮経食道胃管挿入術（PTEG）：エコーガイド下で経食道的に胃内へチューブを留置できるPTEG（percutaneous trans-esophageal gastro-tubing）キットが開発されており，PEG，PEJが困難な症例に対しても安全にチューブ留置が行える．

■静脈栄養法（PN）[10]

静脈栄養法は，末梢静脈栄養（peripheral parenteral nutrition：PPN）と中心静脈栄養（total parenteral nutrition：TPN）に分かれる．

❶末梢静脈栄養（PPN）

末梢静脈から水分・電解質・糖質（〜10％強）・アミノ酸・脂質（脂肪乳剤）を投与する方法であるが，投与可能エネルギーは最大1,200 kcal/日（＜25 kcal/kg/日）程度である．禁食期間10〜14日以内であればPPNで対処しうるが，ENとの併用も有効であり，必要に

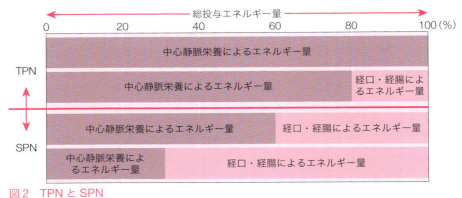

図2 TPN と SPN

（日本静脈経腸栄養学会, 編. 静脈経腸栄養ガイドライン 第3版；照林社；2013[6] より）

応じて考慮すべきである．

❷中心静脈栄養（TPN）

腸管が使用できず絶食期間が10〜14日以上となる，あるいは予想される場合には，TPNが適応となる．TPNでは十分なエネルギー投与が可能であるが，中心静脈（central vein：CV）へのカテーテル留置が必要であり，従来は鎖骨下穿刺法が多く行われてきた．しかし，気胸などカテーテル留置にともなう合併症も存在するため，近年では末梢静脈挿入型中心静脈カテーテル（peripherally inserted central catheter）を用いたPICC法が普及してきている．また，長期投与ではCVポートが用いられることが多くなってきている．

❸補完的中心静脈栄養法（supplemental parenteral nutrition：SPN）（図2）[6]

CVルートが留置されている場合でも，食事や経腸栄養を併用している場合もあり，すべてのエネルギーを経静脈的に供給していないことも多い．近年では，中心静脈からの栄養供給を行っていても，総投与エネルギー量の60％未満の場合をSPNと呼んでいる．ENとPNの併用が必要となることは，実際の臨床ではよく経験する．ENに固執するあまり，不十分な栄養供給が長期にならないように注意する必要がある．

栄養管理の注意点

静脈栄養，経腸栄養は各々，カテーテル・チューブ挿入/留置にともなう合併症があり，解説書も数多く存在するので，そちらを参考に管理を行っていただきたい．本項において，低栄養患者での栄養管理でとくに注意を促したいことは，refeeding症候群である．

Refeeding症候群は，すでに慢性的に低栄養状態にある患者に急速に栄養補給を行う際に出現しうる病態である．低栄養状態では蛋白異化や脂質代謝によりエネルギーを得ており，通常のグルコースを中心とした糖質代謝から遠ざかっている．そのため，急速・急激に栄養素が体内に入ってくると，糖質代謝の準備が整わず，インスリン分泌が急速に高まり，その結果，グルコースの細胞内への取り込みが起こる．その際，細胞内で利用される電解質，とくにリン，カリウム，マグネシウムも血液中から細胞内へ急速に移行するため，低リン，低カリウム，低マグネシウム血症が出現し，心不全，横紋筋融解，意識障害，痙攣，呼吸不全，不整脈などの症状が現れ，適切に対処しなければ致

表3 Refeeding症候群発症の高リスク患者クライテリア

次の項目が1つ以上当てはまる場合
・BMI ＜ 16 kg/m²
・最近3〜6カ月での意図しない体重減少 ＞ 15％
・10日間以上の不完全または完全絶食

または

次の項目が2つ以上当てはまる場合
・BMI ＜ 18.5 kg/m²
・最近3〜6カ月での意図しない体重減少 ＞ 10％
・5日間以上の不完全または完全絶食
・アルコール依存症の既往，またはインスリン，抗がん剤，制酸剤，利尿剤などの薬物使用

（NICE guidelines CG32；2006 [11]より）

死的となることもある．

NICE（National Institute for Health and Care Excellence）のガイドラインでは，refeeding症候群発症の高リスクとなる条件を示している（表3）[11]．栄養療法を開始する際，このクライテリアに当てはまるような症例では，投与エネルギー＜20 kcal/kgから開始し，血清リン，カリウム，マグネシウムなどの値に十分注意しながらゆっくりと投与量を上げていくことが大切である[12]．

おわりに

低栄養患者に栄養管理を行うことは必要であるが，患者の状態を十分に考慮し，QOLをできるだけ損なわないようにルート選択を行い，無理のないスケジュールで安全に栄養供給を行うことが大切である．

文献

1) 小山 諭，畠山勝義．一般的な維持輸液，栄養輸液，経腸栄養の実際．綜合臨牀 2009；58（増刊）：1044-50．
2) 佐々木雅也，栗原美香．栄養プランの立て方．月刊薬事 2012；54：1785-90．
3) 吉田貞夫．高齢者栄養管理のピットフォール—至適BMI，サルコペニア，蛋白合成を考える．臨床栄養 2015；126：903-7．
4) Morley JE, Argiles JM, Evan WJ, et al. Nutritional recommendations for the management of sarcopenia. J Am Med Dir Assoc 2010；11：391-6．
5) 厚生労働省．「日本人の食事摂取基準（2015年版）」策定検討会報告書：2014. http://www.mhlw.go.jp/stf/seisakunitsuite/bunya/kenkou_iryou/kenkou/eiyou/syokuji_kijyun.html
6) 日本静脈経腸栄養学会，編．静脈経腸栄養ガイドライン 第3版：照林社；2013．
7) ASPEN Board of Directors and the Clinical Guidelines Task Force. Guidelines for the use of parenteral and enteral nutrition in adult and pediatric patients. JPEN J Parenter Enteral Nutr 2002；26（1 Suppl）：1 SA-138 SA．
8) 小山 諭．処方設計にとりかかる—静脈栄養法か経腸栄養法か？ 月刊薬事 2011；53：1473-8．
9) 小山 諭，畠山勝義．Grand Rounds 腸管栄養．消化器の臨床 2004；7：333-40．
10) 小山 諭，畠山勝義．経静脈・経腸栄養法の基本と実際 静脈栄養法の基本と実際．medicina 2006；43：752-5．
11) National Institute for Health and Care Excellence. Nutrition support for adults：oral nutrition support, enteral tube feeding and parenteral nutrition：NICE guidelines CG32；2006. https://www.nice.org.uk/guidance/cg32
12) 田村佳奈美．投与量は一気に目標量を注入するのではなく，段階別に増やしていくべき！→○？×？△？ Nutrition Care 2015；8：1008-9．

Part 1 低栄養の最新知識

医原性の低栄養をつくる医療とは

森　みさ子
Mori, Misako
聖マリアンナ医科大学横浜市西部病院
看護部

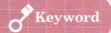

Keyword　医原性の低栄養，不要な安静と絶食，看護師の役割，
管理栄養士の業務，管理栄養士のストレス，多職種連携

はじめに

　なぜ医原性の低栄養がつくられるのだろうか．さまざまな要因が複雑に絡み合っていると考えられるが，患者が高齢化していることは回避できない条件である．世界に類を見ない速度で超高齢社会を迎えるにあたり，医原性の低栄養をつくらないために，医療スタッフ（とくに看護師）が低栄養に気づくこと，そして，低栄養を予防・改善するために多職種連携を図ることがもっとも大切なことだと考える．しかし，管理栄養士においては，給食管理から個別の栄養管理へと業務変革を迫られることになり，それにともなう業務量の増加や，新たな人間関係を構築することによるストレスが生まれることも懸念される．本項では，低栄養がつくられる要因と，協働・連携を促進するポイントについて解説する．

入院・在宅療養の高齢患者はほとんどがすでに低栄養

　わが国は世界に類を見ない速度で高齢化が進んでいる．一方で，全人口は減少傾向であり2025年には国民の3人に1人が65歳以上，5人に1人が75歳以上という超高齢社会を迎えることが問題視[1]されている．厚生労働省の平成26年（2014年）度の報告[2]では，全国の入院設備を有する施設の入院患者のうち，65歳以上が71.0％を占めていた．

　高齢者は，さまざまな要因から低栄養に陥りやすいことが知られているが，実際にはどの程度の割合で低栄養が存在するのだろうか．イタリアの12の急性期病院に入院した高齢患者655名を対象としたEWGSOP基準を用いた有病率調査では，40.2％で歩行速度の評価が困難で，34.7％にサルコペニアを認めた[3]．Kaiserら[4]の実施した，12カ国のさまざまな施設の対象者4,500人（平均年齢82.3歳）のMNA®評価の結果では，急性期病院，リハビリテーション病院，在宅療養患者のうち，3分の2が低栄養あるいはAt riskであった．これは，濱野ら[5]の回復期リハビリテーション病棟入院中に研究同意の得られた63名（平均年齢76.9±7.5歳）を対象としたMNA®-SF評価で，59名（93.7％）が低栄養またはAt riskであった

という結果とほぼ同様である．長期療養型病棟の高齢入院患者79名を対象とした調査では，AWGSを用いた評価の結果，70名（88.6％）は握力の測定ができず，すべての患者が歩行速度を測定することができなかった[6]．さらに，本邦における高齢者の栄養状態の実態調査[7]では，血清アルブミン値3.5 g/dL以下の者は，急性期病院の入院患者の約40％，在宅訪問患者では約30％も存在していた．また，在宅訪問患者では，PEM（protein-energy malnutrition）状態に関連する因子として，「便秘」，「食事介助を要する」，「肉・魚・大豆・牛乳などのたんぱく質製品をまったく食べない」などの項目が入院患者よりも高率であり，食行動に関する介入の必要性が明らかになっている．

このような報告からわかることは，入院あるいは在宅療養でかかわる患者は，ほとんどが高齢者であり，医原性の低栄養をつくる前に，すでに低栄養状態にあるということだ．

「普段通りだから大丈夫」，「もともとやせているから」といった理由で，経過観察という悪名のもとに，栄養介入を遅らせることが患者の回復のチャンスを奪うことに，すべての医療スタッフが気づくべきである．

不要な安静と絶食の責任は誰にあるのか？

すでに低栄養状態にある高齢患者を，医原性の低栄養に陥れる要因になりえるものを下記に示す．

●医療者側の要因
・安易な安静・絶食指示（変更するのを忘れている，確認も忘れている）
・食事摂取（輸液・経腸栄養）量が少ないのにレジスタンストレーニングがはじまる
・動かないから食欲が湧かないのだろうと，強制的に何時間も車椅子乗車させる
・転倒リスク回避のため一人では立ち上がらないよう指導する（身体拘束をする場合もある）
・日々の食事摂取量，体重測定結果を記録するが，誰もアセスメントしない
・患者アウトカムをチームで共有していない（各職種がそれぞれで目標設定して活動している）
・気づいていても言い出しにくい風土

●施設・設備の要因
・多くの施設ではベッド以外にリラックスできる場所がない
・自宅よりもトイレが遠く，壁に手が届かないため，転倒リスクが高い
・消灯が早く，消灯時間以降は外出が許されない
・夜間は照明をつけることができないので，覚醒していても横になっているしかない

●患者・家族の要因
・患者はリハビリテーションの時間以外は病院ですることがない
・患者・家族とも入院中は休んだほうがよいという誤解がある
・仕事をもっている家族が多いため，面会中にゆっくり散歩することがむずかしい
・ベッド周囲で過ごすことが多くなり，必然的に活動量が減ってしまう
・臥床による筋力低下，ふらつきがあるため臥床がちになる

以上のように，さまざまな要因をあげることができる．このうちもっとも大きな要因は，医療スタッフの関心の低さだといえるのではな

表1 保健師助産師看護師法

第5条	この法律において「看護師」とは，厚生労働大臣の免許を受けて，傷病者若しくはじょく婦に対する療養上の世話又は診療の補助を行うことを業とする者をいう．
第6条	この法律において「准看護師」とは，当道府県知事の免許を受けて，医師，歯科医師または看護師の指示を受けて，前条に規定することを業とする者をいう．
第37条	保健師，助産師，看護師又は准看護師は，主治の医師又は歯科医師の指示があった場合を除くほか，診療機械を使用し，医薬品を授与し，医薬品について指示をしその他医師又は歯科医師が行うのでなければ衛生上危害を生ずるおそれのある行為をしてはならない．ただし，臨時応急の手当をし，又は助産師がへその緒を切り，浣腸を施しその他助産師の業務に当然に付随する行為をする場合は，この限りでない． ※医師の指示があれば，看護師が診療機器の使用，医薬品の授与その他の医療行為を行うことを許容している．

一部抜粋．下線および赤字は筆者による追加．

だろうか．不要な安静や絶食がどのような影響を与えるのか深く考えずに指示を出す医師，その指示を受ける看護師のほかに，食事摂取量などをモニターする管理栄養士，輸液や内服の反応をモニターする薬剤師，リハビリテーションをするPT，OTなど，さまざまな職種がかかわっており，それぞれに責任がある．

しかし，看護師は24時間365日患者のそばにいるという特殊性から，その責任は一番重いと考えている．単純に知識や意識が低いということだけではなく，不規則勤務のため，情報継続が容易ではなく，責任が分散しやすい．看護記録で，低栄養を看護問題としてとらえられていれば記録に残るが，多くの場合，他の看護診断があがっており，栄養に特化した記録は残りづらいのが現状である．このように，看護師が患者の低栄養に関して責任を自覚していないという現状こそが，医原性の低栄養をつくる医療の大きな原因だといえるだろう．

ここで，看護師という免許について解説する．看護師とは保健師助産師看護師法（以下，保助看法）により，「傷病者もしくはじょく婦に対する療養上の世話又は診療の補助を行うことを業とする者」（第5条）[8]と定められている（表1）．

診療の補助というのは，診療機器の使用や薬品の投与などを示し，原則として「医師の指示」によって行わなければならないと定められている（保助看法37条）．しかし，療養上の世話については，第6条のなかで，准看護師に対して指示を出す職種として看護師があげられている．つまり，療養上の世話に関しては，"看護師は独自に判断できる存在"として，法的に認められているという解釈ができる[9]．看護の枠組みをみても，ヴァージニア・ヘンダーソンの基本的看護の構成要素14[10]のなかに，「患者の飲食を助ける」，「歩行および座位，臥位に際して望ましい姿勢を保持するのを助ける．また他の体位へと身体を動かすのを助ける」が含まれ，ロイ適応看護理論[11]にも「栄養」，「活動と休息」が含まれる．さらに，看護診断のNANDA13領域[12]にも「栄養」，「活動/休息」が含まれていることから，看護師として責任をもって患者アウトカムに貢献しなければならないことは明白である．実際に，平成19年（2007年）の医政局通知[13]のなかでも，活動に関する安静度や食事の変更は，看護師等が積極的に対応することで，効率的な医療を提

表2 医師及び医療関係職と事務職員等との間等での役割分担の推進について

(3) 医師と看護師等の医療関係職との役割分担
 1) 薬剤投与量の調整
 2) 静脈注射
 3) 救急医療等における診療の優先順位の決定
 4) 入院中の療養生活に関する対応
 5) 患者・家族への説明
 6) 採血、検査についての説明
 7) 薬剤の管理
 8) 医療機器の管理

入院中の患者について
たとえば
・活動に関する安静度
・食事の変更
・清潔保持方式
などの療養全般について、現在の治療との関係に配慮し、看護職員が積極的に対応することで、効率的な病棟運営、患者サービスの向上、医師の負担の軽減に資することが可能となる

(各都道府県知事宛 厚生労働省医政局長通知(平成19年12月28日):医政発第1228001号;2007[13] より)

供できることなどが示されている(表2)。

ただ、看護師が取り扱う範囲は非常に広く、身体的問題のみならず、心理社会的問題や家族を含めた看護を提供することが他職種との大きな違いである。そのため、各領域における専門的知識や技能を習得することは容易ではなく、栄養管理について考えれば、食事摂取量や体重のモニタリングを行っても、そのデータのもつ意味の解釈や判断をしきれていないのが現状ではないだろうか。栄養管理に焦点を当てた文献レビューでも、看護師は栄養療法に対する意識は高い[14]が、他職種とのディスカッションには至らない[15,16]傾向がみえている。一番情報をもっている看護師が、知識不足のため多職種とディスカッションできないことによって医原性の低栄養をつくっているのだとすれば、その脆弱性をチームで補完し合う必要があるだろう。

多職種協働・連携における管理栄養士

2001年にJSPEN-NSTプロジェクトが設立されて以降、全国にNSTが広まり、2010年には1,500を超える施設にNSTが設置された[17]。同年、NSTを含めたチーム医療加算が診療報酬として新設され、勤務医の負担軽減を図り個別性の高い栄養療法を提供するために、各々の専門職が連携を強化することが期待されている[18]。

医療スタッフの協働・連携によるチーム医療の推進においては、基本的な考え方として、「各医療スタッフがチームとしての目的と情報を共有した上で、医師等による包括的指示を活用し、各医療スタッフの専門性に積極的に委ねるとともに、医療スタッフ間の連携・補完を一層進めることが重要である」[18]と謳われている。ここでいう「チーム医療」というのは、NSTやRSTなどの専門チームのことではなく、すべての医療の場に存在する多職種チームであることを強調したい。専門チームに属していないスタッフも、病棟や施設のチーム医療の一員である。とくに、管理栄養士は、傷病者に対する栄養管理・栄養指導や栄養状態の評価・判定などの専門的知識を有し[19]、チーム医療のなかで果たしうる役割が期待されている[18]。

平成22年(2010年)の医政局通知に示された、管理栄養士が実施可能な業務例を表3に示す。

このように業務拡大が示されたため、施設内基準やプロトコールを作成して、積極的に食事オーダーの変更、内容変更の提案を実施してい

表3 管理栄養士が実施できる業務具体例

1. 一般食（常食）について，医師の包括的な指導を受けて，その食事内容や形態を決定し，又は変更すること
2. 特別治療食について，医師に対し，その食事内容や形態を提案すること（食事内容等の変更を提案することを含む）
3. 患者に対する栄養指導について，医師の包括的な指導（クリティカルパスによる明示等）を受けて，適切な実施時期を判断し，実施すること
4. 経腸栄養療法を行う際に，医師に対し，使用する経腸栄養剤の種類の選択や変更等を提案すること

(各都道府県知事宛 厚生労働省医政局長通知（平成22年4月30日）：医政発0430第1号；2010[18]）より）

表4 効果的なコミュニケーションと連携を促進するための戦略

- 敬意を払ってプロフェッショナルでいなさい
- 熱心に聴きなさい
- 自分の意見を述べる前に，他の人の見解を理解しなさい
- 協働の態度を形づくりなさい，そして期待しなさい
- 最低ラインに合わせなさい
- 交渉できるものと，交渉できないものが何かを決めなさい
- 他の人の考えや感情を認めなさい
- あなた自身とグループに提案しなければいけない意見に注意を払いなさい
- 誠実さを失うことなく協力しなさい
- 直接的でありなさい（陰で言わない）

(Hanson CM, et al. 12 Collaboration. In：Hamric AB, et al. editors. Advanced Practice Nursing—An Integrative Approach. 5 th：Elsevier；2014. p299-327[23]）より一部改変）

ただければと願う．しかし，管理栄養士にとっては，給食管理から個別の栄養管理へと業務変革を迫られることになり，それにともなう業務量増加による負担が予測される．さらに，多職種との連携によって，新たな人間関係を構築する必要があるため，人間関係のストレスも生じることが予測される．長崎県内の管理栄養士237名を対象としたストレス調査では，約半数の管理栄養士が業務の質や人間関係にストレスを感じていた[20]．しかし，北海道の管理栄養士119名を対象とした抑うつ感とその関連要因の調査では，44名（37.0％）がストレスを感じる一方で，「職場の雰囲気が友好的」，「自分の意見を反映できる」などの環境が整っていると，抑うつ感を感じにくいということが示されている[21]．

以上より，職場内の風通しをよくすることが医原性の低栄養回避のポイントになるだろう．

無理なく効果的に多職種協働・連携を促進するポイント

医原性の低栄養を回避するためのポイントは，管理栄養士を主体とした多職種協働・連携の強化であることは間違いないが，管理栄養士の連携能力を高めるために必要なプロセスと要因は明らかになっていない．小林[22]が実施した管理栄養士10名に対するインタビューでは，修正版グラウンデッドセオリーを用いて内容分析を行った結果，"職場内連携努力"や"職場外連携努力"により「周囲からの信頼を得る」ことで，「モチベーションの高まり」を感じ，"連携深化へのステップ"を経験していることを明らかにした．

米国のAdvanced Practice Nurse[23]のコンピテンシーの一つである"Collaboration"は，「2人以上の人間がある問題を解決したり，その目標・目的・結果などを達成するために，建設的な交流をもつことを約束して結ばれた対人関係の過程」であり，「同じ専門職あるいは異なる専門職の間で，互いに他者の卓越性を認めること」と定義している．看護師に限らずすべての専門職連携に当てはまる考え方である．参考までに，効果的なコミュニケーションと連携を促進するための戦略を示す（表4）．

おわりに

超高齢社会において医原性の低栄養を回避するためには，高い知識と技術を習得した管理栄養士が栄養管理のイニシアチブをとり，他の職種をうまく活用することが鍵となるのではないだろうか．そして，すべての医療スタッフが，専門職としての自身を戒め，互いの専門性を尊重しながら目標に向かって活躍することを期待したい．

文献

1) 厚生労働省．第1章 我が国の高齢者を取り巻く状況．In：平成28年版厚生労働白書—人口高齢化を乗り越える社会モデルを考える．http://www.mhlw.go.jp/wp/hakusyo/kousei/16/dl/all.pdf
2) 厚生労働省．年齢階級別にみた施設の種類別推計患者数．In：平成26年患者調査の概要．http://www.mhlw.go.jp/toukei/saikin/hw/kanja/14/dl/01.pdf
3) Bianchi L, Abete P, Bellelli G, et al. Prevalence and Clinical Correlates of Sarcopenia, Identified According to the EWGSOP Definition and Diagnostic Algorithm, in Hospitalized Older People：The GLISTEN Study. J Gerontol A Biol Sci Med Sci 2017. doi：10.1093/gerona/glw343. [Epub ahead of print]
4) Kaiser MJ, Bauer JM, Rämsch C, et al. Frequency of malnutrition in older adults：a multinational perspective using the mini nutritional assessment. J Am Geriatr Soc 2010；58：1734-8.
5) 濱野正和，百木 和，林 史和，ほか．回復期リハビリテーション病院入院患者の栄養状態とサルコペニアの評価．栄養-評価と治療 2013；30：47-51.
6) Yamanouchi A, Yoshimura Y, Matsumoto Y, Jeong S. Severely Decreased Muscle Mass among Older Patients Hospitalized in a Long-Term Care Ward in Japan. J Nutr Sci Vitaminol 2016；62：229-34.
7) 杉山みち子，清水瑠美子，若木陽子，ほか．高齢者の栄養状態の実態—nation wide study．栄養-評価と治療 2000；17：553-62.
8) 保健師助産師看護師法（最終改正：平成二六年六月二五日法律第八三号）．http://law.e-gov.go.jp/htmldata/S23/S23HO203.html
9) 田村やよひ．第3部 2 看護師の業務をめぐって．私たちの拠りどころ 保健師助産師看護師法 第2版：日本看護協会出版会；2015．p50.
10) ヴァージニア・ヘンダーソン（湯槇ます，小玉香津子，訳）．看護の基本となるもの：日本看護協会出版会；2012．p33-78.
11) シスター・カリスタ・ロイ（松木光子，監訳）．第2部 個人の適応様式．In：ザ・ロイ適応看護モデル 第2版：2010；医学書院．p133-510.
12) T．ヘザー・ハードマン（日本看護診断学会，監訳，上鶴重美，訳）．第3部 NANDA-I 看護診断．In：NANDA-I 看護診断—定義と分類 2015-2017 原書第10版：医学書院；2015．p135-488.
13) 厚生労働省．医師及び医療関係職と事務職員等との間等での役割分担の推進について．各都道府県知事宛 厚生労働省医政局長通知（平成19年12月28日）：医政発第1228001号；2007.
14) 小澤康子，甲斐瑞恵．人工呼吸器装着中の経腸栄養管理の実態調査．川崎市立川崎病院看護研究集録 2010；66：33-7.
15) 清水孝宏．人工呼吸器管理中の栄養管理の標準化への取組み．那覇市立病院医学雑誌 2010；1：50-2.
16) 西辻美佳子．ICUに勤務する看護師の栄養管理に対する意識と行動．国立病院機構長崎医療センター医学雑誌 2011；13：49-56.
17) 東口髙志．世界の中の日本—わが国の栄養療法確立に向けて．静脈経腸栄養 2011；26：5-10.
18) 厚生労働省．医療スタッフの協働・連携によるチーム医療の推進について．各都道府県知事宛

厚生労働省医政局長通知（平成 22 年 4 月 30 日）：医政発 0430 第 1 号；2010.
19) 栄養士法（最終改正：平成一九年六月二七日法律第九六号）．http://law.e-gov.go.jp/htmldata/S22/S22 HO245.html
20) 永田耕司，三浦志保，三浦綾子，ほか．全般的健康質問票（GHQ）30 項目版による（管理）栄養士のストレス状況の検討及び職場別の栄養士のストレスの比較検討．活水論文集（健康生活学部編）2006；49：1-12.
21) 峯岸（竹内）夕紀子，蒲原　龍，志渡晃一．道内栄養士の抑うつ感とその関連要因．北海道医療大学看護福祉学部学会誌 2008；4：105-13.
22) 小林陽子．管理栄養士の連携能力形成プロセスと影響因子．日本家政学会誌 2011；62：369-80.
23) Hanson CM, Carter M. 12 Collaboration. In：Hamric AB, Hanson CM, Tracy MF, O'Grady ET, editors. Advanced Practice Nursing—An Integrative Approach. 5 th：Elsevier；2014. p299-327.

＊　　　＊　　　＊

Part 1 低栄養の最新知識

サルコペニアとフレイル

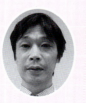

谷川隆久[1]（写真）　荒井秀典[2]
Tanikawa, Takahisa　Arai, Hidenori
国立研究開発法人 国立長寿医療研究センター
1）内分泌代謝内科　2）理事長

Keyword　フレイル，サルコペニア，低栄養

はじめに

　高齢社会を迎えているわが国では，65歳以上の高齢化率は2015年において26.7％と過去最高となっており，2060年には約2.5人に1人が65歳以上の高齢者になるとされている．このような高度な高齢社会では，「健康上の問題で日常生活が制限されることなく生活できる期間」である健康寿命と平均寿命の差を縮めることが，個人や家族の生活の質の低下を予防し，医療費や介護保険給付費などの社会保険費の増大を抑制することにつながるが，ここ10数年縮まっていないのが現状である[1]．このような状況を打破すべく，近年，フレイル・サルコペニアといった概念が注目されている．
　本項では2つの概念と低栄養とのかかわりを概説したい．

フレイルの概念

　高齢者は多くの場合，健康な状態から要介護状態に至る際に，frailtyという中間状態を経ると考えられている．Frailtyの概念の定義は，時代，地域，研究者によってさまざまであったが，日本では2014年に日本老年医学会がステートメントを発表し，frailtyを「フレイル」と呼び，高齢期に生理機能が低下し，ストレスに対する脆弱性が亢進し，生活機能障害，要介護状態，死亡などの転帰に陥りやすい状態と定義した．フレイルは，筋力低下により転倒しやすくなるといった身体的問題のみならず，認知症やうつといった精神・心理的問題，独居や経済的困窮といった社会的問題を含んでいる（図1）．フレイルは要介護状態をきたしやすい状態であるといった面がある一方，適切な介入によりふたたび健康な状態に戻るという可逆性も包含されているため，フレイルに陥った高齢者を早期に発見し，適切に介入することで生活機能の維持・向上が期待されている．

フレイルの診断

　フレイルの概念が種々の変遷を経てきたこと，人種，地域により体格，生活様式が異なるため，報告者により診断基準も異なることから，有病率はさまざまである．日本で行われた

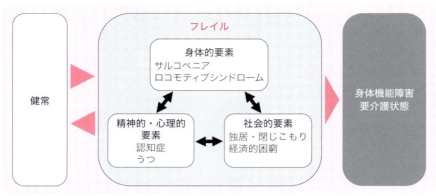

図1　フレイルの概念

フレイル研究のメタアナリシスでは，有病率は約7.4%と報告されている[2]．当センターでは現在，もっとも汎用されているFriedらが提唱している表現型モデル[3]を地域住民の特性に合わせたJ-CHS基準を用いて診断している（表）[4]．フレイルをshrinking（体の縮み），exhaustion（疲労感），low activity（活動量減少），slowness（緩慢），weakness（弱々しさ）の5つの要素で抽出し，それぞれを体重減少，抑うつの有無，身体活動量，歩行速度，握力で評価する．5項目中3項目当てはまればフレイル，1～2項目当てはまればフレイルの前段階であるプレフレイルと診断される．

これらの指標をすべての高齢者に対して行うことが困難な医療現場もあり，簡易なスクリーニング法が必要である．わが国では介護予防プログラムの実施対象者の選別のため，基本チェックリストが用いられてきた．基本チェックリストは25項目からなる自己記入式の総合機能評価であり，手段的ADL，社会的ADL，運動・転倒，栄養，口腔機能，閉じこもり，認知症，うつに関する質問事項からなっている．基本チェックリストは多面的に高齢者を評価できるツールであるが，Satakeらの報告では，25項目中の該当項目数を点数化し，7/8点をカットオフ値とした場合にフレイルが感度

表　フレイルの評価方法（J-CHS基準）

項目	評価基準
体重減少	6カ月で，2～3kg以上の体重減少
筋力低下	握力：男性＜26kg，女性＜18kg
疲労感	（ここ2週間）わけもなく疲れたような感じがする
歩行速度	通常歩行速度＜1.0m/秒
身体活動	①軽い運動・体操をしていますか？ ②定期的な運動・スポーツをしていますか？ 上記の2つのいずれも「していない」と回答

＜該当項目数＞　0項目　　：健常
　　　　　　　　1～2項目：プレフレイル
　　　　　　　　3項目以上：フレイル

（佐竹昭介．長寿医療研究開発費 平成26年度総括報告書：2014[4]より）

0.90，特異度0.81で診断されており[5]，スクリーニング法としても有用であると考えられる．

サルコペニアの概念と診断

サルコペニアは当初，加齢にともなう筋肉量の減少とされていたが，2010年にEuropean Working Group on Sarcopenia in older people（EWGSOP）によって，進行性および全身性の骨格筋量および骨格筋力の低下を特徴とし，身体的障害や生活の質の低下をともなうと定義され，筋肉量の低下のみならず，筋力低下や身体的機能低下も考慮されるようになった[6]．サルコペニアは，加齢のみが原因の場合は「一次

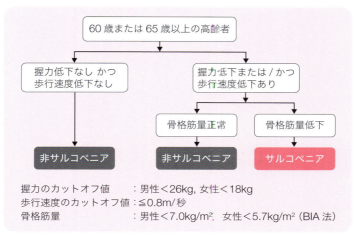

図2 サルコペニアの診断
(Chen LK, et al. J Am Med Dir Assoc 2014；15：95-101[7] より)

性」，内分泌異常，薬剤，神経変性疾患といった疾患に関するもの，栄養失調，吸収不良といった栄養に関するもの，不動，身体活動低下といった活動に関するものなど，原因が明らかなものは「二次性」とされている．

アジア人におけるサルコペニアの診断には，2014年に発表された，Asian Working Group for Sarcopenia（AWGS）による基準が用いられる．60歳あるいは65歳以上の高齢者で握力の低下（男性26 kg未満，女性18 kg未満）あるいは歩行速度の低下（0.8 m/秒以下）があり，筋肉量の低下を認めた場合，サルコペニアと診断される．筋肉量については，四肢筋肉量の合計値を身長の2乗で除したskeletal muscle mass index（SMI）を用いて評価する．SMIをdual energy X-ray absorption（DXA）を用いて測定した場合は，男性7.0 kg/m^{2}未満，女性5.4 kg/m^{2}未満，bioelectrical impedance analysis（BIA）を用いて測定した場合は，男性7.0 kg/m^{2}未満，女性5.7 kg/m^{2}未満が筋肉量低下となる（図2）[7,8]．

フレイルサイクルにおけるサルコペニアと低栄養

フレイル，サルコペニア，低栄養はどれもが高齢者の生活の質を低下させ，予後を悪化させるが，各々の位置づけはどのようになっているのであろうか．

Friedらは体重減少，疲労感，活動量減少，歩行速度低下，握力低下といったフレイルの表現型を構成する要素がそれぞれ関係し合って，増悪サイクルを形成して悪循環をきたすとしている（図3）[3,9]．体重減少，歩行速度の低下，握力低下はサルコペニアの診断基準と類似しており，サルコペニアはフレイルの身体的要素の中核をなしているといえる．低栄養からサルコペニアが生じ，サルコペニアが進むと，転倒，骨折をきたし，要介護状態へとつながる．また，独居や閉じこもり，認知症やうつといった社会的問題，精神・心理的問題は身体活動の低下，食欲低下，疲労感の増大を招き，この悪循環サイクルの形成に寄与する．

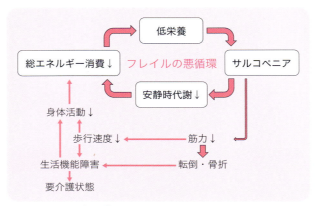

図3 フレイルサイクル
(Fried LP, et al. J Gerontol A Biol Sci Med Sci 2001;56:M146-56[3]/
Xue QL, et al. J Gerontol A Biol Sci Med Sci 2008;63:984-90[9] より)

フレイル・サルコペニアにおける低栄養

　高齢者の栄養評価方法としてMini Nutritional Assessment（MNA®）が簡便であり，汎用されている．MNA®の点数が低いほど低栄養状態を示すが，MNA®低値とフレイルが関連しているという報告があり，フレイルと低栄養の関連が実証されている[10]．

　低栄養を栄養素摂取の面から考えると，65歳以上の高齢者を対象としたフレイルに関連する横断研究では，フレイルとたんぱく質，ビタミンC，ビタミンD，ビタミンE，葉酸の摂取不足が関連していた[11]．

　食事で摂取したたんぱく質はアミノ酸として筋に運ばれ，筋蛋白合成に利用される．高齢者での筋肉量減少は，運動不足，アミノ酸摂取不足といった筋蛋白合成刺激の減少や蛋白合成刺激に対する感受性の低下によって起きるとされている．高齢者をたんぱく質摂取量別に5群に分け，3年間追跡した調査では，もっとも多く摂取していた群（1.1 g/kg/日）はもっとも少なく摂取していた群（0.7 g/kg/日）よりも骨格筋量の減少が約4割少なかった[12]．また，フレイルを呈した高齢者で，3食の食事におけるたんぱく質摂取の配分が不均等であったという報告がある[13]．3食まんべんなく必要なたんぱく質を摂取することが蛋白合成に必要な可能性が示唆され，摂取総量のみならず，摂取の仕方も考慮しなければならない．このように種々の研究により，必要な栄養素の摂取不足が実際にフレイル，サルコペニアに関与していることが示されている．

フレイル・サルコペニアに対する介入

栄養療法，運動療法

　フレイルあるいはその中核をなすサルコペニアでは，たんぱく質の十分な摂取が必要となる．1.0～1.2 g/kg/日のたんぱく質摂取量が推奨されるという報告[14]があるが，どのくらいの摂取が適切であるかはっきりとは解明されていない．筋蛋白質の材料となるアミノ酸において，必須アミノ酸，そのなかでも筋肉の3～4割を構成している分枝鎖アミノ酸が注目されている．とくにロイシンは筋蛋白合成を促進する作用が強く，高齢者を対象とした安静臥

床試験において，ロイシンを 36％ 含む必須アミノ酸投与は大腿四頭筋における蛋白質合成の低下，身体機能の低下を予防した[15]．種々の必須アミノ酸を用いた介入試験が行われているが，方法は確立されておらず，今後，サルコペニアを予防，改善するために必要なアミノ酸の組成や投与量，投与期間については検討が必要である．

筋力，身体機能の向上と筋量の増加には運動が必要で，蛋白質合成を直接促進させるレジスタンス運動と，歩行能力を向上させる有酸素運動の組み合わせが勧められている．十分な栄養補給がされないなかで運動のみ実施すると，かえって蛋白異化を亢進させてしまい，また運動が十分でないと蛋白合成刺激がうまく伝わらない．そのためか，栄養補給といった栄養療法，運動療法それぞれの単独介入よりも，両者を併用した介入のほうが有効であると報告されている[16]．Kim らは，サルコペニアを呈した高齢者に対して運動単独，栄養（アミノ酸補充）単独，運動＋栄養の複合介入を行っている．3 カ月の介入で，運動＋アミノ酸補充群のみに足の筋量と歩行速度の改善が認められた[17]．

■ 薬物療法

サルコペニアに対する薬物介入の報告は種々あるが，有効性・安全性の確立された薬剤はない．脂溶性ビタミンであるビタミン D は，骨や筋肉に受容体を有し，代謝を調節している．血清レベルでの低下が筋量減少，運動機能低下[18]に関連しているという報告があり，ビタミン D の補充が転倒予防につながる[19]といった報告があるが，直接サルコペニアを改善しているかどうかは報告によりまちまちである．

筋蛋白合成を進めるホルモンとして，成長ホルモン，テストステロンについても研究が多数行われてきた．成長ホルモンは明確な有効性が証明されておらず，体液貯留，糖尿病，手根管症候群，関節痛などの副作用が報告されている．テストステロンについては遊離テストステロンが 7.7 pg/mL 未満の低値群は高値群よりもサルコペニアになるオッズ比が高い[20]という報告があり，サルコペニアに関連する因子と考えられているが，テストステロン補充療法については有効性・安全性は確立されていない．

TGF-β ファミリーの一員で骨格筋に存在する筋芽細胞の増殖を抑制する作用があるマイオスタチン，あるいはその受容体に対する抗体が現在，治験中であり，その有効性が期待されている．

おわりに

高齢社会において要介護状態に至る高齢者を減らすことが重要になってくるが，要介護状態の前段階であるフレイルの状態を早期に発見し，適切に介入することが必要である．今回はフレイルとその身体的要素の中核であるサルコペニア，低栄養のかかわりを中心に述べたが，フレイルを発見するには通常の疾患を診療するような臓器からの視点ではなく，運動機能，栄養，身体活動，うつ，認知機能，社会的孤立などといった高齢者の包括的評価が必要である．また，介入にあたって栄養，運動，併存疾患など，多岐にわたる面からの介入が求められるため，多職種による連携が求められる．

文献

1) 厚生労働省．我が国の高齢者を取り巻く状況．In：平成28年版厚生労働白書：2016．p1-13．
2) Kojima G, Iliffe S, Taniguchi Y, et al. Prevalence of frailty in Japan：A systematic review and meta-analysis. J Epidemiol 2016. doi：org/10.1016/j.je.2016.09.008. [Epub ahead of print]
3) Fried LP, Tangen CM, Walston J, et al. Frailty in older adults：evidence for a phenotype. J Gerontol A Biol Sci Med Sci 2001；56：M146-56.
4) 佐竹昭介．フレイルの進行に関わる要因に関する研究（25-11）：長寿医療研究開発費 平成26年度総括報告書：2014．
5) Satake S, Senda K, Hong YJ, et al. Validity of the Kihon Checklist for assessing frailty status. Geriatr Gerontol Int 2016；16：709-15.
6) Cruz-Jentoft AJ, Baeyens JP, Bauer JM, et al. Sarcopenia：European consensus on definition and diagnosis：Report of the European Working Group on Sarcopenia in Older People. Age Ageing 2010；39：412-23.
7) Chen LK, Liu LK, Woo J, et al. Sarcopenia in Asia：consensus report of the Asian Working Group for Sarcopenia. J Am Med Dir Assoc 2014；15：95-101.
8) サルコペニア診療ガイドライン作成委員会．サルコペニア診療ガイドライン2017年版．ライフサイエンス出版：2017，p48．
9) Xue QL, Bandeen-Roche K, Varadhan R, et al. Initial manifestations of frailty criteria and the development of frailty phenotype in the Woman's Health and Aging Study II. J Gerontol A Biol Sci Med Sci 2008；63：984-90.
10) Perna S, Francis MD, Bologna C, et al. Performance of Edmonton Frail Scale on frailty assessment：its association with multi-dimensional geriatric conditions assessed with specific screening tools. BMC Geriatrics 2017. doi：10.1186/s12877-016-0382-3.
11) Bartali B, Frongillo EA, Bandinelli S, et al. Low nutrient intake is essential component of frailty in older persons. J Gerontol A Biol Sci Med Sci 2006；61：589-93.
12) Houston DK, Nicklas BJ, Ding J, et al. Dietary protein intake is associated with lean mass change in older, community-dwelling adults：the Health, aging, and Body Composition (Health ABC) Study. Am J Clin Nutr 2008；87：150-5.
13) Bollwein J, Diekmann R, Kaiser MJ, et al. Distribution but not amount of protein intake is associated with frailty：a cross-sectional investigation in the region of Nürnberg. Nutr J 2013；12：109.
14) Bauer J, Biolo G, Cederholm T, et al. Evidence-based recommendations for optimal dietary protein intake in older people：a position paper from the PROT-AGE Study Group. J Am Med Dir Assoc 2013；14：542-59.
15) Ferrando AA, Paddon-Jones D, Hays NP, et al. EAA supplementation to increase nitrogen intake improves muscle function during bed rest in the elderly. Clin Nutr 2010；29：18-23.
16) Malafarina V, Uriz-Otano F, Iniesta R, Gil-Guerrero L. Effectiveness of nutritional supplementation on muscle mass in treatment of sarcopenia in old age：a systematic review. J Am Med Dir Assoc 2013；14：10-7.
17) Kim HK, Suzuki T, Saito K, et al. Effects of exercise and amino acid supplementation on body composition and physical function in community-dwelling elderly Japanese sarcopenic women：a randomized controlled trial. J Am Geriatr Soc 2012；60：16-23.
18) Visser M, Deeg DJ, Lips P；Longitudinal Aging Study Amsterdam. Low vitamin D and high parathyroid hormone levels as determinants of loss of muscle strength and muscle mass (sarcopenia)：the Longitudinal Aging Study Amsterdam. J Clin Endocrinol Metab 2003；88：5766-72.
19) Bischoff-Ferrari HA, Dawson-Hughes B, Willett WC, et al. Effect of Vitamin D on falls：a meta-analysis. JAMA 2004；291：1999-2006.
20) Yuki A, Otsuka R, Kozakai R, et al. Relationship between low free testosterone levels and loss of muscle mass. Sci Rep 2013；3：1818.

column EWGSOP2 基準のサルコペニア

吉村芳弘
Yoshimura, Yoshihiro
熊本リハビリテーション病院
リハビリテーション科/栄養管理部

Keyword

EWGSOP2，SARC-F，
サルコペニア

2018年の初頭に European Working Group on Sarcopenia in Older People 2（EWGSOP2）はこれまでに構築されたエビデンスを反映するために，元の定義を改訂した[1]．大きな変更点は，骨格筋量の評価を必須としたこれまでの診断基準を，筋力低下を必須項目として前面に押し出したことである．すなわち，筋力低下があればその時点でサルコペニア（疑い）として，評価と介入を開始することを推奨している（図）．さらに，骨格筋量低下または筋肉の質の低下によってサルコペニアと確定診断される．筋力低下，骨格筋量低下/筋肉の質の低下，および身体機能低下のすべてが認められる場合には，重症サルコペニアと判断する．

SARC-F は5項目の自己申告式アンケートで，サルコペニアリスクのスクリーニングとして用いることができる．回答は，筋力，歩行能力，椅子からの立ち上がり，階段を登ることや転倒歴に関するものである．SARC-F は，低～中程度の感度および非常に高い特異度により筋力低下の判定が可能である．したがって，SARC-F はほとんどの重症例を発見できる　簡便で短時間に検査できることから，外来や検診などでのスクリーニングとして推奨される．

サルコペニアを判定する測定項目として重要なものは　握力，骨格筋量，身体機能である．筋力測定としては，握力以外に椅子立ち上がりテストも推奨される．骨格筋量の評価には MRI や CT のほかに，二重エネルギーX線吸収測定法（DXA），生体電気インピーダンス法（BIA）が推奨される．下腿周囲長の測定は，他の検査機器で骨格筋量を診断できない場合には，代替診断法として使用してもよいとされる　超音波は，筋肉の量および質の両方を評価できるという利点があり注目されている．身体機能は，歩行速度や short physical performance battery（SPPB），timed-up and go（TUG），その他さまざまな方法で測定できる．

図　サルコペニアの症例発見から診断のための EWGSOP2 アルゴリズム

文献

1) Cruz-Jentoft AJ, Bahat G, Bauer J, et al. Sarcopenia: revised European consensus on definition and diagnosis. Age Ageing 2018 Oct 12. doi: 10.1093/ageing/afy169.

なぜ低栄養対策にドラッカーの"マネジメント"が必要なのか

海道利実
Kaido, Toshimi
京都大学医学部
肝胆膵移植外科・臓器移植医療部

Keyword

マネジメント，肝移植，
サルコペニア，栄養療法

"マネジメントの父"と呼ばれるP.F.ドラッカー（1909～2005）は，こう言った．「企業の目的は顧客の創造である．したがって，企業は2つの，そして2つだけの基本的な機能をもつ．それが，マーケティングとイノベーションである」と．

マーケティングとは，「顧客のニーズを知り，市場を創り，広げる」ことである．医師である私にとって最大の顧客は患者さんである．それでは，外科の患者さんのニーズは何であろうか？ 最大のニーズは，手術や治療の成功，早期回復であろう．

一方，イノベーションとは，「新しい見方・考え方で，事業によい変化を起こす」ことである．外科診療においては，新たな視点で従来の診療方針を見直し，よい変化を起こすこととなろうか？

ビジネスの世界に目を向けると，成長を続けている企業は，マーケティングとイノベーションに基づいて，さまざまな変革と創造を実践している．私は医療も同様と考える．臨床の現場におけるさまざまなニーズを抽出し，問題解決を行い，よりよい方向に変えていくことが重要である．本コラムでは，私がいかに臨床の現場から「ニーズ」を抽出し，栄養管理の重要性を認識し，イノベーションを行っていったかを紹介する．

私は，2007年4月に京都大学肝胆膵移植外科に異動するまでは，市中病院の一外科医として，消化器外科，乳腺外科，一般外科の診療を広く行っていた．その頃，栄養管理に関してはそれほど関心がなかった．というのも，ほとんどの患者さんは，手術を行えば順調に回復したため，栄養管理の必要性，すなわち「ニーズ」を実感しなかったのである．しかし，京都大学肝胆膵移植外科に異動してから，栄養管理に対する意識が一変した．

当初，肝移植部門に配属された．肝移植に携わったことがなかったため，驚きの連続であった．まず，肝移植術後生存曲線を見て気づいた．胃癌や大腸癌，肝癌などの消化器癌術後生存曲線ともっとも異なる点は，術後早期の急峻な低下，すなわち高い術後早期死亡率であった（→ニーズ1：術後早期死亡率の低下）．そこで，早期死亡原因を分析したところ，60%強が，肺炎や菌血症などの感染症であった[1]（→ニーズ2：術後感染症の克服）．次に，移植後感染症を克服すべく危険因子を分析したところ，「移植前の低栄養」と「術前栄養介入なし」が，移植後敗血症や移植後感染症による死亡の独立予後因子であった[2]（→ニーズ3：術前栄養状態の改善）．そこで，エビデンスに基づく周術期栄養療法の確立が必要と確信した．しかし当時は，肝移植術前栄養療法はほとんど行われていなかった．また，肝移植患者の術前栄養状態はさまざまであった（→ニーズ4：オーダーメイド型栄養療法の導入）．したがって，上記マーケティングにより，「個々の栄養状態に応じた術前栄養介入→感染制御→移植後短期成績向上」という治療戦略を立てた．

栄養療法の両輪は，「正しい栄養評価」と「適切な栄養療法」である．このためには，栄養の専門家，すなわち管理栄養士さんの力が必要である．チーム医療である．当時，肝移植患者の栄養状態を正しく評価する方法がなかった（→ニーズ5：新たな栄養評価法の導入）．そこで，糖尿病患者の栄養評価に用いられていた体成分分析装置に着目し，こ

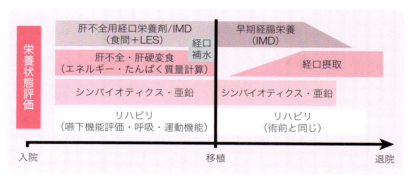

図1 オーダーメイド型肝移植周術期栄養リハビリ療法
IMD：immune-enhancing diet，LES：late evening snack．

れを肝移植患者の術前栄養評価に導入した[3]．さらに，肝不全用経口栄養剤投与の意義やホエイペプチド含有経腸栄養剤を用いた術後早期経腸栄養の有用性[4]，血中亜鉛の周術期動態からみた周術期亜鉛補充の必要性[5] などを明らかにし，これらを組み合わせた肝移植周術期栄養リハビリテーション（以下，リハビリ）療法を確立した（図1）．さらに，当時まだ日本ではほとんど広まっていなかったERAS®（Enhanced Recovery After Surgery）プロトコールを，肝移植領域にはじめて導入した．

また，骨格筋量の低下や筋力の低下が特徴であるサルコペニアに着目した．幸いなことに，前述の体成分分析装置を用いると，簡便に骨格筋量も測定可能である．そこで，生体肝移植の分野ではじめてサルコペニア評価を行い，術前サルコペニア症例は移植成績がきわめて不良であること（図2），サルコペニアは既知の危険因子とは独立した予後因子であること，さらに，サルコペニア患者でも周術期栄養療法を行うことで移植成績が改善すること（図3）などを明らかにした[6]（→ニーズ6：術前骨格筋量維持・増強）．また，筋肉量のみならず筋肉の質（筋肉の脂肪化）が移植後独立予後因子であることもはじめて報告した[7]．

以上の結果に基づき，2013年1月に，肝移植適応を変更した．サルコペニアを考慮した肝移植適応を樹立し，さらに，術前からの積極的な周術期栄養・リハビリ介入を行うことにした．イノベーションである．その結果，移植後1年生存率94%と，移植成績が著明に改善した[8,9]．さらに，肝癌や膵癌，胆道癌においても，筋肉の量や質が独立予後因

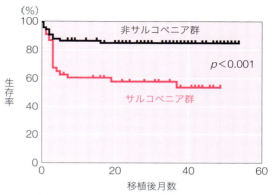

図2 術前サルコペニア（低骨格筋量）と肝移植後生存率

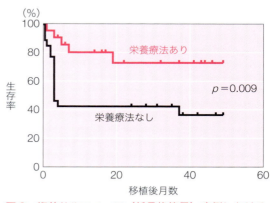

図3 術前サルコペニア（低骨格筋量）症例における周術期栄養療法有無別肝移植後生存率

子であることを明らかにした[10-13]．現在，肝胆膵移植領域全般において，必要に応じ周術期栄養リハビリ介入を行っている．

column なぜ低栄養対策にドラッカーの"マネジメント"が必要なのか

以上，私と低栄養対策とのかかわりを簡単に紹介した．栄養に限らず，臨床現場のデータを調べ，後ろ向きに分析し，ニーズを抽出することで，自ずとわれわれが次に何をすればよいか，どう変えたらよいか，が見えてくる．その結果，患者さんに利益がもたらされれば，こんなすばらしいことはない．これはまさしく，ドラッカーの言うところの「マーケティング」と「イノベーション」にほかならない．

1) Kaido T, Egawa H, Tsuji H, et al. In-hospital mortality in adult recipients of living donor liver transplantation : experience of 576 consecutive cases at a single center. Liver Transpl 2009 ; 15 : 1420-5.
2) Kaido T, Mori A, Ogura Y, et al. Pre- and perioperative factors affecting infection after living donor liver transplantation. Nutrition 2012 ; 28 : 1104-8.
3) Kaido T, Uemoto S. Direct segmental multi-frequency bioelectrical impedance analysis is useful to evaluate sarcopenia. Am J Transplant 2013 ; 13 : 2506-7.
4) Kaido T, Ogura Y, Ogawa K, et al. Effects of post-transplant enteral nutrition with an immunomodulating diet containing hydrolyzed whey peptide after liver transplantation. World J Surg 2012 ; 36 : 1666-71.
5) Hammad A, Kaido T, Ogawa K, et al. Perioperative changes in nutritional parameters and impact of graft size in patients undergoing adult living donor liver transplantation. Liver Transpl 2014 ; 20 : 1486-96.
6) Kaido T, Ogawa K, Fujimoto Y, et al. Impact of sarcopenia on survival in patients undergoing living donor liver transplantation. Am J Transplant 2013 ; 13 : 1549-56.
7) Hamaguchi Y, Kaido T, Okumura S, et al. Impact of quality as well as quantity of skeletal muscle on outcomes after liver transplantation. Liver Transpl 2014 ; 20 : 1413-9.
8) Kaido T, Tamai Y, Hamaguchi Y, et al. Effects of pretransplant sarcopenia and sequential changes in sarcopenic parameters after living donor liver transplantation. Nutrition 2017 ; 33 : 195-8.
9) Sato A, Kaido T, Iida T, et al. Bundled strategies against infection after liver transplantation : Lessons from multidrug-resistant *Pseudomonas aeruginosa*. Liver Transpl 2016 ; 22 : 436-45.
10) Hamaguchi Y, Kaido T, Okumura S, et al. Preoperative intramuscular adipose tissue content is a novel prognostic predictor after hepatectomy for hepatocellular carcinoma. J Hepatobiliary Pancreat Sci 2015 ; 22 : 475-85.
11) Okumura S, Kaido T, Hamaguchi Y, et al. Impact of preoperative quality as well as quantity of skeletal muscle on survival after resection of pancreatic cancer. Surgery 2015 ; 157 : 1088-98.
12) Okumura S, Kaido T, Hamaguchi Y, et al. Impact of the preoperative quality and quantity of skeletal muscle on outcomes after resection of extrahepatic biliary malignancies. Surgery 2016 ; 159 : 821-33.
13) Okumura S, Kaido T, Hamaguchi Y, et al. Impact of Skeletal Muscle Mass, Muscle Quality, and Visceral Adiposity on Outcomes Following Resection of Intrahepatic Cholangiocarcinoma. Ann Surg Oncol 2017 ; 24 : 1037-45.

Part 2
セッティング別 低栄養マネジメント

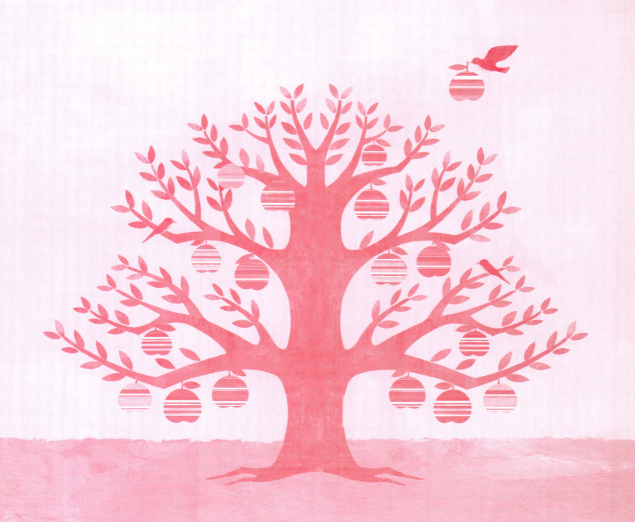

Part 2 セッティング別 低栄養マネジメント

ICUでの低栄養の対処法

東別府直紀
Higashibeppu, Naoki
神戸市立医療センター中央市民病院
麻酔科/NST

Keyword 重症患者，早期経腸栄養，エネルギー制限，蛋白負荷，経腸栄養の進め方

- 病前の栄養障害の有無と重症度の2点が重症患者の栄養処方に重要である．
- 早期に経腸栄養をはじめることは非常に重要である．
- 初期の1週間は消費エネルギーが過大であっても，それに見合うほどエネルギーを投与する必要はない．
- たんぱく質投与量は重要であり，1.2 g/kg/日までできるだけ早く増量する必要がある．

ICUでの「低栄養」の定義について

ICUでは，低栄養（undernutrition）という用語はあまり使われない．その代わりに，栄養障害（malnutrition）という単語が頻用される．なぜであろうか？ 図1はASPENの出している栄養障害の定義[1]であるが，一般的な低栄養の定義である「やせている」，「最近，食事がとれていない」以外に，「炎症がある」という観点が入っている．ICUの重症患者では，高度の侵襲から来る高度の炎症により，筋肉，脂肪を分解してエネルギーに変えている．これを異化状態という．さらに耐糖能異常もきたしており，外部からのエネルギーを体内で利用するのがむずかしい状態にある．そのため，たとえ病前は元気な筋肉質の若年成人であっても，

重症患者には栄養療法は必要であると考えられている．ICUにいる間に，1日に1 kgの除脂肪体重が減少した報告もあり，敗血症や多臓器不全に陥った症例の46%に発症する[2]とされるICU-acquired weakness（ICUAW）などに代表される，重症病態を脱した後のQOLの低下は非常に重要な問題である．

しかしながら，「栄養療法によって筋肉量の減少を抑制できるか？」という問いには，必要エネルギーを十分投与しても，足らなかった群に比して筋肉量の低下に差がなかったという報告もあるが，明らかにエネルギー，たんぱく質が足らないよりは，ある程度投与できているほうが筋肉量の低下をやや抑制できるという報告[3]があり，ある程度のエネルギー，たんぱく質の投与は重要である，という認識であるが，明確に筋肉量の減少を防げるエネルギー，

たんぱく質投与量の閾値などは不明である．

ICUにおける栄養状態の評価

ICUでの栄養状態のアセスメントには何が使えるであろうか？

①体重：たとえば，敗血症性ショック症例などでは10Lの細胞外液が投与されていたり，心臓術後では術前よりも5kg体重が増えていても，日常のプラクティスの範囲内である．

②身体計測：急性期での上腕周囲長などは，全身のむくみが強く，評価不能である．

③アルブミン：安定した症例では栄養状態の評価にアルブミンは頻用されるが，重症患者では輸液による希釈，また血管外への漏出のため，アルブミンは血管内では濃度が下がる．また，炎症状態が高いと，肝臓はCRPなどの急性相蛋白をつくることを優先し，アルブミンはなかなか上昇しない．これらから，急性期ではアルブミンが低いことはすなわち炎症状態が高いことを意味し，アルブミンは栄養状態を語れない[4]といえる．

では，どうやって評価したらよいのだろうか？

栄養療法の効果がある，とは？

本来，アセスメントは，栄養療法が必要かどうかを判定するためのものである．そして，栄養療法が必要，つまり効果がある，とは，栄養療法によって死亡率が下がる，感染症発症が低下する，ということである．どんな症例が当てはまるのか？

前述のごとく，重症患者にはエネルギー投与がむずかしい．そして，ICU入室とはいって

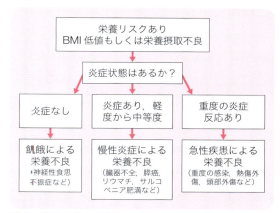

図1 栄養不良の分類
(White JV, et al. JPEN J Parenter Enteral Nutr 2012 ; 36 : 275-83[1]より)

も重症度の幅が大きい．予定の心臓手術後のようにスムーズに退室していく場合，遅くともICU入室後2～3日以内に摂食し，ICUを退室するため，経腸栄養（enteral nutriton：以下，EN）や静脈栄養（parenteral nutrition：以下，PN）などの特別な栄養療法は必要ない．では，どのような症例で栄養療法が必要なのであろうか？

この問いに答えたのはNUTRICスコアである（表）[5, 6]．重症患者の重症度評価であるAPACHE2スコア，SOFAスコアとその他の因子を合算し，IL-6を除外したmodified NUTRICスコアでは，5点以上の場合，その症例は早期ENにより死亡率や感染症発症率が低下する[6]，と考えられている．そのほか，BMIが低い（≦25 kg/m²）もしくは高い（≧35 kg/m²）場合は，エネルギー投与量が高いことが低い死亡率に関連した[7]ことも報告されている．したがって，軽症症例，もしくはBMIが高めな症例（25～35 kg/m²）以外の症例では，最終的なエネルギー投与量は高いほうが予後がよいと現在は推察される．また，プレアルブミン（トランスサイレチン）が低い症例では，エネルギー投与量が高いと死亡率が低かった[8]

表　NUTRIC スコア

本スコアは積極的な栄養療法で合併症を抑制できる確率を定量化できるように作成された．
6 変数からなり，スコアリングシステムは以下のとおり．

■ NUTRIC スコア変数

変数	判定基準	点数
年齢	< 50	1
	50 〜 < 75	2
	≧ 75	3
APACHE2 スコア	< 15	0
	15 〜 < 20	1
	20 〜 < 28	2
	≧ 28	3
SOFA スコア	< 6	0
	6 〜 < 10	1
	≧ 10	2
合併症の数	0 〜 1	0
	≧ 2	1
入院してから ICU 入室までの日数	0 〜 < 1	0
	≧ 1	1
IL-6	0 〜 < 400	0
	≧ 400	1

■ NUTRIC スコアの評価

● IL-6 が測定できた場合

合計点数	リスク	
6 〜 10	高	死亡率，人工呼吸期間などの予後悪化のリスクが高い 積極的な栄養療法による利益を得る可能性が高い
0 〜 5	低	栄養障害のリスクが低い

● IL-6 が未測定の場合*

合計点数	リスク	
5 〜 9	高	死亡率，人工呼吸期間などの予後悪化のリスクが高い 積極的な栄養療法による利益を得る可能性が高い
0 〜 4	低	栄養障害のリスクが低い

*：もし日常的に IL-6 の測定がない場合は許容される（NUTRIC スコアへの全体的な予測への影響は非常に低いことが示されているため）．

■ 合併症数

もし該当する合併症があればチェックしてください．

心臓
- □ 狭心症
- □ 不整脈
- □ 先天性心疾患
- □ 心筋梗塞
- □ 弁膜症

血管系
- □ 脳血管疾患（脳卒中，一過性脳虚血）
- □ 高血圧
- □ 末梢血管疾患もしくは間欠性跛行

呼吸器
- □ 喘息
- □ COPD，肺気腫

脳神経系
- □ 認知症
- □ 片麻痺，対麻痺
- □ 神経疾患（多発性硬化症，パーキンソン症候群）

内分泌系
- □ 糖尿病（I 型，II 型）
- □ 臓器障害のある糖尿病
- □ 肥満，BMI > 30 kg/m²

泌尿器系
- □ 中等度から重度の腎障害

消化管系
- □ 消化管疾患（ヘルニア，胃食道逆流）
- □ 消化管出血
- □ 炎症性腸疾患
- □ 軽度の肝疾患
- □ 中等度から重度の肝疾患
- □ 消化性潰瘍

癌・免疫系
- □ 急性後天性免疫不全症候群
- □ 悪性腫瘍
- □ 白血病
- □ 悪性リンパ腫
- □ 転移性固形癌

精神疾患
- □ 不安障害，パニック障害
- □ うつ病

筋骨格
- □ リウマチ性，変形性の関節炎
- □ 結合組織病
- □ 椎間板変性症（脊柱管狭窄症，重度の脊椎疾患）
- □ 骨粗鬆症

薬物使用
- □ アルコール依存症，大量飲酒歴
- □ 喫煙
- □ 薬物濫用歴

その他
- □ 聴力障害（補聴器を使用しても非常に聞こえにくい）
- □ 視覚障害（白内障，緑内障，黄斑変性症）

(Heyland DK, et al. Crit Care 2011 ; 15 : R268[5] / Rahman A, et al. Clin Nutr 2016 ; 35 : 158-62[6] より)

という指摘もあり，今後の研究が待たれる．なお，Nutritional Risk Screening 2002（NRS 2002）＞3も栄養リスクと考えられている[9]が，重症患者ではすぐにその基準を満たすため，筆者個人としては，その使用はむずかしいと考えている．

まとめとして，私見であるが現状では，病前のBMIが低い，ICU入室前に食欲が減少して体重が落ちていた，modified NUTRICスコア≧5などは栄養障害のハイリスクと考え，積極的な栄養投与を心がけるが，後に述べるこのような群でのrefeeding症候群のリスクもあるため，十分な注意も必須である．

ICUで栄養療法を行う際の注意点

経腸？　経静脈？

ICUでは，ENが行えるかぎりはENを行うべきであるとされている．それも早期（48時間以内）のENである．以下に詳細を述べる．

ICUでの栄養療法で，経口摂取をすぐに開始できる症例は，前述したように特殊な栄養療法は必要ない症例である．そのため，ICUでの栄養療法はどうしてもENもしくはPNが中心となる．現在は，ENが行えるかぎりENを推奨することとなっているが，それはENを行うことにより，腸絨毛，粘膜の保全による免疫機能の保全，バクテリアル・トランスロケーションの低減により感染症の発症を抑制できるとされているためである[10]．

そして，この効果を得るためには，ICU入室からできるだけ早期，少なくとも48時間以内にENを開始することが目標[8,9]とされている．

ENをはじめる目安

伝統的に排便や放屁を待ってENをはじめる施設もあるかと思われるが，これらを待つことに何の意義もなく，EN開始を遅らせることによる害のほうが大きい[11]．むしろEN開始によって腸管蠕動は刺激され，排便，放屁につながる．そのため，とりあえず循環動態が安定していたら，ENを少量持続投与（20 mL/時程度，栄養ポンプ使用）で開始するべき[9]である．ようやく循環動態が安定した症例に対してのENの間欠投与は，下痢を増やし，循環動態の変動につながるおそれもあるため，避けるべきである．

循環動態が安定した目安としては，ノルアドレナリンなどのカテコラミンの増量が必要なく，細胞外液や5％アルブミンなどによる輸液負荷が終了しており，平均血圧が60 mmHg程度を保てている状態[8]が現在のコンセンサスであろう．ENが投与できるカテコラミンの閾値は明確ではないが，ある程度（0.14 μg/kg/分）のノルアドレナリンは許容される．ノルアドレナリンが投与されていても，7割は目標投与量まで到達できたという報告もある．

循環動態がまだ落ち着いていない場合，EN開始によって血圧の低下，虚血性腸炎発症などのおそれがあり[9]，避けるべきである．

内因性エネルギーとエネルギー制限投与について

重症症例では，筋肉，脂肪を分解し内部からエネルギー産生を行っており[12]，最大1,000 kcal/日程度になるといわれる．外部からのエネルギー投与が1,000 kcal/日も加わると容易に過剰投与になるため，初期はエネルギー投与は減らすべきである，という考え方がエネルギー制限投与である．現在は上記の栄養リスクがなければ，ICU入室1週間程度は最終投与

量の70%程度でよい[8]と考えられている．

■たんぱく質投与量について

　たんぱく質投与量は多いほうがよいとされている．高度の侵襲が加わっていると，たんぱく質量として1.2〜2.0 g/kg/日分の窒素が排出されているとされており，排出される分の窒素は補うべき，と考えられている．多くが観察研究[13]であるが，1.2 g/kg/日のたんぱく質投与を早期に行うべきであると考えられている．

　また，腎障害時に尿毒症の悪化を避けるためにたんぱく質量を制限することが，通常の症例での維持期腎不全症例ではよく行われるが，急性腎障害の症例で透析を避けるためだけにたんぱく質制限を行うことは，表面上のBUNは下がっても生命予後などには有益ではないと考えられており，たんぱく質制限は腎障害があっても避け，1.2 g/kg/日は投与するべき[8]とされている．慢性腎障害のある重症症例でのたんぱく質投与に関してはコンセンサスはないが，1.2 g/kg/日程度のたんぱく質を投与し，腎臓に負荷をかけてでも全身の臓器へのたんぱく質の供給を優先することが，現状では望ましいのではないかと個人的には考えている．

■実際の経腸栄養の進め方

　ENをスムーズに開始，増量するために，ENプロトコルを使用するべきである（図2）．このプロトコルには，目標投与速度，胃内残量が多かった場合の胃蠕動薬開始など，諸問題への対処などが明記されるべきである．プロトコルを使用することにより，院内感染が減る[9]とされている．

■胃内残量を測定するべきか？

　重症患者では，胃蠕動の異常は非常に高い頻度でみられる[9]ため，胃内残量が多いと誤嚥性肺炎などのおそれがあるとして，伝統的に，たとえば8時間ごとなどに胃内残量を測定し，＞250 mLなどの場合には胃蠕動薬を投与する，幽門後栄養を行うなどの対処がとられてきた．しかし，近年，胃内残量を測定しても嘔吐が減る程度の利益しかなく，誤嚥性肺炎などは減らないことも明らかになっており，積極的には勧めない[9, 10]．また，測定している場合でも，＜250〜500 mLでENを中止せず，胃蠕動薬や幽門後栄養などで対処していくべきである．＞500 mLではENを中止し，原因検索を行うべきとされている．

　ただ，消化管不耐の発症に注意を払わなくてよいというわけではなく，放屁や便の異常，腹部膨満，腹痛，嘔吐，腹部X線写真での異常など，多様な指標で消化管不耐性を評価するべきである．

■静脈栄養はいつはじめるのか？
●補充的経静脈栄養（supplemental PN）について

　経腸栄養ではエネルギー，たんぱく質とも不十分なことが非常に多いため，エネルギー負債を静脈栄養により補うことを補充的経静脈栄養（supplemental PN）と呼ぶ．これをICU入室3日目[14]，4日目[15]に行った研究があるが，3日目から行った研究ではSPN群で合併症が多く感染率も高かった．しかし4日目から行った研究[15]では，予後に差はなく，SPN群でやや感染症の発症が少なかったが，臨床的には有意義ではなかった．現在では，過剰なPNは明らかに害であるとは一般的に認識されているが，いつからPNをはじめたら予後が改善できるかなどは明確ではない．そのため，栄養リスクがない症例群では，ICU入室1週間はSPNは行わないことが推奨されている．

　ただ，栄養障害が病前からある場合，EN投

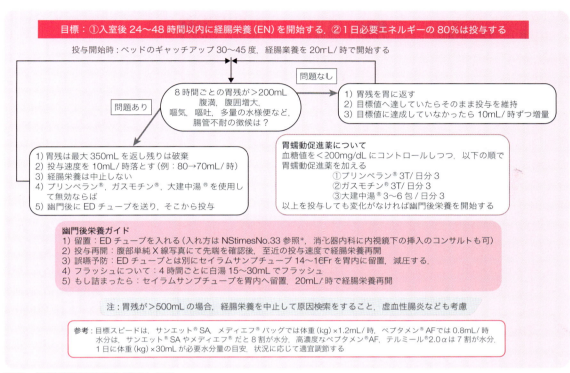

図2 経腸栄養持続投与プロトコル
＊：http://chuo.kcho.jp/original/nst/nstnews/NStimes33.pdf

与量が500 kcal/日に満たない場合はやはりエネルギー負債が大きくなりすぎるおそれがあるため，PNを開始するべきとされている[9]が，いつ開始するべきかは明確ではない．

●単独の静脈栄養について

ENが投与できない症例でのPNは，いつはじめるべきであろうか？　消化管術後などでENがはじめられない症例を対象に，ICU入室後14時間でPNをはじめた群と2～3日以内にはじめた群を比較した研究では，早期PN群で筋肉量の低下抑制や人工呼吸日数の減少などがみられたが，どちらもわずかなもの[3]であった．現状では，もともと栄養障害がある，栄養リスクが高い症例群でENが開始できない群では，できるかぎり早期のPN開始が推奨[9]されている．

私見であるが，ENが不可能な症例で栄養障害がもともとなければ，PNで400～500 kcal/日程度，たんぱく質1.2 g/kg/日は初期の1週間は投与しておき，その後エネルギーを増量する形が過度のエネルギー負債も防げ，現実的な対策ではないだろうか．

●静脈栄養のエネルギー投与について

PNによるエネルギー投与は，ENに比してすべて体内に入るため，より慎重に投与するべきと考えられている．「低カロリーPN」の明確な定義はないが，ICU入室1週間程度は目標投与量の80％程度までのエネルギー投与に制限しておくべき[9]とされている．たんぱく質量は制限するべき理由はないため，1.2 g/kg/日をめざして投与するべきである．

● 血糖管理について

重症患者では，血糖は≦ 180 mg/dL に管理することがコンセンサスである．また，重症患者は浮腫があったりするので，皮下注ではインスリンの吸収が不安定になる可能性があり，持続静注して投与することが多い．血糖測定法は，病棟のように指先から毛細管血を採取する簡易血糖測定器での測定は，血液ガス装置，中央検査室での測定に比して不安定であるとされ，血糖を 180 mg/dL 以下にコントロールする際は動脈血を用いて血液ガス測定器で測定することが推奨されている．また，測定頻度は，血糖が不安定な場合は 1 〜 2 時間ごと，安定後は 4 時間ごとの測定が推奨されている[9]．

■ その他のトピックス

他のトピックスとして，シンバイオティクス（不溶性食物繊維はとくに重篤な重症患者では禁忌），微量元素（本邦では十分な量は入れられない），ビタミンを含む抗酸化剤，免疫調整栄養剤（グルタミンはとくに重篤な重症患者では避ける，n-3 系脂肪酸はまだ急性呼吸促迫症候群では推奨されている，アルギニンは予定消化管手術症例に投与するが重症患者には避ける）などが重症患者の栄養療法では重要と考えられるが，ここでは字数の関係上，言及はむずかしい．他の成書[16]を参照いただきたい．

■ とくに注意を要する疾患群について

ICU では，一般的な重症患者の対処には集中治療医は精通している．しかし，refeeding 症候群，短腸症候群に関しては認知されていないことがあり，その場合，管理栄養士から栄養療法に関する提案が必要であるため，概説する．

■ Refeeding 症候群と肝障害について

Refeeding 症候群のおそれがある症例は，本邦でも多数見かける．もともとかなりの低栄養（BMI < 18.5 kg/m^2 など）でるいそうが著しい症例や，最近（> 5 日間）の摂食不良，ICU 入室前の半年で意図せず体重が 10% 以上減少した，などがある症例で，糖分を投与された際に低リン，低カリウム，低マグネシウム血症を呈し，乳酸アシドーシスを発症し，ショックに至る症候群[17]である．投与後数日で起こることが多いが，即時，もしくは退院後に大量摂食後に生じるなど，さまざまな期間で生じる．上記のような症例では，まずビタミン B$_1$ を静脈投与（その後も数日間は続ける必要がある）のうえ，栄養療法を開始する．EN でも，開始から数日間はリン，カリウム，マグネシウムのモニタリングを行うべき[18]であり，エネルギー投与も目標の 10% 程度から開始し，反応を見ながら増量するべきと考えられる．これを立証した研究がある．ICU 入室後 72 時間以内に低リン血症を発症した症例群に対し，初期の 2 日間は 20 mL/ 時を維持し，その後，徐々にエネルギー投与を増量した群と，通常の増量法で栄養投与をした群で比較すると，死亡率，合併症発症率などが通常群において高かった[19]．この研究から，低リンをきたした重症症例では，初期のエネルギー制限は必須と考えられる．

また，同様の症例では，治療開始初期の水分制限，ナトリウム制限などが重要と考えられるが，ICU では種々の原因で輸液負荷が必要であり，バランスをとっていく必要がある．

Refeeding 症候群の症状の一つとして肝障害があり，時には劇症肝炎に近い病態を呈することがある．多くは，エネルギー制限を行ってしばらく様子を見ている間に肝障害が落ち着いてくるが，refeeding と考えていたら飢餓による

肝障害を呈していることがある．この場合はエネルギー制限を行っても改善しないが，エネルギーを増量する決断もむずかしいため，時に致死的経過をたどる場合がある．この鑑別として，体重の増減，肝臓エコー，肝生検がある．Refeeding症候群の場合は体重が増加し，エコーでは腫大した脂肪肝，生検では肝細胞周囲の線維化などを呈する．飢餓による肝障害では体重は減少し，肝臓は小さく，類洞の線維化や色素沈着が見られるとされている[20]．

Refeeding，飢餓の2つは対処法が完全に逆である．Refeeding症候群ハイリスクの症例で肝障害を呈した際は，安易にrefeeding症候群と判断してエネルギー制限を漫然と継続せず，早期に鑑別を行い，エネルギー制限もしくは増量に方針を決定するべきである．

短腸症候群

小腸切除後の残存小腸が1m未満の場合，短腸とされ，ENでの生命維持は困難と考えられている．腸切除後数日は麻痺期のため水様便は少ないが，その後は経口摂取，経管栄養いずれにせよ，EN後は大量の水様便が流出する[21]．ロペラミドなども使用しながら，水様便を1日1Lまでに管理することが望ましいと考えられている．

麻痺期はENを行っても水様便が流出しないため，ENを行うことで栄養療法を行っているように表面上は見えるが，栄養素，水分を吸収する面積が不足しており，ENでは栄養素，水分の補充は不可能になる．そのため，中心静脈栄養（total parenteral nutrition：TPN）が必要である．栄養の主体はTPNとし，それに少量持続のENを加え，腸の順応が少しでも進むように期待する．伝統的にENだけで生存するには，小腸の吻合状態によるが30〜115 cm以上は必要[22]と考えられており，また，時間をかけて徐々に腸管の吸収能も上がってくると考えられているが，それまでは小腸が1m以上あってもTPNの併用は必須である．

おわりに

以上，最後の特殊な症例群を除いてはガイドラインにもある項目を概説した．『日本版重症患者の栄養療法ガイドライン』[10]は，少々長いが2015年までの情報を盛り込んで作成されている．また，『日本版敗血症診療ガイドライン』[23]は，大きくは変わらないがさらに新しく解析しており，PNの推奨はより具体的であるため，ICUを支える管理栄養士として臨床業務を行う際は，どちらもぜひご一読いただきたい．

文献

1) White JV, Guenter P, Jensen G, et al. Consensus statement：Academy of Nutrition and Dietetics and American Society for Parenteral and Enteral Nutrition：characteristics recommended for the identification and documentation of adult malnutrition（undernutrition）. JPEN J Parenter Enteral Nutr 2012；36：275-83.
2) Stevens RD, Dowdy DW, Michaels RK, et al. Neuromuscular dysfunction acquired in critical illness：a systematic review. Intensive Care Med 2007；33：1876-91.
3) Doig GS, Simpson F, Sweetman EA, et al. Early parenteral nutrition in critically ill patients with short-term relative contraindications to early enteral nutrition：a randomized controlled trial. JAMA 2013；309：2130-8.
4) Davis CJ, Sowa D, Keim KS, et al. The use of pre-albumin and C-reactive protein for moni-

toring nutrition support in adult patients receiving enteral nutrition in an urban medical center. JPEN J Parenter Enteral Nutr 2012;36:197-204.
5) Heyland DK, Dhaliwal R, Jiang X, Day AG. Identifying critically ill patients who benefit the most from nutrition therapy: the development and initial validation of a novel risk assessment tool. Crit Care 2011;15:R268.
6) Rahman A, Hasan RM, Agarwala R, et al. Identifying critically-ill patients who will benefit most from nutritional therapy: Further validation of the "modified NUTRIC" nutritional risk assessment tool. Clin Nutr 2016;35:158-62.
7) Alberda C, Gramlich L, Jones N, et al. The relationship between nutritional intake and clinical outcomes in critically ill patients: results of an international multicenter observational study. Intensive Care Med 2009;35:1728-37.
8) Arabi YM, Aldawood AS, Al-Dorzi HM, et al. Permissive Underfeeding or Standard Enteral Feeding in High- and Low-Nutritional-Risk Critically Ill Adults. Post Hoc Analysis of the PermiT Trial. Am J Respir Crit Care Med 2017;195:652-62.
9) McClave SA, Taylor BE, Martindale RG, et al. Guidelines for the Provision and Assessment of Nutrition Support Therapy in the Adult Critically Ill Patient: Society of Critical Care Medicine (SCCM) and American Society for Parenteral and Enteral Nutrition (A.S.P.E.N.). JPEN J Parenter Enteral Nutr 2016;40:159-211.
10) 小谷穣治,江木盛時,海塚安郎,ほか.日本版重症患者の栄養療法ガイドライン.日本集中治療医学会雑誌 2016;23:185-281.
11) Minard G, Kudsk KA, Melton S, et al. Early versus delayed feeding with an immune-enhancing diet in patients with severe head injuries. JPEN J Parenter Enteral Nutr 2000;24:145-9.
12) 寺島秀夫,只野惣介,大河内信弘.各論 周術期を含め侵襲下におけるエネルギー投与に関する理論的考え方—既存のエネルギー投与量算定法からの脱却.静脈経腸栄養 2009;24:1027-43.
13) Weijs PJ, Stapel SN, de Groot SD, et al. Optimal protein and energy nutrition decreases mortality in mechanically ventilated, critically ill patients: a prospective observational cohort study. JPEN J Parenter Enteral Nutr 2012;36:60-8.
14) Casaer MP, Mesotten D, Hermans G, et al. Early versus late parenteral nutrition in critically ill adults. N Engl J Med 2011;365:506-17.
15) Heidegger CP, Berger MM, Graf S, et al. Optimisation of energy provision with supplemental parenteral nutrition in critically ill patients: a randomised controlled clinical trial. Lancet 2013;381:385-93.
16) 真弓俊彦,編.重症患者の治療の本質は栄養管理にあった!—きちんと学びたいエビデンスと実践法(Surviving ICU シリーズ):羊土社;2014.
17) Mehanna HM, Moledina J, Travis J. Refeeding syndrome: what it is, and how to prevent and treat it. BMJ 2008;336:1495-8.
18) 荒金英樹.短腸症候群のリハビリテーションと栄養.臨床栄養 2015;126:588-93.
19) Doig GS, Simpson F, Heighes PT, et al. Restricted versus continued standard caloric intake during the management of refeeding syndrome in critically ill adults: a randomised, parallel-group, multicentre, single-blind controlled trial. Lancet Respir Med 2015;3:943-52.
20) Harris RH, Sasson G, Mehler PS. Elevation of liver function tests in severe anorexia nervosa. Int J Eat Disord 2013;46:369-74.
21) 布留川貴也,大谷 真.再栄養症候群.臨床栄養 2015;127:922-6.
22) 日本静脈経腸栄養学会,編.静脈経腸栄養ガイドライン 第3版:照林社;2013.p300.
23) 西田 修,小倉裕司,井上茂亮,ほか.日本版敗血症診療ガイドライン 2016.日本救急医学会雑誌 2017;28:S1-232.

Part 2 セッティング別 低栄養マネジメント

周術期の低栄養対策

谷口英喜
Taniguchi, Hideki
済生会横浜市東部病院　患者支援センター

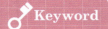　周術期，低栄養，栄養療法，インスリン抵抗性，術後回復促進，DREAM

はじめに

　周術期の栄養療法に関しては多くの科学的根拠が示され，欧州臨床栄養代謝学会（European Society for Clinical Nutrition and Metabolism：ESPEN），米国静脈経腸栄養学会（American Society for Parenteral and Enteral Nutrition：A.S.P.E.N.），日本静脈経腸栄養学会（Japanese Society for Parenteral and Enteral Nutrition：JSPEN）からガイドラインが公表されている．A.S.P.E.N.と米国集中治療医学会（Society of Critical Care Medicine：SCCM）からは，合同で2009年にSCCM/A.S.P.E.N.の急性期栄養ガイドラインが公表されている[1-4]．

　手術患者において，術前に中等度から高度の栄養不良があると，創傷治癒が遅れ，免疫能も低下する．低栄養の状態で手術侵襲が加わると，感染症などの合併症が発生しやすくなる．とくに，ADLの低下した高齢者では，術後肺炎や褥瘡発生の危険性が高まる．一方，栄養状態を改善して手術に臨むことで，術後合併症（縫合不全など）発生率の低下，創傷治癒の早期化，在院日数の短縮，免疫能の改善などの患者の早期回復に寄与することが示されている[2-4]．本項では，周術期の低栄養対策に関して，科学的根拠を示し概説する．

低栄養患者に対する術前栄養療法の考え方

術前栄養療法の目的

　近年，手術患者においては手術前日に入院し，術後も1週間程度の短期入院となる割合が増えてきた．したがって，入院時に低栄養と診断されても手術が実施される場合が多く，短期の入院期間中に栄養改善を図ることは不可能とも考えられる．周術期において，患者が合併症を起こすことなく手術侵襲から早期に回復するためには，①重要臓器の機能を保つ，②感染に抗する免疫能を高める，③創傷治癒能力を高める，などが必要である．①～③に対して，炭水化物源としての肝・筋のグリコーゲン，アミノ酸源としての末梢骨格筋，エネルギー源としての皮下脂肪・内臓脂肪が体内の栄養プールとして存在する．術前から低栄養が存在する患者では，栄養プールが少なく，手術侵襲にともな

表1　術前栄養療法の適応

以下の場合には，手術を2週間程度延期して栄養管理を行う適応がある．

① 6カ月以内に10～15％を超える体重減少が認められる場合
② BMIが18.5 kg/m^{2}に満たない場合
③ SGA*がグレードC（高度栄養障害）の場合
④ 肝腎機能異常がなくても，血清アルブミン値が3.0 mg/dLに満たない場合
⑤ 低栄養でなくとも
　1）7日以上絶食が予測される場合
　2）10日以上栄養必要量の60％未満の摂取が予測される場合

*SGA（subjective global assessment）：主観的包括的アセスメントのこと．問診，病歴および理学的所見から栄養状態を評価する．評価は3段階で，グレードA（栄養状態良好～軽度栄養障害），B（中等度栄養障害），C（高度栄養障害）．

(Weimann A, et al. Clin Nutr 2006 ; 25 : 224-44[2]より)

い体内の栄養プールが容易に枯渇してしまう．したがって可能なかぎり，手術前に低栄養患者は抽出され，適切な期間を設け栄養療法が計画される必要がある．術後回復を促進させるために，低栄養患者には積極的に術前栄養療法が実施されるべきである．

■ 術前栄養療法の適応

　術前栄養療法の適応は，患者の摂食状況および栄養状態をもとに判断される．2006年にESPENより公表されたESPEN EN Guidelines（2006）における術前栄養療法の適応を表1に示す．術前に栄養不良が存在していなくても，治療により栄養障害が出現する可能性がある患者も，術前栄養療法の適応になる[2]．術前の低栄養患者に対して栄養療法（介入）の効果が明らかにされている．
　とくに，サルコペニアの認められる患者では，周術期における合併症が増加することが報告されている．サルコペニアのある消化器癌患者では，手術後合併症の発症率や手術後の死亡率が増加する．サルコペニアがある胃切除患者では，大規模コホート研究により，重症の術後合併症が発生するリスクが3倍になることが示された[5]．周術期におけるサルコペニアによる死亡リスクの増加は，肝臓癌で3.19倍，膵臓癌で1.63倍，大腸癌で1.85倍，大腸癌の肝転移で2.69倍となる[6]，などの研究結果が報告されている．サルコペニアの認められる患者にもプレハビリテーションやリハビリテーション栄養によるサポートが適用されることが望ましい．

■ 栄養療法が実施される期間

　術前から存在する栄養不良に対しては，十分な時間を費やして栄養療法が実施されれば，栄養状態が改善される可能性がある．しかし，原疾患が原因で生じている栄養不良や病状の進行が考慮される患者においては，栄養状態の改善を待つ猶予はない．ESPEN EN Guidelines（2006）では，術前栄養療法に必要な期間は少なくとも2週間程度と示されている．根拠は，生理的な機能を回復させるためには4～7日間，さらに体蛋白質の回復を目標とした場合は7～14日の栄養療法が必要とされることによる．よって，栄養状態の評価が入院2週間前には行われ，必要な患者には栄養療法が実施されることが望ましい[2]．

■ 術前栄養療法の方法

　栄養投与経路の選択は"When the gut works, use it（消化管が使えるときには使う）"の考え方に基づく[3]．消化管が使えない状況以外では，経口摂取，経腸栄養（enteral nutrition：EN）といった腸管を使用した栄養療法が基本となる．術前の栄養療法においても，静脈栄養（parenteral nutrition：PN）およびENなどの人工的な強制栄養は第一選択とはならない．

術前栄養療法の実際

術前に低栄養が認められた患者には，栄養指導により通常食の摂取を強化させ（food fortification），十分でない場合にはENの併用を考慮する．経口的に摂取できる場合には，経口的な栄養補充製剤（oral nutrition supplements：ONS）を摂取させる[7]．ONSを術前から術後まで継続的に摂取させることで，不足しているたんぱく質およびエネルギーが供給される．待機的な消化器外科の大手術患者の術前における免疫増強経腸栄養剤の摂取も推奨されている[8,9]．ONSの摂取が困難である場合には，経管的なENの投与（tube feeding：TF）を，それでも不十分または腸管の使用が不可能な場合にはPNが選択される．2009年に発表されたSCCM/A.S.P.E.N.の急性期栄養ガイドラインにおいて，待機的な消化器外科の大手術患者においては，周術期にENが施行できないなどの特殊な状況（表2）に限りPNが行われると述べられている[10]．末梢静脈栄養（peripheral parenteral nutrition：PPN）が第一に選択され，1日に1,000 kcal以上のエネルギー補給が必要な場合に限り中心静脈栄養（total parenteral nutrition：TPN）が選択される[3,4]．しかし，術前TPNは軽度の栄養不良患者に施行しても術後合併症予防に対する寄与は少なく，むしろ感染性合併症を増加させる可能性がある．中等度ないし高度の栄養不良と判定された患者に対して施行すれば，術後合併症を減少させる[3,4]．

免疫増強経腸栄養剤の実際

一般的な術前栄養補給として用いられるONSは，標準的組成からなる半消化態栄養剤が選択される．一方，がん患者を含めた待機的な消化器系の大手術患者においては，生体防御能を高めるとされるアルギニン，n-3系多価不飽和脂肪酸，核酸を豊富に含む免疫増強経腸栄養剤（immune-enhancing diet：IED）を使用すると，術後感染性合併症の発生率が約50%減少すると報告されている．術前のIEDの使用により栄養療法の強化，免疫能の強化，炎症反応の抑制および消化管機能の維持が達成できる．術前栄養状態が良好な場合にも有効性が示されている．術後にも，栄養状態が不良な場合は，引き続き早期からIEDを5～7日間施行する．IEDの適切な摂取量として，術前5～7日間に1日1,200～1,500 mLを摂取させる，ないしは患者の総投与エネルギーの少なくとも50～60%を投与することが勧められている[8,9]．表3に，IEDによる早期経腸栄養が推奨される病態と各国のガイドラインを示す．

低栄養患者に対する術中栄養療法の考え方

術中栄養療法の目的

術中栄養療法とは，積極的に栄養素を補給することではない．術中栄養療法とは，術後に手術・麻酔の影響を少なくすることで術後早期のDREAM（Drinking, Eating, Mobilizing）を達

表2 術前の静脈栄養の適応

待機的な消化器系の大手術患者において，周術期に経腸栄養が施行できない場合に静脈栄養が行われるべき状況．

【推奨 Grade B】
① 低栄養患者では，静脈栄養を術前5～7日前より開始し，術後にかけ継続すべきである．
② 静脈栄養は術直後に開始すべきではなく，ENが行えない状態が続く場合に，術後5～7日以降より開始されるべきである．
③ 術後5～7日間以内の静脈栄養は効果が期待できず，感染などの合併症のリスクが増加するかもしれないので，治療開始から7日間以上経ってから開始されるべきである．

(McClave SA, et al. JPEN J Parenter Enteral Nutr 2009 ; 33 : 277-316[10] より)

表3 IED*による早期経腸栄養が推奨される病態と各国のガイドライン

①血清アルブミン値 3.5 g/dL 未満の中等度ないしは高度の栄養障害のある待機的上部消化器外科手術患者
②血清アルブミン値 2.8 g/dL 未満の高度な栄養障害を有する下部消化器外科患者
③Injury severity score（ISS）が 18 以上の複数領域の外傷患者
④腹部外傷スコア（abdominal trauma index）が 20 以上の腹部外傷患者

	ESPEN2006	SCCM/A.S.P.E.N.2009	JSPEN2013
ガイドライン記載内容の概略	頭頸部腫瘍，上腹部大手術，高度の外傷に対する周術期には，栄養状態に関係なくIEDの使用を推奨	消化器待機手術に対するIEDでは，術前投与が有効であり，低アルブミン血症を有する患者において，5〜10日間の投与を推奨	食道癌手術，膵頭十二指腸切除など高度侵襲手術の周術期，中等度侵襲手術の術前にはIEDを用いることを推奨
免疫栄養成分の推奨度 A：強く推奨 B：適応があれば推奨	アルギニン（A） n-3系脂肪酸（A）	アルギニン（A）	アルギニン（B） グルタミン（B） n-3系脂肪酸（B）

*IED（immune-enhancing diet）：待機手術患者においては術前 5〜7 日から最低 5 日間に，1,200〜1,500 mL ないしは患者の総投与エネルギーの少なくとも 50〜60% を投与する．

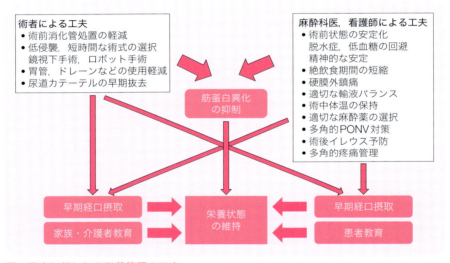

図　術中に行われる栄養管理の工夫

成させること，手術侵襲に対する筋蛋白異化の亢進を防ぐこと，インスリン抵抗性の増強を防いで術後の耐糖能異常を予防すること，以上の3つの目的を有している．栄養状態の維持をめざして，外科医，麻酔科医および看護師によってさまざまな工夫が術中に実施される（図）．とくに低栄養患者に対しては，術中栄養療法による栄養状態の維持が重要であると考える．

■術後早期のDREAMを達成できる麻酔方法の選択

手術侵襲が引き起こす術後の stress-induced hyperglycemia（ストレス起因性の高血糖）は炎症反応を惹起させ，創傷治癒の遅延や，術後合併症を発症しやすい状態を生み出す．周術期における侵襲刺激の抑制は，インスリン抵抗性を軽減させ良好な血糖コントロールをもたらし，手術予後の改善に寄与する可能性が示唆さ

れている[8, 11, 12]．したがって，手術にともなう侵襲刺激を十分に抑制することが麻酔方法の選択基準になる．そして，術後回復には，覚醒遅延や術後悪心嘔吐（post-operative nausea and vomiting：PONV）の発生抑制を加味した麻酔方法の選択が必要である．

短時間作用の麻酔薬として，鎮静薬は揮発性吸入麻酔薬よりも静脈麻酔薬であるプロポフォール，鎮痛薬はモルヒネやフェンタニルなどよりも短時間作用性のレミフェンタニルが選択される[13, 14]．さらには，レミフェンタニルは他のオピオイドに比べ催吐作用が弱く，プロポフォールは制吐作用も有するために，PONVの発生が抑制され，術後の経口摂取が促進される．

■手術侵襲に対する筋蛋白異化の亢進を防ぐ

硬膜外鎮痛を併用することで，術後の疼痛緩和，呼吸機能の改善，重篤な合併症の軽減が認められる．とくに，開腹結腸直腸切除術の周術期において硬膜外鎮痛を活用することで，手術侵襲刺激を軽減し，筋蛋白異化を防ぎ術後回復能力を強化することが期待される[8, 14]．硬膜外鎮痛は侵襲軽減，筋蛋白の異化抑制，術後筋蛋白合成の促進，疼痛対策および腸管ぜん動運動の促進など，DREAMの達成に有利な麻酔方法である．また，レミフェンタニルは強力な鎮痛作用を有するとともに，作用発現と消失がすみやかであるために，手術侵襲から生体を守り麻酔覚醒にも優れている．さらには，全身麻酔下の手術患者に低濃度の糖質を投与することで，筋蛋白異化の抑制効果が認められる[15-17]．

■インスリン抵抗性の増強を防いで術後の耐糖能異常を予防する

術前に12.6％の高濃度炭水化物含有飲料（ただし，低浸透圧飲料）を摂取させることが，術後のインスリン抵抗性および筋蛋白異化を減弱させることが示されている[8, 12, 14]．しかし，わが国には同等の安全性を有する飲料が市販されていないこと，術後のインスリン抵抗性の抑制には他の工夫も必要なこと，などの理由により，筆者は積極的には実施していない．術後のインスリン抵抗性の抑制には，術前の絶飲食期間を短縮させ，できるだけ炭水化物負荷を継続させること，術中の手術侵襲を低減させること，硬膜外鎮痛を併用すること，術中も炭水化物負荷を継続させること，術後の離床を促進させることなどの工夫が重要といわれている[16, 17]．

低栄養患者に対する術後栄養療法の考え方

■術後栄養療法の目的

術前において低栄養の患者，あるいは術前栄養障害が顕著でなくても手術侵襲が大きく，術後に長期間の絶食が予測される患者などに対して，周術期の栄養療法は実施される．ESPEN Guidelines（2006）における術後栄養療法の適応は，周術期に1週間以上の絶食となる場合，周術期に経口摂取量が必要エネルギー量の60％以下となる日が10日間以上続く場合である．近年の周術期管理では，術後1〜3日以内に通常食の摂取が可能となるために，ENやPNによる人工栄養療法はほとんど必要ないとされている[2, 4]．消化管手術後においても，手術当日からの液体摂取は，外科的にも麻酔科的にも安全性が示されている[2, 18]．術後早期に経口摂取を開始する（Eating）目的は，腸管刺激による腸管免疫能の維持や腸管ぜん動運動の促進であり，積極的な栄養補給ではない．

術後栄養療法の実際

低栄養ではない術後患者で経口摂取が可能な場合には，経口摂取による自主的な栄養補給が行われる．低栄養患者では，ONSを通常食に加えて摂取させ，それでも不足している場合に限り人工栄養による補助が実施される．術後における栄養療法の目安としては，至適投与エネルギー量は20 kcal/kg/日，たんぱく質量は1.2〜1.5 g/kg/日とされている．とくに，重症患者の急性期（72〜96時間）において20〜25 kcal/kg/日を超える外因性エネルギー補給は，過剰エネルギー投与となり予後を悪化させる可能性がある．急性期を過ぎ，同化の時期に移行したときに，外因性のエネルギー供給を25〜35 kcal/kg/日程度に増加させる．一方，たんぱく質は1.2〜1.5 g/kg/日程度投与し，脂肪の投与量は総エネルギーの20〜30％以内が安全と考えられていることなどが指針として述べられている[2-4]．

ONSによる栄養サポート

ONSには，術後に必要なたんぱく質やビタミン，ミネラルなどが多く含有されているので，術直後の栄養療法に適している．結腸切除の周術期患者においては，低栄養患者には術前からONSを摂取させ，術直後4日間はONSでエネルギーとたんぱく質を補充することが適切である[8]．また，消化管手術の術後8週間にONSを摂取させることで，栄養状態，たんぱく質量，QOLを向上させることが示されている[19]．一方，低栄養患者に限定しなくても，周術期にONSを使用することで臨床予後の改善やコスト削減が得られることが報告されている[20]．PNによる人工栄養を第一選択としない周術期では，栄養療法においてONSを積極的に使用していくべきと考える．

おわりに

本項では，低栄養患者に対する周術期の栄養療法を概説した．栄養状態が良好な患者でも手術侵襲による筋蛋白異化が起こり，術後に低栄養となる場合もある．さらには，術前後に十分な経口摂取ができないために，エネルギーおよびたんぱく質の摂取が不十分になる．周術期の栄養療法は，いわゆる栄養補給を積極的に行う攻める栄養療法と手術侵襲から生体を守る栄養療法が多角的に実施されることが望まれる．栄養療法を担当する医療従事者には，周術期を支える治療の一環として低栄養患者に適切な栄養療法を実施して，術後回復の促進に導いていただきたい．

文献

1) Meguid MM, Mughal MM, Debonis D, et al. Influence of nutritional status on the resumption of adequate food intake in patients recovering from colorectal cancer operations. Surg Clin North Am 1986 ; 66 : 1167-76.
2) Weimann A, Braga M, Harsanyi L, et al. ESPEN Guidelines on Enteral Nutrition : Surgery including organ transplantation. Clin Nutr 2006 ; 25 : 224-44.
3) ASPEN Board of Directors and the Clinical Guidelines Task Force. Guidelines for the use of parenteral and enteral nutrition in adult and pediatric patients. JPEN J Parenter Enteral Nutr 2002 ; 26（1 Suppl）: 1 SA-138 SA.
4) Braga M, Ljungqvist O, Soeters P, et al. ESPEN Guidelines on Parenteral Nutrition : surgery. Clin Nut 2009 ; 28 : 378-86.
5) Zhuang CL, Huang DD, Pang WY, et al. Sarcopenia is an Independent Predictor of Severe

Postoperative Complications and Long-Term Survival After Radical Gastrectomy for Gastric Cancer : Analysis from a Large-Scale Cohort. Medicine (Baltimore) 2016 ; 95 : e3164.
6) Levolger S, van Vugt JL, de Bruin RW, IJzermans JN. Systematic review of sarcopenia in patients operated on for gastrointestinal and hepatopancreatobiliary malignancies. Br J Surg 2015 ; 102 : 1448-58.
7) Stratton R. Should food or supplements be used in the community for the treatment of disease-related malnutrition? Proc Nutr Soc 2005 ; 64 : 325-33.
8) Fearon KC, Ljungqvist O, Von Meyenfeldt M, et al. Enhanced recovery after surgery : a consensus review of clinical care for patients undergoing colonic resection. Clin Nutr 2005 ; 24 : 466-77.
9) Consensus recommendations from the U.S. summit on immune-enhancing enteral therapy. JPEN J Parenter Enteral Nutr 2001 ; 25 (2 Suppl) : S61-3.
10) McClave SA, Martindale RG, Vanek VW, et al. Guidelines for the Provision and Assessment of Nutrition Support Therapy in the Adult Critically Ill Patient : Society of Critical Care Medicine (SCCM) and American Society for Parenteral and Enteral Nutrition (A.S.P.E.N.). JPEN J Parenter Enteral Nutr 2009 ; 33 : 277-316.
11) Fearon KC, Luff R. The nutritional management of surgical patients : enhanced recovery after surgery. Proc Nutr Soc 2003 ; 62 : 807-11.
12) Ljungqvist O, Nygren J, Thorell A. Modulation of post-operative insulin resistance by pre-operative carbohydrate loading. Proc Nutr Soc 2002 ; 61 : 329-35.
13) White PF, Kehlet H, Neal JM, et al ; Fast-Track Surgery Study Group. The role of the anesthesiologist in fast-track surgery : from multimodal analgesia to perioperative medical care. Anesth Analg 2007 ; 104 : 1380-96.
14) Kehlet H, Wilmore DW. Evidence-based surgical care and the evolution of fast-track surgery. Ann Surg 2008 ; 248 : 189-98.
15) Yamasaki K, Inagaki Y, Mochida S, et al. Effect of intraoperative acetated Ringer's solution with 1% glucose on glucose and protein metabolism. J Anesth 2010 ; 24 : 426-31.
16) 谷口英喜．術後回復能力強化プログラムにおける麻酔科医の重要性．麻酔 2012 ; 61 : 282-91.
17) 谷口英喜，佐々木俊郎，藤田久栄，ほか．麻酔科医にも必要な周術期栄養管理の知識―周術期の栄養管理オーバービュー，現在はこのように管理する．日本臨床麻酔学会誌 2014 ; 34 : 346-55.
18) Wind J, Polle SW, Fung Kon Jin PH, et al ; Laparoscopy and/or Fast Track Multimodal Management Versus Standard Care (LAFA) Study Group ; Enhanced Recovery after Surgery (ERAS) Group. Systematic review of enhanced recovery programmes in colonic surgery. Br J Surg 2006 ; 93 : 800-9.
19) Beattie AH, Prach AT, Baxter JP, Pennington CR. A randomised controlled trial evaluating the use of enteral nutritional supplements postoperatively in malnourished surgical patients. Gut 2000 ; 46 : 813-8.
20) Smedley F, Bowling T, James M, et al. Randomized clinical trial of the effects of preoperative and postoperative oral nutritional supplements on clinical course and cost of care. Br J Surg 2004 ; 91 : 983-90.

Part 2 セッティング別　低栄養マネジメント

回復期リハビリテーション病棟における低栄養対策

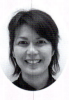

桐谷裕美子
Kiriya, Yumiko
初台リハビリテーション病院　栄養部

Keyword　回復期リハビリテーション病棟，合併症，ADL，自宅復帰

回リハ病棟をデータからみる

　回復期リハビリテーション病棟（以下，回リハ病棟）の全国調査によると，入棟患者の平均年齢は76.5歳であり，75歳以上が64.6％と，高齢者が多い病棟である．平均疾患割合は，脳血管系45.1％，整形外科系46.4％，廃用症候群7.0％，その他1.6％であり，入棟時BMI 18.5 kg/m² 未満の「やせ」の患者割合を原因疾患別にみると，脳血管系19.9％，整形外科系24.0％，廃用症候群39.0％であり，大腿骨頸部骨折などの整形外科系，廃用症候群での低体重割合が多い[1]のが特徴だ．骨粗鬆症関連疾患，廃用症候群の栄養障害割合も，脳卒中より高く（図1）[2]，同時に筋肉量の減少，サルコペニアのリスクが高まっていることを踏まえた介入が必要だ．

回リハ病棟入棟時の低栄養率 43.5％

　回リハ病棟の主目的は，ADL改善，自宅復帰である．

　回リハ病棟で，リハビリテーション（以下，リハ）プログラムの進行を阻害するのは，誤嚥性肺炎，尿路感染症，転倒による外傷，褥瘡，便秘による腸閉塞，せん妄などの合併症だ[3]．とくに誤嚥性肺炎や褥瘡，排泄管理は，栄養サポートも深くかかわる部分ではないか．これらの合併症を起こさない予防対策をチームでしっ

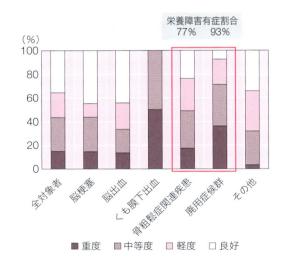

図1　回復期リハビリテーション病棟における疾患別の栄養障害有症割合
骨粗鬆症関連疾患，廃用症候群での低栄養率は高い．
（西岡心大，ほか．日本静脈経腸栄養学会雑誌 2015；30：1145-51[2]より）

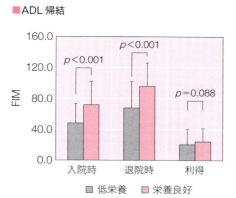
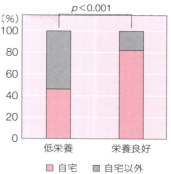

図2　GNRI 92未満の低栄養群のADL帰結と退院先
(西岡心大, ほか. 日本静脈経腸栄養学会雑誌 2015；30：1145-51[2] より)

かり整備することが大切であり，その中心が低栄養対策だ．

では，回リハ病棟にはどれくらいの低栄養患者がいるのか？　疾患割合，平均年齢により病院で異なるが，西岡らは，Geriatric Nutritional Risk Index（GNRI）により，入棟時43.5%が中等度以上の栄養障害ありに該当すると報告している[2]．低栄養は，退院時のADLや自宅復帰に悪影響を与える（図2）[2] こと，また，高齢脳卒中患者において重度低栄養は，退院時3食経口摂取になる割合が低く（図3）[4]，回リハ病棟の大切にしている「口から食べること」を阻害することも明らかとなりつつある．よって，全患者に入棟後早期に栄養スクリーニングを行い，低栄養やそのリスクのある対象者を見つけ出し，適切な栄養サポートを実施することが重要だ．

スクリーニングでしっかり抽出，"入棟中の変化に対応する"モニタリングを

栄養スクリーニングは，低栄養の方を入棟早期に，漏れなく抽出することがポイントだ．回リハ病棟での適切なスクリーニングツールはま

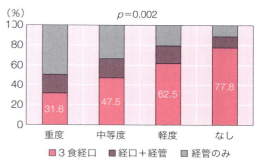

図3　低栄養リスク別の退院時の栄養管理法
3食経口になる割合は重度低栄養リスク者が最低．
(Nishioka S, et al. Clin Nutr 2016：pii：S0261-5614 (16) 30165-0[4] より)

だ定まっていないが，当院においては，表に示す基準を用いた低栄養リスク評価を用いている．

全国調査によると，病棟専従の管理栄養士がいる病院が13.9%，専任が57.4%という状況であり[1]，まだまだ十分な人員ではない．ただ配置人数が少ないことを嘆いていても，患者は日々やってくる．スクリーニングは，何も管理栄養士だけが実施せずとも，入棟時評価の一項目として多職種で実施できるので，ぜひ相談したいところだ．

また，近年，骨格筋量・筋力・身体機能の低下を示す症候群であるサルコペニアが問題となっている．これは，ADLや摂食嚥下機能を

表 スクリーニング・低栄養リスク判定項目（初台リハビリテーション病院）

リスク分類	低リスク	中リスク	高リスク
BMI	18.5〜24.9 kg/m²	18.5 kg/m² 未満 25 kg/m² 以上	—
体重減少率	変化なし または1カ月に3％未満	1カ月に3〜5％未満	1カ月に5％以上
血清アルブミン値	3.6 g/dL 以上	3.0〜3.5 g/dL	3.0 g/dL 未満
エネルギー充足率	良好 (81〜100％)	不良 (61〜80％)	不良 (60％以下)
栄養補給法	—	経腸・静脈栄養法	
褥瘡	—	—	d2以上の褥瘡あり

低下させる一因でもあるため，回リハ病棟では低栄養とともにサルコペニアのスクリーニングも重要だ．

では，モニタリングの頻度はどれくらいがよいか？　入院時に BMI 18.5 kg/m² 未満であった低体重の経管栄養の脳卒中患者においては，モニタリング頻度が週1回の病院のほうが，月1回の病院に比べて入院から退院までのBMI変化量が有意に高く，退院時の経口摂取状態も良好という結果もある[5]．入棟時の栄養管理計画で終了ではなく，低栄養の高リスク患者では最低週1回モニタリングを実施し，低リスク患者でも最低月1回はモニタリングを実施し，栄養管理計画を見直すことが大切だ．なぜなら，回リハ病棟の入棟中に，「必要栄養量の変化」，「食形態の変化」が便秘や誤嚥性肺炎などの合併症を引き起こすことがあるためである．

回リハ病棟は，1日最大9単位の個別訓練や，病棟での積極的な離床・日常活動を推奨し，ADL向上，寝たきり予防に努めている．全国調査では，回リハ病棟入棟時の BMI 18.5 kg/m² 未満の「やせ」の患者割合が21.6％であり，退院時には23.0％と若干増えているという結果もある[1]が，これは入院中の「エネルギー必要量の変化」に対応できなかった結果の一つと考える．最低でも月2回の体重測定を実施し，その結果を踏まえた栄養管理計画の修正が必要だ．

また，経口摂取に移行する過程で，経管栄養と食事を併用する時期は，消化器症状も起こりやすく，摂取栄養量も変化する．これらを適切にモニタリングできないと，その後の栄養状態や経口移行に影響する．私たち管理栄養士は，すべての患者に対して適切な栄養ケアを実施する責任があることを自覚する必要がある．

2018年診療報酬改定では，回リハ病棟入院料1の要件に管理栄養士が専任でいることがのぞましいと規定され，多職種での栄養評価計画が明記された．

食事時間以外の患者も知ること

「リハ栄養」が浸透してきている昨今，病棟では多職種から，「この患者さんの栄養状態はどうですか？」という質問が増えている．一方で，その先どう協働するかがいま一つ現場でつかめていない事例も見受けられる．回リハ病棟の目標である「ADL向上」のために，セラピストは積極的に患者と運動を行い，ケアスタッフは離床を進める．このとき，患者の栄養状態を把握していながら，患者の1日の流れをチームでみられなかったことで食事摂取量が減り，栄養状態が悪化し，種々の要因が重なり褥瘡を

つくってしまった失敗例を経験したため，その後のリカバリーを含めて紹介する．

発作性心房細動による脳梗塞を呈した80代女性の症例

●入棟時

JCS 10～30，意識障害あり，状況理解困難．ADL全般で一人から二人介助が必要，精神エネルギーが持続できず積極的訓練も困難な状況．記銘力低下は病前よりあり．3食経管栄養．前掲の表に示したスクリーニングでは，血清アルブミン値が3.1 g/dLと低く（CRP正常，脱水なし），経管栄養（経腸栄養法）であることから，低栄養「中リスク」と判断された．BMI 17.4 kg/m²．もともと独居であり，家族は経口摂取で介護老人保健施設（以下，老健）入所を希望，食事が食べられなくなって亡くなるならそれでもよい，胃瘻造設は希望しない，と入棟当初から話していて，その気持ちは一貫していた．3食経口摂取で老健入所を目標に，リハを進めた．

●1カ月後

意識障害および体幹筋力の改善により，ADLは全般で一人介助に改善．

●2カ月後

嚥下造影検査（VF）にて，とろみ水，コンビーフとろみは喉頭侵入を認めず，逆にゼリーでは離水した水分で少量の喉頭侵入があることがわかった．「学会分類2013」のコード2-1レベルの食事と調整した全粥ペーストを言語聴覚療法（ST）の時間に1食から開始，朝夕は経管栄養で不足する栄養量を補った．1 mL＝2 kcalの補助飲料も併用しながらであったが，1カ月ほどで，1食を約30分で摂取できるようになった．

●3カ月後

食事回数を2回に増やし，経管栄養を1回に減らした．しかし，補助飲料は飲むものの，摂取量が最大でも2割と伸びなくなった．体重も1カ月で2 kg（5%）低下，脱水もみられた．覚醒不良が摂取量に影響していると考え，向精神薬の種類，量，服用時間を変更し，若干の改善がみられたが，1日2回の経管栄養で補う必要は依然としてあった．食事時間外の様子に目を向けると，理学療法（PT）訓練時，起立練習10秒×3回で，うなだれてしまう易疲労状態であった．また，夜間不穏で十分な睡眠がとれていない．これらより，日中の離床プランを修正した．具体的には夕食経管栄養後30分座位をとった後は，臥床をさせるなど，臥床を十分取り入れるとともに，食事回数も1回に戻した．つまり，目標の下方修正だ．3食経口摂取の実現が遠のき，退院先も療養型の病院を提案することになった．離床プラン修正後，目標の経口で300 kcalが，補助飲料を含めてとれるように変化した．1日2回の間欠的経管栄養で，座位時間短縮と必要栄養量の補給を行い，栄養状態改善に努めた．

●4カ月後

ふたたび食事回数を2回に増やし，経管栄養を減量した．しかし，同時期，臀部左側に1 cm×0.5 cm，DESIGN-R®にてD3e1s1i1g2n0の褥瘡が発生．車椅子のクッション・マットレスの変更，30分ごとの座り直しを二人介助で実施，ポジショニングをチームで共有した．食事は，目標量を摂取できる日が続いたため，回数を3回に変更，食事摂取不良時は経管栄養を実施するプランにした．食形態は「学会分類2013」コード2-2レベルが安全であった．その後も食事と補助飲料のみで栄養量・水分ともに充足できるようになったため，経管栄養を中

止した．幸いにも，褥瘡は1週間で上皮化した．夜間の不穏も軽減し，日中安定した精神状態で過ごせるようになった．入院中でもっとも安定したが，引き続き臥床時間を確保し，リハも機能維持を目的とした訓練中心とした．この状況であれば退院先として老健も考えられたが，家族は退院後ふたたび食べられなくなる可能性を考慮し，療養型の病院への転院を決めた．

● 振り返り

ふたたび口から食べられるようにとチームで取り組むが，うまくいかない場合も多々ある．ただ，その原因がスタッフ側にあってはいけない．24時間をみているケアスタッフは，夜間の不穏，昼夜逆転傾向を改善するために，日中積極的に離床を促していた．ただ，もともと低栄養状態の患者が食事前後の座位を保つこと，3時間のリハを実施することだけでも十分疲労してしまうことを，すぐにチームで気づけなかった．このように，低栄養で経口摂取移行を進める患者において，管理栄養士は，①食事時間外の訓練，②日中の過ごし方，③夜間の睡眠状況についても情報をとり，それを踏まえたプラン作成と，多職種への提言ができるようになる必要があると感じた．また，栄養状態悪化時に一度目標の下方修正をしても，状態が回復した際はふたたび食事回数を増やしていき，最初の目標を諦めないことの大切さを学んだ症例だ．

文献

1) 一般社団法人 回復期リハビリテーション病棟協会．回復期リハビリテーション病棟の現状と課題に関する調査報告書：2019．
2) 西岡心大，髙山仁子，渡邉美鈴，ほか．本邦回復期リハビリテーション病棟入棟患者における栄養障害の実態と高齢脳卒中患者における転帰，ADL帰結との関連．日本静脈経腸栄養学会雑誌 2015；30：1145-51．
3) 菅原英和．「超」高齢者の全身管理—回リハ病棟での合併症予防を中心に．リハビリナース 2017；10：16-23．
4) Nishioka S, Okamoto T, Takayama M, et al. Malnutrition risk predicts recovery of full oral intake among older adult stroke patients undergoing enteral nutrition：Secondary analysis of a multicentre survey (the APPLE study). Clin Nutr 2016；pii：S0261-5614 (16) 30165-0.
5) 小川 彰（主任研究者）．日本医療研究開発機構研究費 長寿科学研究開発事業 高齢脳卒中患者をモデルとした栄養管理と摂食機能訓練に関するアルゴリズムの開発，および経口摂取状態の改善効果の検証：平成27年度総括・分担研究報告書．

Part 2 セッティング別 低栄養マネジメント

緩和ケア病棟における低栄養の考え方と対応

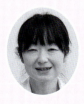

村井美代（写真） 東口髙志 二村昭彦
Murai, Miyo　　 Higashiguchi, Takashi　Futamura, Akihiko

藤田医科大学医学部 外科・緩和医療学講座

Keyword 飢餓，悪液質，ギアチェンジ

はじめに

　1990年代末頃までは，がん患者の栄養管理は軽視され，"がんだから食べられなくなって当たり前"という考えが主流を占めていた．その後，多くの医療施設に栄養サポートチーム（nutrition support team：NST）が設立されるのを機に，がん患者に対する栄養管理が見直されている．2011年，「がん対策推進基本計画」が改定され，重点的に取り組むべき課題として，がん治療のさらなる充実が取り上げられ，さまざまながんの病態に応じ，手術療法，放射線療法，化学療法，さらにこれらを組み合わせた集学的治療が行われるようになった．新たな抗がん剤も多く登場し，質の高いがん医療を提供できるよう多職種でのチーム医療が推奨されているなかで，がん治療が進歩すればするほどおろそかにしてはいけないのが栄養管理といえよう．

　2013年，日本緩和医療学会は，推定余命1カ月以内の終末期がん患者に関する輸液療法ガイドラインを出版している[1]．がん患者の栄養状態は，がん治療成績のみならず，終末期がん患者の予後，生活の質（quality of life：QOL）に影響を及ぼすことが知られている．

　当講座は，2003年10月より新しい緩和医療体制構築の一環として，緩和ケア病棟に栄養サポートチーム（NST）を設立し，終末期がん患者の低栄養に対して独自のガイドラインに沿った輸液・栄養管理を展開している[2]．

緩和ケア病棟における低栄養の考え方

　がん患者にはさまざまな代謝・栄養障害が存在し，それらが互いに複雑に関連してがん特有の病状や症状を発現している．がん患者はがんの進行とともに糖・蛋白アミノ酸代謝をはじめ，さまざまな代謝異常を生ずる．がん細胞から放出されるサイトカインやPIF（proteolysis-inducing factor）の影響により筋肉での蛋白分解（サルコペニア）が亢進し，がんの進展にともなって次第に「悪液質」が顕著となる．終末期がん患者の低栄養による栄養障害は，飢餓（不適切な栄養管理によるもの，すなわち，医原性栄養障害）と悪液質の2つに分類する

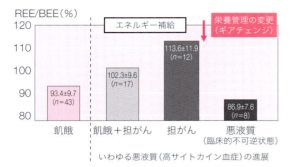

図1 エネルギー消費量とがんの進展
REE/BEE：1日当たりの安静時エネルギー消費量（間接熱量計による）/基礎代謝エネルギー消費量（Harris-Benedictの式による）.
（東口髙志．静脈経腸栄養 2009；24：1071-5[4]）より）

ことができる．悪液質をともなわない飢餓は，終末期であるがゆえに栄養管理がおろそかになる場合や，患者家族が"栄養をとるとがんが大きくなる"という間違いを信じて栄養管理を拒否したことなどに起因する．この場合，適切な栄養管理を実施すれば病態の改善は期待できるが，それを怠ると，実際には可逆性であるにもかかわらず，あたかも悪液質と同じような状況に陥ることがある．悪液質の病態に陥ると，いかなる栄養管理を実施しても代謝制御が困難なことが多く，逆に栄養管理が全身状態の増悪を招くことすらある．

終末期がん患者は，緩和ケア病棟入院の時点でほぼ全員が低栄養による栄養障害を有していると考えられる．2003年に当科に入院した終末期がん患者（余命1カ月程度）108名の栄養障害の要因を検討したところ，82.4％が不適切な栄養管理が原因で栄養障害に陥り，悪液質を原因とする症例はわずか17.6％にすぎなかった[3]．

がんの進展と栄養管理

終末期がん患者の低栄養に対して適切な栄養管理を行うためには，このように飢餓と悪液質の判別が大切である．当講座の間接熱量計を用いた研究結果からも明らかなように，飢餓，担がん，悪液質ではエネルギーの消費量がまったく異なっている（図1）[4]．飢餓では，セーブモードが働きエネルギーの消費が少ないが，飢餓に担がんが加わるとエネルギー消費量は健常者とほぼ同等まで増加し，飢餓が改善された担がん患者では健常者のエネルギー消費量よりも多くなる．そして，不可逆的な悪液質に陥ると，エネルギー消費量は減少しはじめる．その時点で，栄養管理もギアチェンジし，投与エネルギーや水分量などを制御することが重要である．当講座では，栄養サポートを行ってもrapid turnover protein（RTP）であるトランスサイレチンの値が改善しない場合やコントロール不能な腹水，浮腫などの体液貯留症状がみられる場合，あるいは，主治医を含めて専門スタッフ3人以上が「栄養補給しても状態が改善しない」と判断した場合に，栄養管理をギアチェンジしている．

2011年に国際協力プロジェクトにより，がん悪液質は，「栄養療法で改善することは困難な著しい筋肉量の減少がみられ，進行性に機能障害をもたらす複合的な栄養不良症候群で，病態生理学的には，栄養摂取量の減少と代謝異常によってもたらされる蛋白およびエネルギーの喪失状態である」と定義された．悪液質は，臨床症状と栄養療法に対する反応性などを考慮し，代謝異常が軽度で明らかな悪液質に至らない「前悪液質（pre-cachexia）」，「悪液質（cachexia）」，高度代謝障害により栄養サポートを行っても栄養状態の改善余地がない「不可逆的悪液質（refractory cachexia）」の3段階に分類されているが（図2）[5]，われわれの提唱する悪液質は，最終段階の「不可逆的悪液質」に相当するといえる．

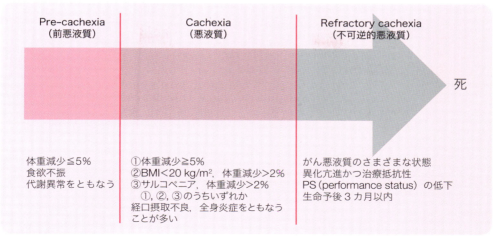

図2 悪液質の段階

(Fearon K, et al. Lancet Oncol 2011；12：489-95[5]）より）

緩和ケア病棟における低栄養の対応

■輸液・栄養管理の原則

できるかぎり経口・経腸栄養を行い，やむをえない場合のみ経静脈栄養を併施する．定期的に栄養状態や病態をチェックし，輸液・栄養療法の功罪を見極め，経時的な病態の変化に応じた輸液・栄養管理を実施して，不可逆性の悪液質に陥ったと判断すれば，栄養管理をギアチェンジする．

■緩和ケアNSTによる栄養管理

終末期がん患者の低栄養に対する栄養管理の内容を表1に示す[6]．

①飢餓（医原性栄養障害）と悪液質を的確に判別し，個々の病態に応じた適切な栄養管理を実施，②食欲の回復や経口摂取を重視，③代謝・栄養学に基づき，終末期に出現するさまざまな臨床症状を制御，④ビタミン・ミネラルなどの微量栄養素を補正：視覚・聴覚など人間本来の五感を回復，褥瘡予防（終末期がん患者の褥瘡はいったん発症すると非常に治癒が困難であり，患者の精神的苦痛を増大させる），⑤

表1 緩和ケアNSTによる栄養管理

①栄養障害の解析・是正（医原性栄養障害をチェック）
②食欲の回復・経口摂取の重視
③代謝・栄養学に基づく苦痛症状発現の制御
④ビタミン・ミネラルなどの微量栄養素を補正：
　知覚異常の回復，褥瘡予防
⑤CoQ$_{10}$・高脂肪含有食による呼吸症状緩和
⑥GFO®（グルタミン・ファイバー・オリゴ糖）療法：
　腸管免疫能の向上，食欲の改善，オピオイドによる便秘の改善
⑦グルタミン・BCAA（分岐鎖アミノ酸）投与：
　筋力を維持し終末期がん患者特有の四肢のだるさを緩和，サルコペニアの予防
⑧緩和ケア食の導入（患者嗜好対応食）
⑨緑茶スプレー（カテキン口腔ケア，渇水予防）：
　口腔内乾燥や誤嚥性肺炎を予防
⑩輸液実施基準の設定・実施
　（不可逆的悪液質の有無により栄養管理のギアチェンジを行うマニュアルを作成）
⑪PEGの導入（栄養あるいは減圧目的）

（東口髙志．Medical Practice 2006；23（臨増刊号）：351-5[6]）より）

CoQ$_{10}$・高脂肪含有食：炭酸ガスの発生を抑制し，肺癌や肺転移症例の呼吸困難感を緩和，⑥GFO®（グルタミン・ファイバー・オリゴ糖）療法：腸管絨毛上皮が増殖し腸管免疫が向上，食欲亢進，オピオイドによる便秘の改善，⑦グルタミン・BCAA（分岐鎖アミノ酸）投与：

表2　担がん患者の輸液・栄養管理─Refractory cachexia をともなわない症例

1. 水分投与量	25～35 mL/kg 体重/日（およそ kg 体重当たり 30 mL/日） 〔注〕一般症例：30～40 mL/kg 体重/日（およそ kg 体重当たり 35 mL/日）	
2. 必要エネルギー（kcal/日）	基礎代謝消費量（BEE）× 活動因子（AF）× 侵襲因子（SF） 　BEE：Harris-Benedict の式より算出 　　男性：66 +（13.7× 体重 kg）+（5.0× 身長 cm）−（6.8× 年齢） 　　女性：655 +（9.6× 体重 kg）+（1.7× 身長 cm）−（4.7× 年齢） 　AF＝1.0～1.8（ベッド上安静→1.0，歩行可能→1.2，労働→1.4～1.8） 　SF＝1.0～2.0（生体侵襲度・重症度に応じて判定：担がん症例→1.2 以上）	
3. たんぱく質（アミノ酸）投与量（g/日）	体重（kg）× 侵襲因子（SF）：必須アミノ酸を含む	
4. 脂肪投与量（g/日）	必要エネルギーの 20～50%（0.5～1.0 g/kg 体重）：必須脂肪酸を含む 　脂肪 1 g＝9 kcal として計算，経静脈栄養における脂肪投与速度：0.1～0.2 g/kg 体重/時	
5. 糖質投与量（g/日）	必要エネルギー（kcal/日）−アミノ酸投与量（kcal/日）−脂肪投与量（kcal/日） 　糖 1 g＝4 kcal として計算 　NPC/N（非蛋白カロリー/窒素量）：150～200（腎不全では 300～500）	
6. ビタミン・微量元素投与量	一日必要量＋欠乏量	
	原則：経口投与 → やむをえない場合のみ：経腸・経静脈栄養を併施	

（東口髙志，ほか．日本医師会雑誌 2004；132：61-4[2] より）

筋力を維持し，終末期がん患者特有の四肢のだるさを緩和，サルコペニアの予防（インナーパワー® の提供），⑧緩和ケア食の導入：患者の嗜好に応じた食事を提供（当緩和ケア病棟では，管理栄養士が定期的に嗜好調査を実施している），⑨緑茶スプレー（カテキン口腔ケア）：口腔内乾燥や誤嚥性肺炎を予防，⑩輸液実施基準の設定・実施，⑪ PEG の導入（栄養あるいは減圧目的）：減圧胃瘻患者がふたたび口から食べる楽しみを味わうために，あいーと® を提供，などを実践している．

■ 輸液・栄養管理実施基準

❶不可逆的悪液質（refractory cachexia）をともなわない場合（表2）

経口投与を原則とし，やむをえない場合のみ経腸，経静脈栄養を併施する．水分投与量や必要エネルギーは，一般の患者とほぼ同じように設定する（栄養障害を早く治したいという観点から急速に大量の栄養を投与すると，refeeding 症候群を発症するため注意が必要である）．

1. 水分投与量

    25～35 mL/kg 体重/日（およそ kg 体重当たり 30 mL/日）

    〔注〕一般症例：30～40 mL/kg 体重/日（およそ kg 体重当たり 35 mL/日）

2. 必要エネルギー（kcal/日）

    基礎代謝消費量（BEE）× 活動因子（AF）× 侵襲因子（SF）

    BEE：Harris-Benedict の式より算出

    男性：66+（13.7× 体重 kg）+（5.0× 身長 cm）−（6.8× 年齢）

    女性：655+（9.6× 体重 kg）+（1.7× 身長 cm）−（4.7× 年齢）

    AF＝1.0～1.8（ベッド上安静→1.0，歩行可能→1.2，労働→1.4～1.8）

    SF＝1.0～2.0（生体侵襲度・重症度に応じて判定：担がん症例→1.2 以上）

3. たんぱく質（アミノ酸）投与量（g/日）

    体重（kg）× 侵襲因子（SF）

    必須アミノ酸を含む．

表3　終末期患者の輸液・栄養管理—Refractory cachexia に陥った症例

悪液質：高度がん進展による全身衰弱，コントロール不能な胸水・腹水，全身の浮腫合併例	
A．経口摂取可能症例 　1．自由摂取 　2．本人の理解・承認が得られる場合	好きな食事，食べられる食品（緩和ケア食など） ①ビタミン・微量元素栄養剤 ②高脂肪・高たんぱく質栄養剤（肺転移・呼吸障害合併例） ③GFO®（摂食不良症例，免疫能低下例，麻薬投与例） ④分岐鎖アミノ酸製剤（筋萎縮・四肢だるさ発症例） 　GFO®：グルタミン・水溶性ファイバー・オリゴ糖．
B．経口摂取不能例 　1．本人・家族の希望	①強制的な輸液・栄養補給実施せず ②間歇的輸液（末梢静脈栄養：ヘパリン / 生食水ロック） ③持続的輸液（末梢静脈栄養 / 中心静脈栄養：長期ルート保持困難例）
2．水分投与量	15〜25 mL/kg 体重 / 日（およそ kg 体重当たり 20 mL / 日：500〜1,000 mL / 日） （注）口渇対策：輸液に頼らず口腔ケアを兼ねて緑茶スプレー（カテキン効果）を実施．
3．必要エネルギー（kcal/ 日）	5〜15 kcal/kg 体重 / 日（およそ 200〜600 kcal/ 日）
4．投与栄養素	①糖質が中心 ②必要に応じてアミノ酸（分岐鎖アミノ酸）・必須脂肪酸を少量投与
5．ビタミン・微量栄養素	一日必要量＋欠乏量投与（口内炎，褥瘡発生予防のため）

（東口高志，ほか．日本医師会雑誌 2004；132：61-4[2)]より）

4．脂肪投与量（g/ 日）

必要エネルギーの 20〜50%（0.5〜1.0 g/kg 体重）

必須脂肪酸を含む．

＊経静脈栄養における脂肪投与速度：0.1〜0.2 g/kg 体重 / 時

5．糖質投与量（g/ 日）

（必要エネルギー）－（アミノ酸投与量）－（脂肪投与量）

＊NPC/N（非蛋白カロリー / 窒素量）：150〜200（腎不全では 300〜500）

6．ビタミン・微量元素投与量

一日必要量＋欠乏量．

❷不可逆的悪液質（refractory cachexia）をともなう場合（表3）

A．経口摂取可能症例

1．自由摂食

好きな食事，食べられる食品（緩和ケア食など）

2．本人の理解・承認が得られる場合

・ビタミン・微量元素栄養剤

・高脂肪・高たんぱく質栄養剤（肺転移・呼吸障害合併例）

・GFO®：グルタミン・水溶性ファイバー・オリゴ糖（摂食不良症例，免疫能低下例，麻薬投与例）

・分岐鎖アミノ酸製剤（筋萎縮・四肢だるさ発症例）

E．経口摂取不能例

1．本人・家族の希望

・強制的な輸液・栄養補給実施せず

・間歇的輸液（末梢静脈栄養：ヘパリン / 生食水ロック）

・持続的輸液（末梢静脈栄養 / 中心静脈栄養：長期ルート保持困難例）

2．水分投与量

15〜25 mL/kg 体重 / 日（およそ kg 体重当たり 20 mL/ 日：500〜1,000 mL/ 日）

〔注〕口渇対策：輸液に頼らず口腔ケアを兼ねて緑茶スプレー（カテキン効果）を実施．

3．必要エネルギー（kcal/日）

　5〜15 kcal/kg 体重/日（およそ200〜600 kcal/日）

4．投与栄養素
- 糖質が中心
- 必要に応じてアミノ酸（分岐鎖アミノ酸）・必須脂肪酸を少量投与

5．ビタミン・微量栄養素

　一日必要量＋欠乏量投与（口内炎，褥瘡発生予防のため）

倫理的問題

推定余命1カ月程度の患者が過ごす緩和ケア病棟では，患者・家族の希望が緩和ケアNSTの判断する患者の最善と一致しないことがある．たとえば，チームが輸液を行うことは患者にとって最善と考えても，患者が拒否する場合（逆もあり）や，チームが誤嚥性肺炎を発症する可能性が非常に高いと判断し経口摂取を控えるように指示しても，患者が経口摂取を止めない場合がある．その場合は，チームと患者・家族が患者の益と害を十分検討したうえで，患者の価値観や人生観を考慮に入れ，折り合える策を探している．

おわりに

緩和ケア病棟における低栄養の考え方と対応について概説した．われわれ医療スタッフが，がん患者の代謝栄養状態を正しく理解し，病態の変化に応じて栄養管理をギアチェンジしていくことは重要である．患者・家族の意向を踏まえた慎重な対応が大切で，決して医療者側の一方的な押し付け療法になってはいけない．終末期がん患者に対して上質な栄養管理を実施することが幸せな最期につながるものと考える．

文献

1) 日本緩和医療学会，編．終末期がん患者の輸液療法に関するガイドライン2013年版（第1版）：金原出版；2013．
2) 東口髙志，伊藤彰博，飯田俊雄，村井美代．末期癌患者の輸液療法．日本医師会雑誌 2004；132：61-4．
3) 東口髙志．実践！がん患者の栄養管理と疼痛管理．癌の臨床 2007；53：199-209．
4) 東口髙志．必要エネルギー量の算出法と投与の実際　終末期がん患者のエネルギー代謝動態とその管理．静脈経腸栄養 2009；24：1071-5．
5) Fearon K, Strasser F, Anker SD, et al. Definition and classification of cancer cachexia: an international consensus. Lancet Oncol 2011；12：489-95.
6) 東口髙志．末期癌患者の輸液療法と栄養管理．In：第一線医師・研修医・コメディカルのための新・輸液ガイド．Medical Practice 2006；23（臨増増刊号）：351-5．

Part 2 セッティング別 低栄養マネジメント

精神科における低栄養対策

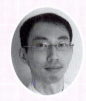

阿部裕二
Abe, Yuji
国立国際医療研究センター 国府台病院

Keyword 統合失調症，うつ病，電気けいれん療法，アルコール依存症，神経性やせ症

はじめに

　精神科における低栄養というと，うつ病による食欲の低下や，神経性やせ症に代表される摂食障害による栄養不良が思い当たる．精神科の栄養問題として過栄養による肥満や便秘がよく知られているが，病棟や外来の患者において低体重や低アルブミン血症を確認することは決して少なくない．

　近年では，精神科でも低栄養への注目が高まっている．2016年11月に開催された第5回日本精神科医学会学術大会（於：仙台市）では，「精神科栄養管理とサルコペニア（肥満とるいそうへの新たな対応）」と題したシンポジウムが開催された．管理栄養士を含めた医療従事者からそれぞれ発表があり，とても盛会であった．それと同時に，精神科におけるサルコペニア，フレイルなどへの関心の高まりと対策の必要性を実感した．

　本項では，精神科における低栄養対策として疾患を中心に，それぞれの低栄養に対する知見や取り組みについて述べたい．

統合失調症

　統合失調症では，抗精神病薬や患者の生活習慣に起因して起こる肥満やメタボリック症候群が問題となっている．しかし，近年，わが国から統合失調症患者の低栄養に関する報告が続いている．InamuraらはI，統合失調症の入院患者においてBMIを全国的に調べたところ，国民健康・栄養調査の結果と比べて低体重の割合が高いことを示した[1]．Suzukiらは，統合失調症の入院患者が一般集団と比較して低体重の割合が高いことのほかに，低蛋白血症や低コレステロール血症の頻度が高いことなどを報告した[2]．Sugaiらは，日本国内で大規模に統合失調症患者の身体的リスクについて調べ，入院患者は外来患者に比べて低体重の割合が高いこと，40歳以上において外来患者や日本人の一般人口より低体重の割合が高いこと，低コレステロール血症の患者の割合が高いことなどを明らかにしている[3]．

　このように，わが国で入院中の統合失調症患者に対し，低体重や低栄養の予防・改善が求められる．低栄養の要因として，入院患者の高齢

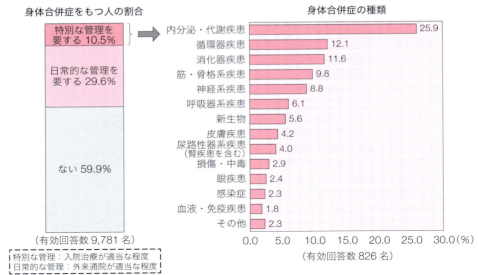

図1 統合失調症の入院患者における身体合併症（有無・種類）
「精神病床の利用状況に関する調査」より（平成19年度厚労科研「精神医療の質的実態把握と最適化に関する総合研究」分担研究）
（第17回今後の精神保健医療福祉のあり方等に関する検討会 資料1[4]）より）

化が考えられている．また，高齢化に関係するところで，身体合併症は低体重や低栄養の要因として留めておく必要がある．統合失調症の入院患者が身体合併症を有する割合は少なくない（図1）[4]．そのため，年齢や身体合併症を考慮した栄養管理が求められる．対策に目を向けると，統合失調症は陰性症状として活動量が低下していることが多い．活動量の低下や栄養状態の悪化を防ぎ，サルコペニアの予防を図ることが大事である．そのためには，精神科で多職種によって行われる生活指導や運動プログラムなどは，低栄養の予防として重要な介入である．

また，精神症状の増悪によって起こる栄養障害は，注意が必要である．筆者の経験では，慢性期病棟に入院中の患者が精神症状の増悪によって保護室で経過観察となり，常食大盛りを全量摂取していたが，それを上回る精神運動興奮によって短期間に体重減少を認めたケースがある．入院時の栄養状態の確認と目標設定が重要なことはいうまでもないが，療養管理中の精神症状に関連した栄養状態の変化を観察し，状況に応じたこまめな評価と計画が大事である．抗精神病薬を服用している統合失調症の安静時エネルギー消費量の推定には，Harris-Benedict式が適していることを示唆する報告がある[5]．活動量や症状，身体合併症など考慮すべき要因を整理して，必要な栄養補給を実施すべきである．

入院患者の低栄養対策が重要な一方で，外来においても低栄養を念頭に置いた栄養管理が求められる．近年ではアウトリーチとして，訪問支援で多職種によって検討するケースも増えてきている．統合失調症患者に多い肥満や脂質異常症，糖尿病に対する栄養指導では，減量や臨床検査数値，摂取エネルギー量の管理に目が向きがちだが，必ず栄養状態の維持・改善を並行しなければならない．なかには，減量に励んで過度な食事制限をはじめてしまうこともある．また，食事の準備や金銭的な問題を抱えているケースはとくに低栄養に注意したい．患者が実

行できる栄養教育や支援を進めることが大事である．

うつ病・抑うつ症状

うつ病は，代表的な症状の一つに体重減少や食欲の低下または増加があげられており，低栄養との関係性が高い．

うつ病では，症状の増悪によって入院することが多い．そのため，入院時の栄養状態の確認は重要である．身体所見や血液生化学検査のほかに，直近の体重減少や食事摂取状況の様子，食欲などについて確認したいところだが，入院時の精神的な部分に配慮し，チーム医療で情報を収集し，共有することが大事である．また，食事の経口摂取が可能であっても，食欲不振を訴えるケースは多く，食事摂取量にムラを生じることは少なくない．精神症状や低栄養，脱水による摂食嚥下機能の低下が原因となっていることもある．とくに，高齢のうつ病患者では注意したい．精神面の治療と入院による安定にともない食事摂取量は改善することが多いが，食事摂取量が安定してきたと思ったら，食欲不振を再度認めたり，抑うつ症状は改善傾向にあるが，食事摂取量がともなわないこともあるため，食事摂取量や栄養状態のモニタリングが重要である．退院後に患者の栄養状態が損なわれないように，入院中から退院に向けた環境の調整や栄養食事指導を行う意義は大きい．

ところで，うつ病患者は身体疾患を有する割合が高いことが報告されている[6]．逆に，身体疾患を有する患者に抑うつ症状を認めることが多いことも報告されている[7]．そのため，うつ病や抑うつ症状を有する患者は精神科以外の診療科を受療して，一般病院の管理栄養士が担当することもある．多職種で情報を共有して，安全に効果的な栄養管理を実施することが望まれ

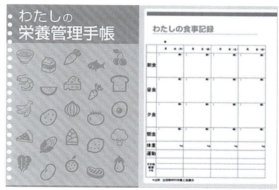

図2 「わたしの栄養管理手帳」

る．また，地域医療連携では，精神科病院と総合病院で連携している場合や，診療所，在宅医療，福祉と連携しているケースなどさまざまであり，連携において栄養状態を損なわないような管理が必要である．われわれは，精神疾患の患者が在宅や地域の医療連携で栄養管理を行うためのツールとして，「わたしの栄養管理手帳」を作成した（図2）[8]．精神科領域において地域移行や医療連携を滞りなく行うために，さらなる栄養管理の工夫やシステムの構築が求められる．

電気けいれん療法

電気けいれん療法（electroconvulsive therapy：ECT）は，うつ病や緊張病症候群，統合失調症の治療法として，原法が1938年に開発された．その後，患者の不安や，けいれんによる骨折，循環器系の障害の予防のために，静脈麻酔薬と筋弛緩薬を用いたmodified-ECT（m-ECT）が開発されて，現在では広く行われている[9]．わが国でも，態勢が整った施設を中心にこの治療が実施されている．

ECTは，主に薬物療法で症状の改善がみられない場合や，薬物が十分に使用できない場合，早急な症状改善が必要な場合に適応とされ

る．急性期ECTの適応基準[10]には，一般的事項，適応となる診断，適応となる状況が記されている．適応となる状況には，「拒食，低栄養，脱水などによる身体衰弱」の記述もある．筆者も，ECTが施行された患者で食事摂取が不十分であったケースは経験があり，慎重な管理のもと経管栄養が施行されたケースもある．精神的な症状が不安定であるため，投与経路の検討や確認も，チーム医療として重要な課題である．

ECTは実施施設が限られ，総合病院精神科で実施されることもある．栄養状態の悪化しているケースでは，精神的な治療と併せて適切な栄養管理が多職種により実行されることが望ましい．

アルコール依存症

アルコール依存症患者では低栄養がしばしばみられる．飲酒中心で食事摂取が不良となった結果として低栄養に陥ることが多く，そのほかにも，臓器障害が原因で消化吸収や代謝に影響が及ぶことがある．ウェルニッケ脳症は，ビタミンB_1欠乏によって眼振，眼筋麻痺，記憶障害や精神状態の変化，姿勢や歩行の不安定などを認める症候群である．アルコール依存症では，飲酒量の増加にともなってビタミンB_1の必要量が増すうえに栄養摂取不良を認めることから，ウェルニッケ脳症のリスクが高まることを理解しておく必要がある．

アルコール依存症の治療は，専門医療施設での入院環境下で，身体的，精神的，社会的に治療が進められる．自助グループとして断酒会があり，悩みを抱える者同士で課題解決を行う．入院中の食事管理では，抗酒剤の影響や断酒の意識をもたせる点から，アルコールを含む食品の使用を制限した食事提供を行っている施設がある．

アルコール依存症リスクの高い多量飲酒者は，一般の外来の栄養指導でもしばしば遭遇する．依存症への発展や低栄養を防ぐためにも，飲酒制限とともに，食事管理として教育・指導の早期介入が大事である．

神経性やせ症

当院は，摂食障害の診療が盛んな病院の一つである．管理栄養士は，チーム医療に参画して患者の栄養管理とともに，摂食障害に対する個人栄養指導を年間250件程度行い，そのほかに集団指導も実施している．

神経性やせ症（anorexia nervosa）はかつて，神経性食欲不振症や神経性食思不振症と呼ばれていたが，DSM-5への改定で「神経性やせ症」が用いられるようになった．神経性やせ症は，拒食を中心とした摂食制限型（AN-R）と過食・嘔吐をともなう過食・排出型（AN-BP）に分類される．どちらも著しい低体重・低栄養を認め，栄養管理は重要である．

長期に栄養摂取不良が続く本症において，栄養改善で注意したい点がrefeeding症候群である．栄養が枯渇していた状態に栄養投与されることで，リンやカリウム，マグネシウムなどの電解質の低下やビタミンB_1の不足，肝逸脱酵素や胆道系酵素の上昇，低血糖などを認めることがある．栄養を再開する際には，refeeding症候群を防ぐために少ない栄養量から少しずつ増加していく．一般的にエネルギー消費量の推定で用いるHarris-Benedict式推定値は，本症に用いると過大評価することが多い[11]ことを知っておく必要がある．NICEガイドラインでは，BMI 14.0 kg/m^{2}以下または2週間以上ほぼ何も摂取していない患者は，最大5 kcal/kg/日から開始するとされている[12]．そのほかに

低栄養と関連する点では，嘔吐や栄養不良によってう歯や歯周病を生じ，咬合に影響して適切な食形態の選択が必要となるケースがある．また，消化器症状の訴えは食欲不振や排便に関することが多い．

神経性やせ症の治療では，栄養リハビリテーションとして栄養管理と食事管理，栄養指導が行われる．栄養管理は，とくに栄養投与開始時に慎重を要し，経口摂取が理想であるが，不良なときには経腸栄養を行い，単独のほかに経口摂取と併用することもある．低血糖や電解質の補正が必要な場合は末梢静脈栄養を用いることもあり，いずれの栄養法でも困難な場合は中心静脈栄養も検討される．Refeeding症候群の予防と患者の栄養摂取への受け入れの点から，栄養量は段階的に増加する．しかし，栄養摂取を拒む本症では，食事を残すほかに，食べずに捨ててしまったり，あらゆる方法で拒食することがあるため，栄養摂取の把握は注意を要する．食事管理は，エネルギー調整食で段階的に栄養量の増加を図ることが多いが，食欲不振などに配慮して消化管庇護食や脂質調整食を用いたり，摂食嚥下に問題がある場合は形態調整食を用いて，さらに食事調整を行うことがある．禁止食品や個人対応について，本症の食事管理においてどのように対応するか検討することがある．患者ごとに目標や治療方針が異なるため，チーム医療で情報共有しながら対応することが大事である．

チーム医療における情報共有は栄養指導でも大事である．目標や治療方針が共有されることによって，多職種で統一された栄養リハビリテーションを進めることができる．栄養指導では，患者を支持しながら進めていくことが望ましい．拒食する患者の現状を把握し，栄養改善していくよう励ましたり，患者のもつ不安に対応したりする．200 kcal程度の栄養量の増加や，1回当たり20〜30 g程度の主食量の増加でも患者にとってはハードルとなる．達成を認め，栄養補給によって得られる健康的な部分を確認しながら進めるとよい．支える一方で，栄養摂取量を増やすための指導が重要であり，工夫を要する．食事や栄養摂取を強く拒む患者に対して栄養教育の意義は大きく，必要な栄養についての知識の習得や，栄養摂取における誤った認識の修正を行い，行動変容できるように促す．この，支えることと栄養摂取を促すことの両方が大事である．

おわりに

精神科における低栄養対策として，統合失調症，うつ病・抑うつ症状，電気けいれん療法，アルコール依存症，神経性やせ症を取り上げて概説した．精神科患者が救急や身体合併症によって精神科病院以外を受診するケースもあるため，幅広い栄養士・管理栄養士に参考となれば幸いである．

文献

1) Inamura Y, Sagae T, Nakamachi K, Murayama N. Body mass index of inpatients with schizophrenia in Japan. Int J Psychatry Med 2012；44：171-81.
2) Suzuki Y, Sugai T, Fukui N, et al. High prevalence of underweight and undernutrition in Japanese inpatients with schizophrenia. Psychiatry Clin Neurosci 2014；68：78-82.
3) Sugai T, Suzuki Y, Yamazaki M, et al. High prevalence of underweight and undernutrition in Japanese inpatients with schizophrenia：a nationwide survey. BMJ Open 2015；5：e008720.

4) 厚生労働省．身体合併症への対応・総合病院精神科のあり方について．In：第 17 回 今後の精神保健医療福祉のあり方等に関する検討会（平成 21 年 5 月 21 日）資料 1：2009．http://www.mhlw.go.jp/shingi/2009/05/dl/s0521-3 b.pdf
5) Sugawara N, Yasui-Furukori N, Tomita T, et al. Comparison of predictive equations for resting energy expenditure among patients with schizophrenia in Japan. Neuropsychiatr Dis Treat 2014；10：427-32.
6) 西田　朗，長濱道治，河野公範，ほか．うつ病がリスクファクターとなる身体疾患 − No Health without Mental Health．老年精神医学雑誌 2008；19：409-13.
7) 下田陽樹，川上憲人，土屋政雄．身体疾患に伴う精神障害の疫学．日本臨牀 2012；70：7-13.
8) 阿部裕二，大森由実，西宮弘之，伊藤弘人．精神科領域における自記式栄養管理ツールの開発．日本精神科病院協会雑誌 2016；35：1121-5.
9) 一瀬邦弘，鮫島達夫，奥村正紀，ほか．電気けいれん療法（ECT）の現況−全国実態調査を踏まえて．臨床精神医学 2013；42：405-13.
10) 本橋伸高，粟田主一，一瀬邦弘，ほか．電気けいれん療法（ECT）推奨事項 改訂版．精神神経学雑誌 2013；115：586-600.
11) 日本摂食障害学会，監修．摂食障害治療ガイドライン：医学書院；2012．p91-2.
12) National Institute for Health and Care Excellence. Nutrition support for adults：oral nutrition support, enteral tube feeding and parenteral nutrition：Clinical Guideline CG32；2006.

*　　　*　　　*

Part 2 セッティング別　低栄養マネジメント

小児病院における低栄養対策

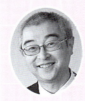

高増哲也
Takamasu, Tetsuya
神奈川県立こども医療センター　アレルギー科

Keyword　小児，アセスメント，栄養プロジェクトチーム，ミキサー食

はじめに

　小児は社会全体の宝であり，未来でもある．超高齢社会においてとかく忘れられがちな小児の栄養は，健康寿命の延伸のための生活習慣病対策の要となる分野である[1]．また，小児病院にいる小児は基礎疾患を抱えており，病態に即した低栄養対策が求められる高度に専門的な分野でもある．

小児の特徴 ─ 成長・発達

　小児栄養を考えるうえでの特徴として，小児が成長，発達することがある．成長（growth）とは，身体の量的な増加である．発達（development）とは，生理・運動・精神など，機能面の成熟である．成長と発達を包括したものを，発育と呼ぶ．低栄養対策は栄養アセスメントにはじまり，栄養処方に至るが，栄養処方の基本は，発育区分ごとに必要な水分量とエネルギー量を計算することにある（表1）[2]．

表1　発育区分ごとの必要水分量と必要栄養量

	必要水分量 mL/kg/日	必要栄養量 kcal/kg/日
生直後	80〜100	80
新生児	125〜150	100
乳児（〜5カ月）	140〜160	120
乳児（6カ月〜）	120〜150	100
幼児	100〜130	80
学童（低学年）	80〜100	70
学童（高学年）	60〜80	60
思春期（中・高生）	40〜60	50
成人	30〜40	30〜40

（高増哲也．栄養．In：神奈川県立こども医療センター小児内科・小児外科，編．小児科当直医マニュアル 改訂第14版：診断と治療社；2016. p69-80[2]より）

小児の栄養アセスメントの指標

　小児の栄養アセスメントの指標として最重要なのは，食歴・生活歴の聞き取りと，体重×時間（体重の時間経過）である．

食歴・生活歴

　栄養のルートが経口・経管（経腸）・静脈のどれか，次に，どのようなものを食べてきたかを聞き取る．1日の食事回数，量，内容（主食，

おかず），好き嫌い，食欲の有無，経管栄養の場合は栄養剤の種類，濃度，量，回数，胃残の有無，嘔吐の有無，静脈の場合は輸液内容を確認する．

さらに，便通の頻度と形状，色，においを聞き，消化管機能や腸内環境の把握の参考とする．また，日光に当たる機会について聞く（ビタミンDの産生に関係する）．運動の機会について聞くことも，筋肉の状態を把握するうえで重要である．

■身体計測（anthropometry）

体重，身長の時間経過は成長曲線で確認する．母子手帳の成長曲線のページには，発達の指標（定頸，寝返り，ひとり座りなど）もあるため，同時に確認する．

身長・体重比（weight for height）：本人の身長が標準となる年齢を確認し，その年齢での標準体重に対する本人の体重を％で表す．

年齢・身長比（height for age）：本人の年齢の標準身長に対する本人の身長を％で表す．

Waterlowの分類：上記2つの指標を用いて，栄養障害の種類と程度を把握する．

BMI（body mass index）：体重（kg）／〔身長（m）の2乗〕．小児では同じ指標をKaup指数というが，基準値が大人よりも小さい．

そのほかに頭囲，胸囲も計測する．

上腕周囲長（arm circumference：AC），上腕三頭筋部皮下脂肪厚（triceps skinfold thickness：TSF）の小児の基準値[3]は，性別，年齢ごとに若干の相違があるが，総じてTSFが7 mm未満だと栄養に問題ありととらえている．また，ふくらはぎ周囲長（calf circumference：CC）も参考にする．

■理学所見（診察）

皮膚は視診と触診を行い，乾燥や湿疹の有無，ツルゴールを観察する．毛髪は太さ，色素量，脱毛，密生度を確認する．毛髪の色素脱失は，たんぱく質，微量元素の欠乏を疑う．

爪は白線があると，低アルブミン血症や，亜鉛欠乏症を疑う．また，セレン欠乏では白色変化を起こす．鉄欠乏性貧血ではスプーン状爪を起こす．Capillary refilling time（毛細血管再充填時間）の延長は，末梢循環不全の指標になる．

眼瞼結膜は，貧血の有無を確認する．

口腔内を観察し，う歯があるか，治療されているか，歯肉はどうか，舌はどうか，白苔や口内炎の有無を確認する．

小児で注目すべき代表的な栄養素欠乏症

栄養素欠乏症は，特定の栄養素が不足していることにより症状が出現している状態であり，その栄養素を補充することで症状の改善をみることができる．ここでは，近年とくに注目されている代表的な栄養素欠乏を紹介する．

■亜鉛

亜鉛（Zn）は，生体内でのさまざまな代謝にかかわる酵素の構成成分となる重要な微量元素である．欠乏すると皮疹や口内炎，創傷治癒遅延や成長障害などをきたすことがある．血清Zn値が65 μg/dL以下で補充を考慮するが，健常児でも低値であることが多い[4]．

内服のZn含有製剤は現在，ポラプレジンク（プロマック®）がある．適応は胃潰瘍のみであるが，Zn欠乏による味覚障害については適応外の使用が認められている．プロマック®顆粒15％は，1 gにZn含有化合物であるポラプレジンクを150 mg含有する．ポラプレジンク4.5 mg≒Zn 1 mgである．処方にあたっては，

何を何 mg といいたいのか，混乱しないように注意が必要である．

[Rp] プロマック顆粒®：5 mg/kg/日

体重 10 kg の場合，「プロマック顆粒 50 mg」と，ポラプレジンクの量で処方するとよい．Zn と銅（Cu）は同じ場所で吸収するため，Zn のみを長期に補充していると Cu 欠乏をきたすことがあり，Cu の血中濃度も確認する．

■ ヨウ素

ヨウ素（I）は，薬品タイプの経腸栄養剤を主たる栄養源とした場合に欠乏することがあり，甲状腺機能低下が生じうる[5]．I は海藻類でとりたい（注入の場合には昆布茶の粉などを使う）が，過剰でも甲状腺機能低下があり，注意が必要である．市販の昆布茶スプーン 1 杯（2 g）を 2 歳で週 1 回，10 歳で 3 日に 1 回の目安で摂取することで，必要量が補える．食品タイプの栄養剤やミキサー食で I がとれている人は欠乏になることは少ないので，昆布茶を入れることで過剰になることに注意する．

■ ビタミン

ビタミンは生体に必須な有機物で，直接エネルギーとはならず，代謝反応に関係する．生体で合成できないので，摂取が必須である．ビタミンが欠乏するような状況では，広範囲に欠乏が起きるので，一部のビタミンだけを補充してもバランスを欠くことになる．したがって，総合ビタミン剤の使用が推奨される．13 種類のビタミンのうち，11 種類（ビオチンとビタミン K を除く）を補充できるのはパンビタン®末のみである．ただし，パンビタン®はビタミン E が少なめのため，ビタミン E のユベラ®を併用することもある．総合ビタミン剤を使う場合は全体のバランスも考えるが，脂溶性ビタミンが過剰にならないように注意する．一方，

表 2 専門家に相談すべきケース

- 栄養面が気になる症例
- しばしば体調不良を起こし入院
- 皮膚のトラブル（褥瘡など）
- 髪の抜けやすさ，切れやすさ，脱色
- 骨折
- 基礎疾患がある場合
- 体重増加不良
- TSF 7 mm 未満

（高増哲也．栄養．In：神奈川県立こども医療センター小児内科・小児外科，編．小児科当直医マニュアル 改訂第 14 版：診断と治療社；2016．p 69-80[2] より）

水溶性ビタミンは過剰症が起こりにくい．

[Rp] パンビタン®：乳児～幼児は 0.5 g/日，
小児は 0.5～1 g/日，成人 1～2 g/日．

■ カルニチン

カルニチンは脂肪酸をミトコンドリアに運搬し，エネルギー産生に利用するうえで必須で，ビタミン様物質とされている．抗てんかん薬のバルプロ酸ナトリウム（デパケン®）の投与中にカルニチン欠乏を起こすことがあり，高アンモニア血症性脳症や重篤な肝障害の出現に注意が必要である．現時点で，経腸栄養剤でカルニチン含有であるのが確認できるものは少数に限られており，カルニチン未配合の経腸栄養剤のみを長期間使用していると，カルニチン欠乏を生じることがある[6]．

[Rp] エルカルチン®：30 mg/kg/日

専門家に相談すべきケース

以下のような症例は，専門家に相談すべきである（表 2）[2]．主観的にみて，栄養は大丈夫かな，と気になる症例．しばしば体調不良を起こして，入院している症例．皮膚のトラブル，とくに褥瘡がある症例．髪の抜けやすさ，切れやすさ，脱色がみられている症例．骨折の既往のある症例．重症心身障害児，短腸，摂食行動障

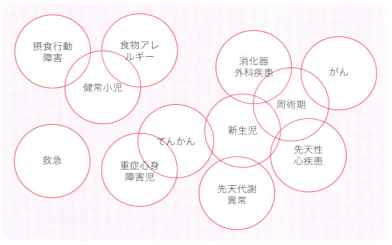

図1 小児の栄養療法の世界
（高増哲也．こども医療センター医学誌 2014；43：29-32[7]より）

害，がん，先天性代謝異常，先天性心疾患，未熟児，多品目の食物アレルギーなど，基礎疾患がある症例．成長曲線上，体重増加不良がみられている症例．上腕三頭筋部皮下脂肪厚7mm未満である症例．

小児は病態ごとに異なる対応が必要—栄養プロジェクトチーム

　小児の栄養療法を考えるうえで成人の世界と大きく異なる点としては，その取り組むべき課題の多様性があげられる．成人では，栄養に問題がある場合に取り組むべき課題には重なりの部分が大きく，一定のパターンがあり，情報の蓄積も豊富である．一方，小児の栄養療法の世界は，図1に示すように取り組むべき課題がそれぞれに独立して存在し[7]，広範囲にわたっており，現時点では情報が不足しているテーマばかりである[8]．

　そこで，従来の栄養サポートチーム（NST）の形態とは別に，それぞれのテーマごとに少人数で独立した活動を行う，栄養プロジェクトチーム（nutrition project team：NPT）が必要となる[9]．NPTにはそれぞれリーダーと担当者がいて，その活動に責任をもって取り組む．NPTの活動は，栄養療法の質の向上のみならず，スタッフの意欲向上にもつながる．われわれの施設のNPTについて紹介する．

重症心身障害NPT

　重症心身障害があると，代謝エネルギー量が通常少ないため，独自の基準で栄養療法をプランニングする必要がある．とくに，人工呼吸器による呼吸管理がされている場合には，代謝が極端に少ないこともまれではない．しかしながら，介護の利便性を考慮して体重を過度に制限すると，極度のやせが生じ，体力がないために感染症で入院を繰り返すことがある．栄養療法は，残存能力，回復能力，代償能力を最大限に発揮させる条件をめざすべきであり，リハビリテーションと栄養は常にセットで取り組まれるべきである．栄養療法だけでリハビリテーションがなければ，サルコペニア（筋肉減少症）のまま肥満症になる危険性がある．重症心身障害NPTでは，施設に入所中の患者を対象に，毎月回診を行っている．

■ミキサー食注入プロジェクトチーム

経管栄養が長期になる場合には，胃瘻を積極的に考慮する．胃瘻では鼻腔，口腔にチューブがない状態で摂食嚥下リハビリテーションを進めやすくなり，また半固形化した栄養剤やミキサー食を注入するという選択が可能となる．ミキサー食[10]は，自然な食材をミキサーにかけてどろどろの状態にして注入する方法で，市販の栄養剤を用いるよりも優れた方法である．それは，経管栄養も食事の時間であるという原点に立ち返ることでもある．

ミキサー食注入プロジェクトチームは，胃瘻からのミキサー食注入を推進している．患者や医療従事者向けに，定期的にミキサー食講習会を行い，冊子も作成している[11]．

■摂食嚥下サポートチーム（dysphagia support team：DST）

重症心身障害では，摂食機能障害がみられることがしばしばある．小児の摂食機能の評価，指導は，専門的かつ包括的な技術を必要とする．毎月，歯科とリハビリテーション科合同のカンファレンスを行い，情報の共有を行っている．

■小児がんNPT

小児がんの治療中には，嘔気・嘔吐，下痢，便秘，口内炎，味覚障害など，食物摂取に影響を及ぼす副作用が発生しやすい．小児がんNPT[12]では，治療の初期段階のうちに口腔内の診察を歯科医に依頼し，口腔ケアを開始，指導する．また，副作用対策を軽減するための薬物療法を行いながら，副作用に応じた食事内容を検討する．経口摂取が不可能な期間には，経管栄養，静脈栄養で十分な栄養を補給する．栄養療法が適切に行われることにより，体重減少や治療の中断をできるだけ回避し，QOLや生命予後を改善することが期待される．入院治療

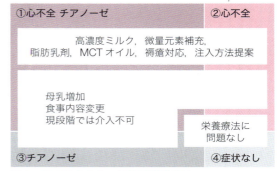

図2　先天性心疾患の特徴別栄養療法
（田中紀子，ほか．臨床栄養 2016；129：670-5[14]より）

開始時期からの歯科による口腔ケアと，管理栄養士による栄養サポートを中心に活動し，冊子も作成している[13]．

■循環器NPT

先天性心疾患児の栄養管理では，心不全とチアノーゼが問題となる．心不全がある場合，成長・発達が遅れがちであるうえに，強力に水分制限を必要とすること，さらに，食欲不振もあるためにエネルギー量を確保しにくいことが問題となる．さらに心不全では，静脈うっ滞が起き，腸管粘膜の浮腫により吸収障害をきたすことがある．一方，チアノーゼでは栄養摂取が問題になることは少ないが，IGF-1の産生低下により成長障害が起きる場合がある．術前には体重増加をめざすことがむずかしい場合もあるので，心臓に最低限必要なエネルギーを目標に投与しながら，術後の回復をめざす必要があることも多い．疾患の特徴別栄養療法について，図2に示す．循環器NPTでは，循環器病棟に入院している先天性心疾患児を対象に，毎週回診を行っている[14]．

■摂食行動障害

自閉症スペクトラムなどにおいて，摂食行動障害がみられ，それにともなう栄養障害を生じ

ている症例が多くみられる．プロジェクトチームの立ち上げという形には至っていないが，臨床面，研究面での取り組みを行っている[15]．

■食物アレルギー

食物アレルギーは，食物により免疫学的機序を介して症状が出現するため，その食物の摂取を制限する必要が生じる．栄養，心理，社会的な観点からとらえ[16]，小児アレルギーエデュケーター（管理栄養士，薬剤師，看護師）と連携して生活指導を行っている．

■おわりに

小児病院における低栄養対策は，個別の病態に合わせて行う必要があり，専門の栄養プロジェクトチームによる対応が望まれる．また，総じて情報は不足しており，全国の小児病院のスタッフと情報共有を行っている．英語の教科書[17]，文献にあたる必要がある場合も多い．

文献

1) 高増哲也．総説：超高齢社会で小児栄養が優先課題なわけ．臨床栄養 2016；129：642-6.
2) 高増哲也．栄養．In：神奈川県立こども医療センター小児内科・小児外科，編．小児科当直医マニュアル 改訂第 14 版：診断と治療社；2016．p 69-80.
3) Bechard LJ, Sonneville K. Nutritional assessment：anthropometrics and growth. In：Sonneville K, Duggan C, editors. Manual of Pediatric Nutrition. 5 th：People's Medical Publishing House-USA；2014. p5-21.
4) Yamamoto K, Kitagawa N, Takamasu T. Standard values of rapid turnover proteins and zinc in Japanese children. Asia Pac J Clin Nutr 2015；24：504-8.
5) 安達昌功．経腸栄養剤長期使用時のヨード欠乏性甲状腺機能低下症．小児科臨床 2012；65：204-8.
6) 松井　潔，田上幸治，片岡　愛，ほか．小児病院における二次性カルニチン欠乏の検討．小児科臨床 2014；67：839-44.
7) 高増哲也．小児の特徴と栄養療法における注意点．こども医療センター医学誌 2014；43：29-32.
8) 高増哲也．小児栄養管理のピットフォール．臨床栄養 2015；126：896-902.
9) 高増哲也．神奈川県立こども医療センター NST 紹介．日本臨床栄養学会雑誌 2016；38：240-3.
10) 高増哲也．小児の胃瘻とミキサー食．In：吉田貞夫，編著．経腸栄養—管理プランとリスクマネジメント：サイオ出版；2015．p88-94.
11) 神奈川県立こども医療センター NST．胃ろうからミキサー食注入のすすめ：2014．http://kcmc.kanagawa-pho.jp/department/files/mixer1403.pdf
12) 和田　碧，高増哲也，後藤裕明．小児がん栄養プロジェクトチームの取り組み．臨床栄養 2015；126：293-8.
13) 神奈川県立こども医療センター NST．小児がんと栄養：2015．http://kcmc.kanagawa-pho.jp/department/files/shounigan_eiyo1504.pdf
14) 田中紀子，磯部宏子，橋本直樹，ほか．先天性心疾患の栄養療法．臨床栄養 2016；129：670-5.
15) Tanoue K, Takamasu T, Matsui K. Food repertoire history of children with autism spectrum disorder in Japan. Pediatr Int 2017；59：342-6.
16) 中村早織，高増哲也．食物アレルギーを栄養・心理・社会的因子の広い観点からとらえる．日本小児難治喘息・アレルギー疾患学会誌 2014；12：48-51.
17) Duggan C, Watkins JB, Koletzko B, Walker WA, editors. Nutrition in Pediatrics. 5 th：People's Medical Publishing House-USA；2016.

Part 2 セッティング別 低栄養マネジメント

高齢者施設における低栄養対策

阿部咲子
Abe, Sakiko
介護老人保健施設スカイ

Keyword フレイル，サルコペニア，アルツハイマー型認知症，中鎖脂肪（MCT），ロイシン，ビタミン D，ケトン体，グレリン

はじめに

　厚生労働省の平成 25 年（2013 年）国民生活基盤調査によると，要介護の原因の 1 位が脳血管疾患（脳卒中）18.5%，2 位が認知症 15.8%，3 位が高齢による虚弱 13.4% であるが，健康寿命の延伸や介護予防の視点から，後期高齢者（75 歳以上）が陥りやすい低栄養，栄養欠乏の問題が高まり，認知症や転倒と並んで高齢による衰弱があるとされている．高齢者施設では，そのほかに廃用症候群，骨粗鬆症，心疾患，腎疾患，感染症，摂食嚥下障害，褥瘡，脱水症などの問題が多く，フレイルやサルコペニア，認知症が関連しており，重要な課題となっている．

フレイル，サルコペニアと認知症

　フレイルやサルコペニアは老年症候群の一つであるにもかかわらず，診断されないケースが多く，知らず知らずに日常生活動作（activities of daily living：ADL）低下をきたしていることがある．65 歳以降になると筋肉量が劇的に減少し，80 歳頃までには筋肉量の 30 ～ 40%[1]，80 歳以上では 50% 以上の減少が認められる[2]．また，安静臥床によって筋肉量は 1 日約 0.5% 減少し，筋力は 0.3 ～ 4.2% 減少するという報告もある[3]．低栄養は，免疫力や治癒力の低下からフレイルやサルコペニアの引き金になり，さまざまな臨床的アウトカムに悪影響を及ぼすことが知られている．

　厚生労働省の平成 27 年（2015 年）1 月の発表では，日本の認知症患者数は平成 24 年（2012 年）時点で約 462 万人，認知症の前段階である「軽度認知障害（mild cognitive impairment：MCI）」は約 400 万人と推測されている．平成 7 年度東京都社会福祉基礎調査「高齢者の生活実態」によると，65 歳以上の認知症患者（$n = 123$）の内訳としては，アルツハイマー型認知症（Alzheimer's disease：AD）は 43.1%，脳血管性認知症は 30.1% であり，MCI の罹患率は 65 歳以上で 10 ～ 20%[4]，AD の約 1.5 ～ 2 倍である．MCI を有する者の 10 ～ 15% が，その後 1 年間で認知症に移行するという報告があり[5]，ADNI（Alzheimer's disease neuroimaging initiative）のデー

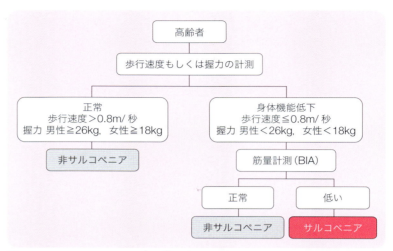

図1 サルコペニアのアルゴリズム（AWGS）
(Chen LK, et al. J Am Med Dir Assoc 2014；15：95-101[12]より)

タにおいても，MCIからADへの移行率は1年間で16%であった[6]．脳血管障害は，認知機能に影響を及ぼす神経系や精神系疾患などが原因となり，MCI全体では約70%が認知症に進行する．とくに，健忘性MCIの多くは進行し，無治療であれば4年後には50%，最終的には90%以上がADに進展するという報告がある[4]．アミロイドβ蛋白質（amyloid-β peptide：Aβ）の蓄積の開始から10～20年経過した後にMCIを発症し，その数年後にADに転化するとされている[4,7]．脳の中で，まずAβが，次にリン酸化タウ蛋白が凝集して沈着し，最後に神経細胞が障害される．健忘性MCIの段階で，すでにAβが脳内に蓄積していると考えられている[8]．

ADを発症してから1年で体重減少が4%以上あると急速な認知機能低下が認められ，6カ月以上でMMSE（Mini Mental State Examination）が3点以上低下し[9]，除脂肪体重，つまり筋肉量がADの初期で減少し[10]，認知症高齢者はそうでない人に比べて8倍転倒しやすい[11]という報告がある．このように，フレイルやサルコペニア，認知症は関連性があることがうかがえる．

低栄養対策
―ロイシンとビタミンDを中心に

高齢者施設の場合，ほとんどの者がフレイルやサルコペニア〔2014年のAWGS（Asian Working Group for Sarcopenia）の診断基準にて（図1）[12]〕，MCIを含めた認知症のいずれか，または複数に該当する．これらの予防のためには，種々の危険因子のなかで，骨格筋の不使用，低栄養といった可変因子の改善に焦点を当てた介入が有効であるが[13]，とくに要介護状態にある高齢者の場合，レジスタンストレーニングの実施や食事量を増やし，継続していくことは困難である．そこで医療や介護現場では，少量でエネルギー量が多く，効率のよいものを多く用いる傾向にある．

低栄養に関連したサルコペニアの対策としては，高エネルギー・高たんぱく質による栄養管理が主流であり，とくに分岐鎖アミノ酸（branched-chain amino acid：BCAA）であるロイシンやビタミンDの摂取が注目されてい

る．日本人高齢者の平均たんぱく質摂取量は 0.8 g/kg/ 日前後とされているが，健常な高齢者の場合でも健康維持には少なくとも 1.0 g/kg/ 日以上[14]，サルコペニアがある場合には 1.2 〜 1.5 g/ kg/ 日程度か，それ以上の摂取が必要とされている[15]．高齢者は若年者と比べ筋蛋白質合成能力が低下しており[16]，若年者および高齢者の両方において，1 食当たり 25 〜 30 g 程度のたんぱく質摂取は筋蛋白質合成能力を最大限に刺激するが，1 食当たり 20 g 未満程度であると，高齢者の場合は筋蛋白質合成速度は遅くなる[14]．とくにロイシンは，細胞内の mTORC1 を活性化し，筋蛋白質合成刺激因子としてもっとも強力である[17]が，ロイシンに対する筋蛋白質合成能力は加齢にともない低下する[18]．また，ロイシンのみの単独摂取では，バリン，イソロイシンをはじめ他の必須アミノ酸（essential amino acids：EAA）の血中濃度が低下し，筋蛋白質合成が維持されにくくなるため，EAA を併用する必要がある．また，安静時，運動時ともにロイシン（40%）高配合 EAA 3 g 摂取は，ホエイプロテイン 20 g 摂取に相当する筋蛋白質合成の亢進を引き起こすことが認められた[19]．

また，ビタミン D については，骨以外の骨格筋などの組織にも何らかの本質的な役割を果たしている可能性が示唆され[20]，筋肉にはビタミン D 受容体（VDR）が存在し，VDR 欠損マウスでは正常な筋細胞に分化できず，小さな筋線維が認められ，VDR を介して筋肉に対して作用していると考えられている[21]．活性型ビタミン D には，筋細胞の異常に拮抗する役割があり，さらに，筋肉の緊張や収縮の調整に関連するカルシウム代謝を正常化する働きも報告されている[21]．ビタミン D 欠乏は，転倒や骨折などから身体活動が低下し，筋肉量を減少させフレイルやサルコペニアのリスクを高めるおそれがあり，ビタミン D の摂取量や血中濃度は筋力や身体機能と関連している[22]．体内におけるビタミン D 量は，食物からのビタミン D 摂取とその吸収，紫外線による皮膚でのビタミン D 前駆体や肝臓・腎臓経由での活性型ビタミン D の合成能力が関与するが，その合成能力は加齢とともに低下する傾向にある[23]．ビタミン D のサプリメントを 700 〜 1,000 IU/ 日摂取していると，高齢者の転倒リスクが 19% 減少した[24]．ビタミン D は，アポトーシス（apoptosis）によって死滅する骨芽細胞を保護しながら骨代謝回転を刺激し，筋肉では II 型筋線維の機能を維持する作用が報告されている[22]．また，認知機能低下とビタミン D との関連も報告されており，さらに，メタアナリシスでは，血中ビタミン D 濃度の低下は認知機能の低下や AD のハイリスクであると報告しているが，関連がないという報告もある[25]．

高齢者施設での介入研究の結果より

加齢が進行すると食事回数や量を増やすことがむずかしい場合が多く，上記の栄養素とエネルギー代謝効率の高い中鎖脂肪（medium chain triglyceride：MCT）との組み合わせにより相乗効果があると考えた．

MCT は門脈を通って直接肝臓に運ばれ，素早くエネルギー源として使用されるが，中鎖脂肪酸（medium chain fatty acid：MCFA）は長鎖脂肪酸（long chain fatty acid：LCFA）に比べ，アセチル CoA に代謝されるまでの β 酸化に移行する速度が 5 倍速く体内で燃焼（分解）されている[26]．MCFA は代謝されケトン体となり，骨格筋や脳，心臓など，肝臓以外の各組織でエネルギー源として利用されている．

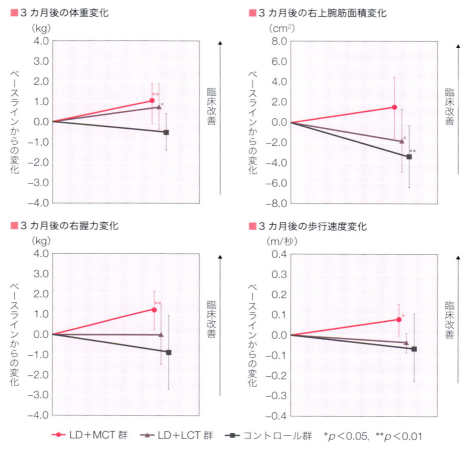

図2　3カ月後の体重，筋量，身体機能の変化

(Abe S, et al. J Nutr 2016；146：1017-26[32] より)

また，MCTに含まれるオクタン酸を摂取することで，血中のアシル化グレリン濃度が上昇する[27]．低栄養・低体重者がMCTを経口摂取することで，活性化グレリンが上昇し，摂食亢進，体重増加による栄養改善が期待できる可能性がある．また，ヒトの脳が使用するエネルギーは，平常時ではグルコース100％であるが，絶食時には約60％以上をケトン体が占めている[28]．PET（positron emission tomography）検査でAD罹患者の脳を解析したところ，健常者の脳と比べてグルコースの取り込みが著しく低下しており[29]，ADでは，脳でのグルコースからのエネルギー供給量が乏しくなり，脳細胞の機能障害を起こしている可能性が示されている．またMCTは，門脈経由にて肝臓で優先的にβ酸化を受けるため，絶食状態でなくてもケトン体は生成される[30]．ADモデルマウスを用いた研究では，血中ケトン体濃度と，脳内のAβの蓄積が逆相関するとの報告がある[31]．

そこで，高齢者施設に入所している65歳以上を対象に無作為化並行群間試験を行った．通常の食事に加え，夕食にロイシン（40％）高配合EAA 3 g＋ビタミンD 20 μg（800 IU）＋MCT 6 gを摂取するLD＋MCT群（$n = 13$），比較対照群として，ロイシン（40％）高配合

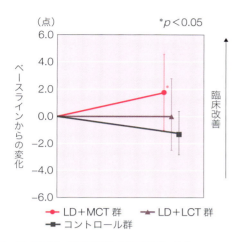

図3 3カ月後の認知機能（MMSE）変化
（Abe S, et al. J Nutr Sci Vitaminol 2017；63：133-40[33]より）

EAA 3 g＋ビタミンD 20 μg（800 IU）＋LCT（long chain triglyceride）6 gを摂取するLD＋LCT群（$n = 12$），コントロール群（$n = 11$）の3群に分け，3カ月間介入したところ，筋肉量や筋力，認知機能が改善する可能性がLD＋MCT群で示された（図2, 3）[32, 33]．また，3つの栄養素の中でもっとも影響が大きかったのはMCTであると比較対照群（LD＋LCT群）から推測できる．

高齢者施設の場合，平均年齢が80歳代後半と高く，レジスタンストレーニングを行えない場合がほとんどである．しかし，サルコペニアが顕在している高齢者に，レジスタンストレーニングと併用してBCAAおよびビタミンDを摂取させたところ，骨格筋量の増大，ADLの改善を認めた[34]．また，リハビリテーションを行う高齢者にたんぱく質とMCTを用いたところ，栄養改善や体重増加につながり，入院期間の短縮やADLの改善効果があることが示されている[35]．

このことから，レジスタンストレーニングと併用することにより，さらなる効果が期待できると考えられる．

今回の介入研究を通じて，LD＋MCT群では，集中力が増し自力摂取に結びつく場合や，依存行為の軽減，発語数が増え，表情が明るくなった高齢者が数多く現れた．反対にコントロール群やLD＋LCT群では，MMSEの実施中に日付や場所などが答えられずに不安な表情や涙ぐむ様子がうかがえた．いままで当たり前のように行えたことが徐々に行えなくなっていくことへの不安を常に感じている．そのような高齢者への一助になることを心より願う．

おわりに

平成27年（2015年）度以降，以前よりも増して在宅復帰が強化され，当施設でも在宅復帰率30〜50％以上で推移している．しかし，急性期病院から入所される方が90％程度と重度化している状況にあり，看取りを目的としている場合も増え，われわれに求められるものが多くなっていくことが予想される．その方のQOL（quality of life）や目標はどこにあるのかを見据えつつ，日頃行っている栄養ケアを客観的に評価，検証し，より効果的な方策を見出していく必要がある．今後さらなる検証が希求される．

文献

1) Leeuwenburgh C. Role of apoptosis in sarcopenia. J Gerontol A Biol Sci Med Sci 2003；58：999-1001.
2) Baumgartner RN, Koehler KM, Gallagher D, et al. Epidemiology of sarcopenia among the elderly in New Mexico. Am J Epidemio 1998；147：755-63.
3) Wall BT, van Loon LJ. Nutritional strategies to attenuate muscle disuse atrophy. Nutr Rev

2013 ; 71 : 195-208.
4) Petersen RC. Clinical practice. Mild cognitive impairment. N Engl J Med 2011 ; 364 : 2227-34.
5) Petersen RC, Stevens JC, Ganguli M, et al. Practice parameter : early detection of dementia : mild cognitive impairment (an evidence-based review). Report of the Quality Standards Subcommittee of the American Academy of Neurology. Neurology 2001 ; 56 : 1133-42.
6) Petersen RC, Aisen PS, Beckett LA, et al. Alzheimer's Disease Neuroimaging Initiative (ADNI) : clinical characterization. Neurology 2010 ; 74 : 201-9.
7) Aisen PS, Petersen RC, Donohue MC, et al ; Alzheimer's Disease Neuroimaging Initiative. Clinical Core of the Alzheimer's Disease Neuroimaging Initiative : Progress and plans. Alzheimers Dement 2010 ; 6 : 239-46.
8) 鈴木　裕．軽度認知障害．日大医学雑誌 2012 ; 71 : 385-9.
9) Soto ME, Secher M, Gillette-Guyonnet S, et al. Weight loss and rapid cognitive decline in community-dwelling patients with Alzheimer's disease. J Alzheimers Dis 2012 ; 28 : 647-54.
10) Burns JM, Johnson DK, Watts A, et al. Reduced lean mass in early Alzheimer disease and its association with brain atrophy. Arch Neurol 2010 ; 67 : 428-33.
11) Allan LM, Ballard CG, Rowan EN, Kenny RA. Incidence and prediction of falls in dementia : a prospective study in older people. PLoS One 2009 ; 4 : e5521.
12) Chen LK, Liu LK, Woo J, et al. Sarcopenia in Asia : consensus report of the Asian Working Group for Sarcopenia. J Am Med Dir Assoc 2014 ; 15 : 95-101.
13) Fiatarone MA, O'Neill EF, Ryan ND, et al. Exercise training and nutritional supplementation for physical frailty in very elderly people. N Engl J Med 1994 ; 330 : 1769-75.
14) Layman DK, Anthony TG, Rasmussen BB, et al. Defining meal requirements for protein to optimize metabolic roles of amino acids. Am J Clin Nutr 2015 ; 101 : 1330S-8.
15) Deutz NE, Bauer JM, Barazzoni R, et al. Protein intake and exercise for optimal muscle function with aging : recommendations from the ESPEN Expert Group. Clin Nutr 2014 ; 33 : 929-36.
16) Moore DR, Churchward-Venne TA, Witard O, et al. Protein ingestion to stimulate myofibrillar protein synthesis requires greater relative protein intakes in healthy older versus young men. J Gerontol A Biol Sci Med Sci 2015 ; 70 : 57-62.
17) Churchward-Venne TA, Burd NA, Mitchell CJ, et al. Supplementation of a suboptimal protein dose with leucine or essential amino acids : effects on myofibrillar protein synthesis at rest and following resistance exercise in men. J Physiol 2012 ; 590 : 2751-65.
18) Dardevet D, Sornet C, Balage M, Grizard J. Stimulation of *in vitro* rat muscle protein synthesis by leucine decreases with age. J Nutr 2000 ; 130 : 2630-5.
19) Bukhari SS, Phillips BE, Wilkinson DJ, et al. Intake of low-dose leucine-rich essential amino acids stimulates muscle anabolism equivalently to bolus whey protein in older women at rest and after exercise. Am J Physiol Endocrinol Metab 2015 ; 308 : E1056-65.
20) Ceglia L. Vitamin D and its role in skeletal muscle. Curr Opin Clin Nutr Metab Care 2009 ; 12 : 628-33.
21) Endo I, Inoue D, Mitsui T, et al. Deletion of vitamin D receptor gene in mice results in abnormal skeletal muscle development with deregulated expression of myoregulatory transcription factors. Endocrinology 2003 ; 144 : 5138-44.
22) Montero-Odasso M, Duque G. Vitamin D in the aging musculoskeletal system : an authentic strength preserving hormone. Mol Aspects Med 2005 ; 26 : 203-19.
23) Johnson MA, Kimlin MG. Vitamin D, aging, and the 2005 Dietary Guidelines for Americans. Nutr Rev 2006 ; 64 : 410-21.
24) Bischoff-Ferrari HA, Dawson-Hughes B, Staehelin HB, et al. Fall prevention with supplemental and active forms of vitamin D : a meta-analysis of randomised controlled trials. BMJ

2009 ; 339 : b3692.
25) McGrath J, Scragg R, Chant D, et al. No association between serum 25-hydroxyvitamin D3 level and performance on psychometric tests in NHANES III. Neuroepidemiology 2007 ; 29 : 49-54.
26) Furman RH. Effects of medium-chain length triglycerides on serum lipids. In : Senior JR, editor. Medium Chain Triglycerides : University of Pennsylvania Press ; 1968. p51-61.
27) Nishi Y, Mifune H, Kojima M. Ghrelin acylation by ingestion of medium-chain fatty acids. Methods Enzymol 2012 ; 514 : 303-15.
28) Cahill GF Jr. Fuel metabolism in starvation. Annu Rev Nutr 2006 ; 26 : 1-22.
29) Herholz K. PET studies in dementia. Ann Nucl Med 2003 ; 17 : 79-89.
30) Pi-Sunyer FX, Hashim SA, Van Itallie TB. Insulin and ketone responses to ingestion of medium and long-chain triglycerides in man. Diabetes 1969 ; 18 : 96-100.
31) Van der Auwera I, Wera S, Van Leuven F, Henderson ST. A ketogenic diet reduces amyloid beta 40 and 42 in a mouse model of Alzheimer's disease. Nutr Metab (Lond) 2005 ; 2 : 28.
32) Abe S, Ezaki O, Suzuki M. Medium-Chain Triglycerides in Combination with Leucine and Vitamin D Increase Muscle Strength and Function in Frail Elderly Adults in a Randomized Controlled Trial. J Nutr 2016 ; 146 : 1017-26.
33) Abe S, Ezaki O, Suzuki M. Medium-Chain Triglycerides in Combination with Leucine and Vitamin D Benefit Cognition in Frail Elderly Adults : A Randomized Controlled Trial. J Nutr Sci Vitaminol 2017 ; 63 : 133-40.
34) Yoshimura Y, Uchida K, Jeong S, Yamaga M. Effects of Nutritional Supplements on Muscle Mass and Activities of Daily Living in Elderly Rehabilitation Patients with Decreased Muscle Mass : A Randomized Controlled Trial. J Nutr Health Aging 2016 ; 20 : 185-91.
35) NPO法人 PEGドクターズネットワーク．経腸栄養に用いられる製剤および食品．http://www.peg.or.jp/lecture/enteral_nutrition/C4-07-03.html

*　　　*　　　*

Part 2 セッティング別 低栄養マネジメント

在宅における低栄養対策

佐々木　淳
Sasaki, Jun
医療法人社団悠翔会

Keyword 在宅高齢者，低栄養，在宅栄養サポート

在宅医療の現場における低栄養の現状と課題

　在宅高齢者は低栄養が多い．東京都高齢者医療センターの板橋区における調査では，70歳以上の在宅高齢者のうち7.1％が低栄養であったという報告がある[1]．また，当院にて在宅療養支援を行っている高齢患者についてMNA®-SFで評価をしたところ，50％が低栄養，49％がAt riskの状態であった[2]．しかし，現状では，在宅高齢者の低栄養に対しては，十分な支援が行われていない．

　その最大の理由は，低栄養に対する無知と無関心である．年齢とともに食事量や体重が減少していくことは，「年齢相応」として，本人，家族，そしてケアにかかわる介護専門職も違和感なく受け入れていることが多い．また，在宅医や訪問看護師などの医療専門職においても，低栄養という病態に対する認知度が低い．もちろん，加齢にともない基礎代謝や消化管機能は低下していく．しかし，不十分な栄養管理により，低栄養，サルコペニア，フレイル，そして廃用症候群と負のスパイラルに陥り，老化のプロセスを加速させているケースが目立つ．

　これらは高齢者にとって要介護状態になるリスクを高めるとともに[3]，誤嚥性肺炎の独立したリスク要因でもある[4]．誤嚥性肺炎は摂食嚥下機能の低下を招くことが多く，また高齢者の主たる死因の一つでもある[5]．

　在宅高齢者の健康を守るために，まずは低栄養という病態に対して地域住民や専門職に対する認知度を上げていかなければならない．

　一方で，低栄養であることを認識できても，適切な栄養ケアにつなぐことがむずかしいという実情もある．

　その理由の一つは，栄養ケアを提供できる地域資源の不足である．

　栄養サポートを提供するためには，嚥下機能評価，口腔機能訓練を中心としたリハビリテーションや生活環境調整，適切な食事指導や処方の見直しなどが必要になるが，これらに在宅で対応できる専門職（在宅医・歯科医師・歯科衛生士・管理栄養士・言語聴覚士・薬剤師など）が絶対的に不足している．地域で低栄養を理解している専門職が，専門外の領域までカバーすることで，かろうじて栄養ケアを提供している

現場が多いと思う．

また，経済的な理由でサービスが十分に提供できないことも多い．

在宅における栄養サポートは医療保険・介護保険を組み合わせて行われる．とくに介護保険は，要介護度に応じた給付の上限がある．要介護高齢者の場合，一般には生活支援のための介護保険サービスを優先せざるをえないため，訪問リハビリテーションや訪問看護などの提供量は制限されることが多い．医療保険には給付の上限はないが，高齢世帯には経済的な理由により自己負担の増大が受け入れられないというケースも少なくない．

病態や口腔機能・嚥下機能に応じた食事を家庭内の調理で提供することがむずかしい場合，栄養補助食品や機能性食品の活用が効果的である．しかし，処方可能な一部の製品を除き，その多くは通常の食事に比較して高額であり，経済的理由から敬遠されることが多い．

在宅栄養サポートを進めるために

では，どのように在宅栄養サポートを進めていけばよいだろうか．

■低栄養に気づく

低栄養のケースに遭遇した場合，まずは患者本人・家族および在宅ケアにともにかかわる医療介護専門職全体で課題意識を共有する必要がある．

現状，低栄養に対する認知度は低く，これが栄養サポートを提供していくうえでの最大の障壁となっている．ケースごとの個別の介入だけではなく，地域住民や地域の専門職に対する講演会や研修会などの啓発活動などにも積極的に取り組む必要があると思う．

■低栄養の原因のアセスメント

低栄養の原因は多岐にわたるが，在宅高齢者の場合，複数の要因が重なっていることが少なくない．また，在宅における特異的な低栄養の要因の存在に留意する必要がある．

摂食障害＝嚥下障害と考える医療介護職が多いが，在宅高齢者の場合，低栄養の要因として嚥下障害が関与しているケースはむしろ少数である．嚥下機能は低下していないから大丈夫，ではなく，俯瞰的な視野で低栄養の原因をアセスメントし，必要な支援につなぐ必要がある．

❶口腔面

歯牙の減少，う歯，歯周病，義歯の不適合，唾液分泌の減少・口腔内の乾燥，味覚障害，舌の運動機能低下，口腔清掃が十分できていないなど，在宅高齢者は口腔内に何らかの問題をもっている．しかし，これらの多くは放置されている．これが低栄養の主因であるとは限らないが，口腔内の環境を良好に保つことは，低栄養の改善のみならず誤嚥性肺炎の予防という視点からも非常に重要である．口腔内に課題がある場合には，歯科医師・歯科衛生士に一度は相談をしておくべきである．

❷身体面

身体機能の低下に応じたポジショニングやシーティングが適切に行われていないケースが多い．これにより作業能力が制限され，食事が十分に摂取できない原因になっていることがある．テーブルの高さを微調整する，車椅子にバックサポートを入れるなどの小さな工夫で，食事量が回復するケースは少なくない[6]．リハビリテーション専門職による在宅でのアセスメント，福祉用具や支援機器の活用，住宅改修などを検討する．

❸ 精神面

在宅高齢者の場合，認知症にともなうアパシーや抑うつが高い頻度で存在する．これらは食欲を低下させ，低栄養の要因になりうる．認知症の場合は，進行すると中核症状としての失認・失行（食事を認識できない，食事の手順がわからない）が出現する．また，認知症の行動・心理症状としての拒食などがみられることがある[7]．状況に応じた適切なケアを行うとともに，薬物治療が選択されることもある．必要に応じて精神科医に在宅でのアセスメントを依頼する．

❹ 薬剤面

在宅高齢者の多くはポリファーマシーの状態にある[8]．薬剤の副作用による意識レベルの低下，錐体外路症状，唾液の分泌減少などが摂食機能を低下させているケースは少なくない．とくに，抗コリン作用を有する薬剤，入眠導入剤，抗てんかん薬や一部の抗認知症薬，鎮静剤（とくに認知症の行動・心理症状に対し処方されることが多い）を服用しているケースでは注意が必要である[9]．複数医療機関から多数の処方を受けている場合には，処方の整理がむずかしい．処方内容を一元管理する主治医を決めて，できれば処方も主治医からのものに一本化したい．薬剤の服用状況や副作用のチェックには，薬剤師による訪問服薬指導を活用できる．

❺ 社会面

加齢にともない，身体機能的あるいは経済的に食事を準備することがむずかしくなってきているケースが増えていく．とくに老々世帯，独居世帯においては買い物に行く頻度が減少し，栄養面や衛生面で問題が発生しやすい．外出が困難になっている場合，要介護認定および介護サービスの導入を検討する必要がある．また，宅配食なども活用できる．経済的な問題がある場合は，必要な社会支援が受けられるよう，地域包括支援センターなどの行政機関との連携を行う．

❻ 食事面

介護サービスや宅配食を導入しても，食事がおいしくない，という理由で食べないケースも少なくない．公的サービス導入と同時に，病名に応じて食塩制限などの食事制限をかけられることが多いが，とくに，これまで味付けのしっかりしたものを食べてきた人に食塩制限を課すと，味がしないといってさらに食べなくなる人がいる．高齢者の場合には，重度の心不全や肝硬変・腎不全などを除き，厳格な食塩制限は必要ないと考えてよいと思う．実際，高齢者に対する食塩制限による死亡リスクの軽減効果は少ない[10]．

糖尿病や脂質代謝異常症などで食事制限を長年受けてきた人の場合，とくに肉類や卵などを避ける傾向があるが，生活習慣病に対する食事制限の必要性は加齢にともない相対的に低下していく．糖尿病の治療基準なども緩和されている[11]．在宅高齢者の場合には，摂取過剰よりも不足のほうが問題になることが圧倒的に多いため，栄養指導の際には，食事制限よりも摂取目標という形で示したほうがよい．

❼ 疾患面

在宅高齢者の多くは多系統にわたる複数疾患を有している．慢性感染症・自己免疫疾患・悪性腫瘍などの慢性消耗性疾患，胃切除後・慢性的なイレウスなどにともなう消化管機能の低下，慢性呼吸不全などによる基礎代謝の亢進など，さまざまな病態があり，しかもこれらを複数有しているケースも少なくない．病気単位でのアセスメントでは，対応がむずかしいケース

もあり，その人の全体をみて，優先順位を考えながらアセスメントする必要がある．

■目標設定と支援

低栄養の原因をアセスメントしたら，二つの目標を設定して具体的な支援を開始する．

介入期間は3カ月を一つの目安とすることが多い．

❶栄養ステイタスの目標

栄養状態の回復目標を設定する．血中のアルブミン値は，栄養摂取量以外のさまざまな要因の影響を受けること，血液検査が必要になることから，在宅の現場では体重を指標とすることが多い．ただし，浮腫などにより体重を指標としにくいケースもあり，注意が必要である．

なかには老衰の進行や悪性腫瘍の終末期など，栄養状態の改善ではなく，食事を最期まで楽しむ，ということを目的とした支援もある．この場合には，数値目標の設定は適切ではないかもしれない．

❷栄養管理体制の確立

病院NSTと在宅栄養サポートの最大の違いは，介入期間である．病院のNSTは，基本的には入院期間中に限定されるが，在宅栄養ケアはその人が生きているかぎり続く．したがって，専門職で支え続けるのではなく，自立支援，つまり患者本人・家族，介護者が主体となってセルフケアができる体制をつくることが必要になる．

患者本人の残存機能，家族の介護力，世帯の経済力，地域の介護サービスやインフォーマルサービスなどを総合的にアセスメントし，栄養ケアを継続していくための最適な形態を考える必要がある．

■評価とフィードバック

3カ月の間で目標が達成できたか，できなかった場合にはその原因がどこにあるのか，アセスメントから見直す．

そしてふたたび目標を設定し，支援を開始する．

在宅栄養サポートの実際
―私たちの取り組み

医療法人社団悠翔会は，首都圏に12カ所の診療拠点を展開し，約4,000名の在宅患者に訪問診療を提供している．

2006年に東京都千代田区で在宅医療を開始したが，在宅医療を通じて，在宅高齢者の多くが低栄養または誤嚥性肺炎で状態が悪化・死亡していく状況を目の当たりにし，在宅医療における食支援の重要性を痛感した．

2009年，歯科医師・歯科衛生士による摂食嚥下サポートを開始．総合診療を担当する主治医と連携しながら食支援を進め，必要に応じて精神科医や理学療法士が介入できる体制をつくった．2013年から管理栄養士も加わり，主に歯科と管理栄養士が中心となって在宅栄養サポートチーム（在宅NST）として積極的な活動を開始した．2015年に嚥下内視鏡を導入，在宅での嚥下機能評価を開始，2016年には嚥下リハビリテーションの専門医もチームに加わった．現在は，地域の各専門職とフレキシブルに連携しながら，地域の栄養サポートのセーフティネットワークとして機能している．

私たちの在宅NSTは，高齢者の低栄養を改善することで，できるだけ長い間，住み慣れた自宅で生活を楽しめることを目標としている．高齢者の状態の悪化は入院を契機に起こることが多いが，当院の場合，在宅高齢者の緊急入院の約60％が誤嚥性肺炎などの感染症，そして

在宅における低栄養対策

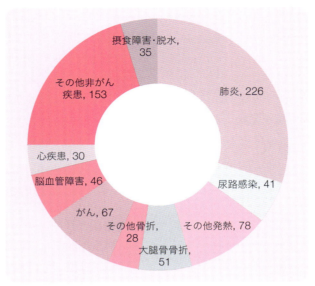

図　高齢者の緊急入院の内訳
2014年1月1日〜12月31日に発生した755件の緊急入院の内訳．肺炎が30％，骨折が11％，摂食障害が5％を占める．
（佐々木　淳，ほか．Medical Alliance 2015；1：71-7[2]）より）

骨折によるものであった（図）[2]．これらはいずれも低栄養が原因となりうる．また，前述のとおり，誤嚥性肺炎は在宅高齢者の主たる死因でもある．

在宅NSTでは，医療的な課題（身体・精神・薬剤・疾患面の原因）は主治医を中心に解決する．口腔・栄養面については在宅NSTを中心に介入するが，ここで主治医が気づかなかった課題がフィードバックされることもある．

私たちがサポートした在宅高齢者の多くは，複数の課題をもっているか，あるいは支援のために歯科・栄養・リハビリテーションなど複数のセクターによる支援を必要とした．在宅で栄養サポートを行っていくためには，本人・家族のみならず，かかわる専門職間および訪問介護やデイサービス・ショートステイなど，ケアを担当する専門職との情報共有が重要になる．栄養サポートを成功させるためには，かかわる全員が目的・目標を共有し，相互の支援状況とそれぞれの役割を理解しておく必要がある．

在宅栄養サポートにおいて大切なこと

在宅での栄養ケアのターゲットは，その人の栄養状態だけではない．その人の生活であり，その人の人生である．

長期的予後の望める小児・難病・障害患者については，医学モデルに基づく介入も重要である．しかし，在宅医療の対象の大部分は高齢者であり，その多くは，人生の最終段階を生きている．低栄養の改善は生命予後を改善しうるが，その改善の幅は，人生の最終段階に近づくほど少なくなっていく．したがって生存期間の延長よりも，生活の質の改善にフォーカスすることがより重要であると思う．

在宅における栄養ケアとは「食べること」．食べることは生活の一部であり，専門職が介入したときだけのものであってはならない．そのためには，栄養ケアの実践をその人の生活のなかに取り込む必要がある．家族の介護負担，経

済的負担にも留意しながら，持続可能な栄養ケアをめざす必要がある．

どんなに栄養価の高い食材も，単なる「栄養補給」では味気ない．個々の栄養成分の充足率ももちろん重要だが，それはよりよい生活・人生のための手段に過ぎない．また，誰と食べるかも非常に重要なファクターである．食はコミュニケーションでもあり，高齢者の場合には，人とのつながりがその人の予後を左右する[12]．

栄養ケアを「充実した楽しい食事」に昇華していくことも，在宅での食支援の重要な役割であると思う．在宅での食支援を通じて，食べることの本来の意味を見直すきっかけにしたい．

文献

1) 鈴木隆雄, 岩佐 一, 吉田英世, ほか. 地域高齢者を対象とした要介護予防のための包括的健診（「お達者健診」）についての研究 1. 受診者と非受診者の特性について. 日本公衆衛生雑誌 2003；50：39-48.
2) 佐々木 淳, 林 裕子. 緊急入院させないための在宅リハビリテーション栄養. Medical Alliance 2015；1：71-7.
3) 内閣府. 第1章 高齢化の状況 第2節 高齢者の姿と取り巻く環境の現状と動向 3 高齢者の健康・福祉. In：平成26年版高齢社会白書（全体版）：2014. p19-30.
4) Maeda K, Akagi J. Sarcopenia is an independent risk factor of dysphagia in hospitalized older people. Geriatr Gerontol Int 2016；16：515-21.
5) 厚生労働省. 平成26年人口動態統計月報年計. http://www.mhlw.go.jp/toukei/list/81-1 a.html
6) 迫田綾子. 誤嚥を予防する食事支援のためのポジショニング教育スキームの汎用化：平成24年〜26年度科学研究費助成事業研究成果報告書；2015.
7) 高橋 智. 認知症のBPSD. 日本老年医学会雑誌 2011；48：195-204.
8) 厚生労働省. 年齢階級別にみた薬剤種類数別件数の構成割合・1件当たり薬剤種類数（平成26年6月審査分）. In：平成26年社会医療診療行為別調査の概況：2015. p19.
9) 日本老年医学会, 編. 高齢者の安全な薬物療法ガイドライン2015：メジカルビュー社；2015.
10) Bibbins-Domingo K, Chertow GM, Coxson PG, et al. Projected effect of dietary salt reductions on future cardiovascular disease. N Engl J Med 2010；362：590-9.
11) 高齢者糖尿病の治療向上のための日本糖尿病学会と日本老年医学会の合同委員会. 高齢者糖尿病の血糖コントロール目標について：2016.
12) Berkman LF. The role of social relations in health promotion. Psychosom Med 1995；57：245-54.

地域へ飛び出す栄養サポート
―WAVESの取り組み

秋山和宏
Akiyama, Kazuhiro

東葛クリニック病院（副院長）／
チーム医療フォーラム（代表理事）

Keyword
WAVES，社会栄養学，
ソーシャル・ニュートリション

　WAVESとはWe Are Very Educators for Society の略で，東口髙志 藤田保健衛生大学医学部教授（日本静脈経腸栄養学会理事長）が提唱された超高齢社会をよりよきものにしていくための社会貢献事業である．提唱者が社会栄養学（ソーシャル・ニュートリション）という表現もされるように，栄養学の新しい地平を拓く概念といえよう．ここ数十年の栄養学の進歩を考えてみると，健常人がより健康になるための栄養学（第一世代）から患者のための栄養学，すなわち臨床栄養学への進化があった（第二世代）．しかしながら，第一世代，第二世代の栄養学をもってしても解決できない高齢者の低栄養問題が，超高齢社会を迎えた日本に表出してきた．いまこそ，第三世代の栄養学が必要になっているのである．

　WAVESを推進していくうえで参考とすべきなのは，日本中の病院で稼働しているNSTである．WAVESの発案者が日本におけるNST発展のためのキーマンであった事実は，決して偶然ではないであろう．NSTの基盤があって，はじめてWAVESの進展があることは間違いない．病院で行われているNSTを地域社会に広げて栄養管理を行っていくという点で，NST発展の手法に多くを学ばなければならないのである．と同時に，もっとも大きな違いがその規模，対象者数である点に注目しなければならない．

　ではここで，WAVESの対象者数について考えてみよう．病院内でのNST対象者は，入院中の数百人の患者である．栄養のスクリーニングを経て低栄養患者を抽出していくため，実際のNST回診で対応する数は数十人に絞り込まれる．一方，WAVESにおいては，その対象者数は桁が5つほど違ってくる．総務省統計局データ（2016年12月1日現在）によれば，現在，日本における65歳の高齢者の数は3,468万人である．そのうち80歳以上は1,044万人，85歳以上は525万人である．平成26年国民健康・栄養調査（2016年4月20日公表）の高齢者のBMI調査結果から算出すると，BMI＜18.5の高齢者は262万人，BMI＜20の高齢者は630万人になる．国民健康・栄養調査は測定に協力できた人のデータであり，体重も測れない寝たきりの高齢者が含まれていない点を考慮すると，BMI＜20の630万人という数字はかなり控えめな数字といえる．まずは，低栄養リスクのある高齢者が630万人以上存在しているという数字を押さえていただきたい．

　ここで，視点をマネジメントの世界に切り替えてみたい．世の中にイノベーションを起こすには，早い物好きの「イノベーター」や「アーリーアダプター」への浸透が重要と指摘されている．その比率は，全体の2.5%と13.5%の合わせて16%である（図）．平たく表現すると，構成員の16%以上に認知されたり，購入されたりすると，一気にブームが訪れるという（引用：エベレット・M・ロジャース「普及率16%の論理」）．

　先ほど，65歳以上の高齢者は約3,500万人と紹介した．その16%は，555万人である．先の日本の低栄養リスクのある高齢者630万人と考え合わせると，WAVESの対象者は600万人以上ととらえてよさそうである．気が遠くなるような数ではあ

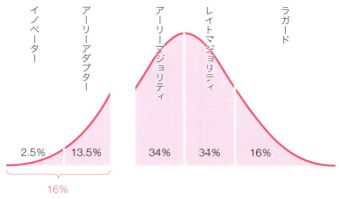

図　エベレット・M・ロジャースによる「普及率16%の論理」

るが，それに対応できる仕組みを構築すればよいだけの話である．そのために，WAVESというまったく新しい社会システムが必要なのだともいえる．

WAVESには，重要な柱となる3つのプロジェクトがある．

1. 「元気に食べていますか？」
2. 市民アカデミー
3. WAVESベース

それらは，「気づき」，「学び」，「実践」という3つの概念にも落とし込まれている．第1の柱で土地を耕し，第2の柱で種を蒔き，第3の柱で収穫を行うというイメージである．

第1の柱の「元気に食べていますか？」は，日本の高齢者の低栄養問題を社会に啓発していく活動である．NST黎明期を思い出していただきたい．入院患者に低栄養状態が多いと認識できたことがすべてのはじまりであった．同様に，社会のなかで低栄養高齢者の多さを認識することがはじめの一歩となる．有志の医療人約70名が全国から集まり，街頭で問診，身体計測などを行い，低栄養問題に関するパンフレットやキャンペーン用トートバッグ，栄養剤を配布している．

第2，第3の柱については簡単にだけ触れる．第2の柱は市民栄養教育である．ここでもNSTを例に出すと，病院のなかで医師，看護師，薬剤師などの医療スタッフに栄養教育を施したときにNST発展の種が蒔かれたのである．同様に市民に栄養教育を本格的に施し，栄養に対する市民の意識が変わるとき，社会に大きな変化が起きるはずである．第3の柱は，NSTにおける回診に当たるものである．具体的にはまだ言及できないが，地域社会における直接的な働きかけを行っていくことをイメージしていただければよい．

最後に，WAVESは超高齢社会をよりよきものにするためのソーシャル・キャピタルに進化していくことを申し上げたい．八方塞がりに見える課題先進国の日本ではあるが，栄養を切り口にした社会への取り組みによって，明るい未来が待っていることを私は確信している．

Part 3
病態別 低栄養マネジメント

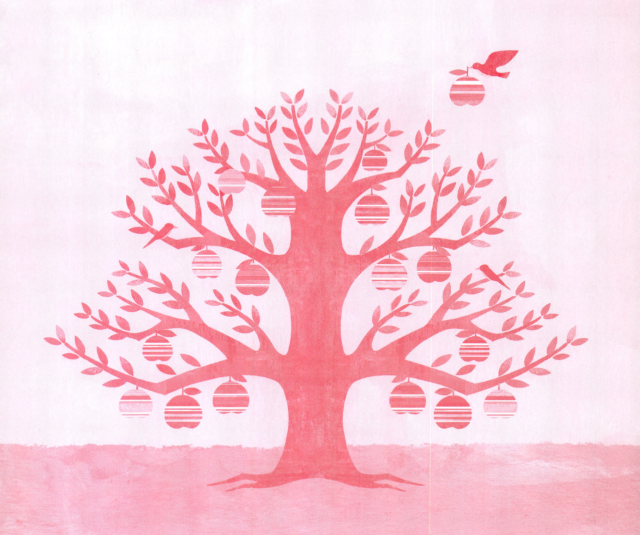

Part 3 病態別 低栄養マネジメント【急性疾患】

脳卒中

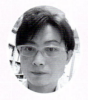

高畠英昭
Takahata, Hideaki
長崎大学病院
リハビリテーション部

Keyword 脳梗塞，脳出血，くも膜下出血，栄養不良，栄養障害

脳卒中―オーバービュー

　脳卒中とは，脳の血管が詰まって起こる脳梗塞，脳の血管が破れて起こる脳出血，脳動脈瘤が破裂して起こるくも膜下出血の総称であり，ほかに脳梗塞の症状が短時間で消失する一過性脳虚血発作（transient ischemic attack：TIA）がある[1]．突然発症することが特徴である．以前は，脳出血が多いことが日本人の脳卒中の特徴とされていたが，近年，出血性脳卒中の割合は減少し，現在，約7割が脳梗塞，2割が脳出血，1割がくも膜下出血である．

　脳卒中は，がん・心疾患・肺炎に次いで日本人の死因第4位である．ここ20年で死亡数は減少傾向ながら，本邦における脳卒中の発症率は心筋梗塞の3～10倍といわれており，高齢化の進行にともない脳卒中を発症する人は年々増加している．死因第1位のがんの総患者数約140万人に対して，脳卒中の総患者数は約120万人である．医療の進歩にともない死亡数は減少したものの，生存者の多くに後遺症が残る．脳卒中の後遺症として代表的なものに，麻痺，言語障害（失語症，構音障害），嚥下障害，感覚障害，視力視野障害，高次脳機能障害（失行，失認，注意障害，記憶障害など），気分障害（抑うつ）などがある．

　急性期病院退院時に死亡退院が約1割，在宅復帰できる者が4～5割，残りは回復期病院その他の病院・施設へ転院・転所を余儀なくされる．急性期病院退院時の生存者のうち，10年で約50％が死亡し，60％に後遺症が残存し，20％が脳卒中を再発する．脳卒中は要介護の原因の第1位（18.5％）であり，寝たきりの原因（要介護5）の第1位（34.5％）である．死因第2位の心疾患にかかる年間の医療費9千億円に対し，死因第4位の脳卒中にはその2倍の1兆8千億円が使われており，これは総医療費の約1割にあたる．

　栄養不良は急性脳卒中患者およびリハビリテーション期間中に頻繁に認められ，患者の転帰不良と関連している[2,3]．

脳卒中患者における低栄養の有病率

　急性脳卒中患者の約5割が入院時に低栄養

であると推定されているが，脳卒中後の低栄養の有病率は報告によって異なる．18の研究の系統的レビューでは，栄養不良の頻度は6.1〜62%であった[4]．有病率の違いは，評価のタイミング，脳卒中のタイプ（虚血性と出血性），合併症の病状の違いなどに起因すると思われるが，同時に，栄養評価法の違いにも影響を受ける．入院期間が長くなりリハビリテーションの効果が減少すると，栄養不良はさらに蔓延する．急性脳卒中患者104人の研究では，入院時にたんぱく質・エネルギー栄養障害（protein-energy malnutrition：PEM）が16.3%であり，入院中の患者では7日目に26.4%，14日目に35%に増加した[5]．

栄養不良のリスク因子

嚥下障害は，脳卒中患者における栄養障害の代表的なリスク因子である．49人の脳卒中患者の前向き研究において，リハビリテーション病院入院時の嚥下障害と栄養摂取量が栄養不良の強力な予測因子であることが示されている[6]．嚥下障害のほかに，意識障害，口腔内不衛生，うつ，不動，疲労，顔面や上肢の運動障害などが低栄養の原因になる[7]．また，脳卒中重症度も栄養障害のリスク因子である．重症度の高い病型である脳出血では，脳梗塞よりも高頻度に栄養障害が起こる[6]．一方，脳卒中の病巣部位・利き手の麻痺・社会経済的地位や教育には，栄養不良と有意な関連はないようである[5,6]．

栄養摂取量の不足だけでなく，回復過程における代謝の増加にも注意を要する．とくに，急性期〜回復期におけるリハビリテーションによるエネルギー消費の増加を見逃さないことが重要である．また，脳卒中においては，患者の多数が65歳以上の高齢者であり，既存の栄養障害がある場合には栄養状態悪化のリスクを高める可能性がある．10日間のベッド上安静で，健常成人でも筋蛋白合成は30%減少し，脚の筋肉の重さは6%減少し，筋力は16%減少する[8]．したがって，脳卒中患者においては，嚥下障害や意識障害の有無にかかわらず栄養摂取状況を綿密にモニターすることが必要である．

有害事象の要因としての栄養障害

栄養障害は，虚血性・出血性どちらの脳卒中においても予後不良の予測因子である[2,6]．入院時のPEMは，虚血性脳障害のメカニズムに影響を与え脳梗塞回復を阻害するだけでなく，褥瘡および尿路・呼吸器感染症など全身合併症のリスクを高め，入院期間を延長し，死亡率も高める[6]．

脱水は，急性期において血液粘度を増加させ，血圧を低下させることによって脳梗塞を潜在的に悪化させる可能性がある．また，脱水により脳卒中再発リスクは増加し，生存率は低下する．

栄養状態の評価

脳卒中の栄養評価は，普遍的に受け入れられている栄養不良の定義や評価のためのゴールドスタンダードがないため，必ずしも単純な作業ではない[5]．通常は，脳卒中における栄養評価においても，一般的に用いられているアルブミン・プレアルブミン（トランスサイレチン）・トランスフェリンの血清レベル，総リンパ球数，体重およびBMI，上腕三頭筋皮下脂肪厚，上腕筋囲長などが用いられる．脳卒中急性期にエネルギー消費が増大するかどうかは議論の余地があるが，脳卒中においても他の疾患と同様

に，アルブミン・プレアルブミン・トランスフェリン値やリンパ球数は炎症の存在によって影響を受けるため，CRP の値にも注意が必要であり，栄養指標としてアルブミン値を単独で用いることは控えなければならない．アルブミン値だけでなく，栄養障害の評価を単一の指標で行うことは困難であり，複数の指標を組み合わせて行う．また，初期評価だけでなく，最近の摂取エネルギーおよび体重履歴を含む詳細な栄養歴を得ることも重要である．

脳卒中における栄養療法

　動物およびヒト両方の研究で，急性脳卒中後の脳において蛋白質合成が抑制され，酸化ストレスが悪化することが示されている[9]．一方，栄養管理は脳虚血後の回復に有効であると考えられている[10]．栄養介入はまた，肉体的および精神的機能へ肯定的影響を与え，脳卒中リハビリテーションの有効性を高めることができる．脳卒中における栄養療法においては，脳卒中患者の筋肉および脂肪量を減少させないように，また，入院の長期化，機能不良および死を防ぐために，適切な栄養を提供すべきである．

　脳卒中患者に対する栄養投与法の決定は，入院直後に行う．嚥下機能のスクリーニングは，肺炎予防の観点から勧められる．スクリーニングには，本邦では反復唾液嚥下テスト，水飲みテスト，改訂水飲みテスト，食物テスト（フードテスト）がよく用いられる．スクリーニングテストをパスできなかった患者には，さらに嚥下内視鏡や嚥下造影によって適切な食形態・体位を検討する．

嚥下機能評価法

❶ 反復唾液嚥下テスト（repetitive saliva swallowing test：RSST）

　甲状軟骨を触知した状態で 30 秒間に何回空嚥下（唾液の嚥下）ができるかを測定し，3 回未満を陽性（嚥下障害の疑いあり）と判定する[11]．

❷ 水飲みテスト（water swallowing test：WST）

　常温の水 30 mL を注いだ薬杯を椅座位の状態にある患者の健手に渡し，「この水をいつものように飲んでください」と指示し，水を飲み終わるまでの時間，プロフィール，エピソードを測定，観察する[12]．

<u>プロフィール</u>
① 1 回でむせることなく飲むことができる．
② 2 回以上に分けるが，むせることなく飲むことができる．
③ 1 回で飲むことができるが，むせることがある．
④ 2 回以上に分けて飲むにもかかわらず，むせることがある．
⑤ むせることがしばしばで，全量飲むことが困難である．

<u>エピソード</u>
　すするような飲み方，含むような飲み方，口唇からの水の流出，むせながらも無理に動作を続けようとする傾向，注意深い飲み方など

<u>判定</u>
　プロフィール①で 5 秒以内：正常範囲
　プロフィール①で 5 秒以上
　　または，プロフィール②：疑い
　プロフィール③〜⑤　　　：異常

❸改訂水飲みテスト（modified water swallowing test：MWST）

冷水 3 mL をシリンジで口腔底にゆっくり注ぎ，嚥下してもらい，嚥下反射誘発の有無・むせ・呼吸の変化を評価する．評点が 4 点以上の場合は，最大 3 回まで施行し，もっとも悪い評点を記載する[11]．

判定
　判定不能：口から出す，無反応
　1 点：嚥下なし，むせまたは呼吸変化をともなう
　2 点：嚥下あり，呼吸変化をともなう
　3 点：嚥下あり，呼吸変化はないが，むせあるいは湿性嗄声をともなう
　4 点：嚥下あり，呼吸変化なし，むせ，湿性嗄声なし
　5 点：4 点に加え，追加嚥下運動（空嚥下）が 30 秒以内に 2 回以上可能

3 点以下は嚥下障害あり，4 点以上は嚥下障害なしと判定する．

❹食物テスト（food test：FT）

ティースプーン 1 杯（3 〜 4 g）のプリンやゼリーなどを嚥下してもらい，その状態を観察する．嚥下が可能な場合には，さらに 2 回の嚥下運動を追加して評価する．評点が 4 点以上の場合は，最大 3 回まで施行し，もっとも悪い評点を記載する[11]．

判定
　判定不能：口から出す，無反応
　1 点：嚥下なし，むせまたは呼吸変化をともなう
　2 点：嚥下あり，呼吸変化をともなう
　3 点：嚥下あり，呼吸変化はないが，むせあるいは湿性嗄声や口腔内残留をともなう
　4 点：嚥下あり，呼吸変化なし，むせ，湿性嗄声なし，追加嚥下で口腔内残留は消失
　5 点：4 点に加え，追加嚥下運動（空嚥下）が 30 秒以内に 2 回以上可能

3 点以下は嚥下障害あり，4 点以上は嚥下障害なしと判定する．

経口摂取が困難と判定された場合，腸が機能しており他の禁忌がなければ，経腸栄養が好ましい栄養投与法である[5]．経静脈栄養と比較して，経腸栄養はより生理的であるだけでなく，安価であり，合併症も少ない．経鼻胃チューブによる経腸栄養投与は，発症 1 週間以内に開始する．一方，胃瘻（PEG）造設の至適タイミングは不明である．FOOD trial では[13]，脳卒中発症後，最初の 1 〜 2 週間で PEG を受けた患者群の予後は，経鼻胃管を介して栄養投与された患者群よりも不良であったことが示されており，発症直後の PEG 造設は避けたほうがよいように思われる．

一般的には，亜急性期脳卒中で正常な腎機能を有する臨床的に安定した患者には，以下の 1 日の栄養摂取が推奨される[9]．

・非肥満患者では
　　エネルギー摂取量 ≧ 25 kcal/kg
・肥満患者では
　　摂取量が 25 kcal/kg 未満で，
　　炭水化物/たんぱく質比＜ 2.5

嚥下障害患者は，嚥下障害が改善するにつれて経口摂取に戻っていく候補者である．栄養チューブにより栄養管理される脳卒中患者の大部分は，発症数カ月以内に経口摂食に戻る．したがって，栄養チューブの使用はしばしば一時的であり，これらの患者にとってもっとも重要

なことは，経口摂食の再開である．嚥下能力の臨床評価と嚥下障害の適切な食事療法により，多くの患者は経口摂食を再開できるようになる．経口摂食に移行する際には，嚥下能力，水分補給，電解質バランス，体重，呼吸器合併症の綿密なモニタリングが必要である．とくに，脱水・電解質異常をきたさないように注意が必要である．

おわりに

栄養不良は脳卒中患者によく認められ，転帰不良の危険因子である．早期に栄養不良を認識することは非常に重要だが，普遍的に用いられている有効な指標が明らかでないため困難である．栄養介入の恩恵を受ける脳卒中患者を特定し，栄養療法の最適な時期と方法を明らかにするためには，今後もさらなる検討が必要である．

文献

1) 高畠英昭．脳卒中地域連携パス．In：岡田晋吾，田城孝雄，編．スーパー総合医 地域医療連携・多職種連携：中山書店；2015．p74-81.
2) Yoo SH, Kim JS, Kwon SU, et al. Undernutrition as a predictor of poor clinical outcomes in acute ischemic stroke patients. Arch Neurol 2008；65：39-43.
3) Prosser-Loose EJ, Smith SE, Paterson PG. Experimental model considerations for the study of protein-energy malnutrition co-existing with ischemic brain injury. Curr Neurovasc Res 2011；8：170-82.
4) Foley NC, Salter KL, Robertson J, et al. Which reported estimate of the prevalence of malnutrition after stroke is valid? Stroke 2009；40：e66-74.
5) Corrigan ML, Escuro AA, Celestin J, Kirby DF. Nutrition in the stroke patient. Nutr Clin Pract 2011；26：242-52.
6) Chai J, Chu FC, Chow TW, Shum NC. Prevalence of malnutrition and its risk factors in stroke patients residing in an infirmary. Singapore Med J 2008；49：290-6.
7) Mould J. Nurses 'must' control of the nutritional needs of stroke patients. Br J Nurs 2009；18：1410-4.
8) Scherbakov N, Doehner W. Sarcopenia in stroke-facts and numbers on muscle loss accounting for disability after stroke. J Cachexia Sarcopenia Muscle 2011；2：5-8.
9) Aquilani R, Sessarego P, Iadarola P, et al. Nutrition for brain recovery after ischemic stroke：an added value to rehabilitation. Nutr Clin Pract 2011；26：339-45.
10) Prosser-Loose EJ, Verge VM, Cayabyab FS, Paterson PG. Protein-energy malnutrition alters hippocampal plasticity-associated protein expression following global ischemia in the gerbil. Curr Neurovasc Res 2010；7：341-60.
11) 小口和代，馬場 尊，才藤栄一．摂食・嚥下障害のスクリーニングテスト．Journal of Clinical Rehabilitation 2001；10：714-9.
12) 窪田俊夫，三島博信，花田 実，ほか．脳血管障害における麻痺性嚥下障害―スクリーニングテストとその臨床応用について．総合リハビリテーション 1982；10：271-6.
13) Dennis MS, Lewis SC, Warlow C；FOOD Trial Collaboration. Effect of timing and method of enteral tube feeding for dysphagic stroke patients（FOOD）：a multicentre randomised controlled trial. Lancet 2005；365：764-72.

Part 3 病態別 低栄養マネジメント【急性疾患】

ARDS

泉野浩生
Izumino, Hiroo

長崎大学病院
高度救命救急センター

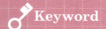 Keyword　ARDS，呼吸不全，肺水腫，栄養療法

病態

　ARDS（acute respiratory distress syndrome）は，先行する基礎疾患・外傷などを契機として急性に発症した重度の低酸素血症で，胸部X線写真上では両側性の肺浸潤影を認め，かつその原因が心不全，腎不全，血管内水分過剰のみでは説明できない病態の総称である[1]．2011年10月にBerlinで開催された欧州集中治療医学会において，診断の特異的向上をめざしてARDSの新たな定義が提唱された（表）．

　原因となる病態および侵襲は，重症肺炎や誤嚥性肺炎など直接肺を損傷するものと，敗血症や重症外傷，熱傷など間接的に起因するものの大きく2つに分けられる．

　好中球やマクロファージなどの炎症細胞が活性化されて神経内分泌系，免疫系に過剰な炎症反応が起こり，各種ストレスホルモン（カテコラミンやコルチゾールなど）やサイトカインが過剰に産生される結果，血管内皮の透過性が亢進する．これらストレスホルモンやサイトカインは筋肉・腸管上皮の蛋白質の崩壊，糖新生，脂肪β酸化を誘導し，脳や損傷部位へグルコースを届けようとする生体の異化反応を起こす（これによって産生されるエネルギーを内因性エネルギーと呼ぶ）（図1）．

　肺では，肺胞毛細血管の透過性が亢進した結果，血管・気管支周囲の間質内に水分が漏出し

表　ARDSの診断基準と重症度分類

重症度分類	Mild 軽症	Moderate 中等度	Severe 重症
PaO_2/F_IO_2（酸素化能，mmHg）	$200 < PaO_2/F_IO_2 \leq 300$（PEEP，CPAP $\geq 5\,cmH_2O$）	$100 < PaO_2/F_IO_2 \leq 200$（PEEP $\geq 5\,cmH_2O$）	$PaO_2/F_IO_2 < 100$（PEEP $\geq 5\,cmH_2O$）
発症時期	侵襲や呼吸器症状（急性/増悪）から1週間以内		
胸部画像	胸水，肺虚脱（肺葉/肺全体），結節ではすべてを説明できない両側性陰影		
肺水腫の原因（心不全，溢水の除外）	心不全，輸液過剰ではすべて説明できない呼吸不全：危険因子がない場合，静水圧性肺水腫除外のため心エコーなどによる客観的評価が必要		

PEEP：positive end-expiratory pressure，CPAP：continuous positive airway pressure．
（3学会合同ARDS診療ガイドライン2016作成委員会．ARDS診療ガイドライン2016：総合医学社；2016[1]より）

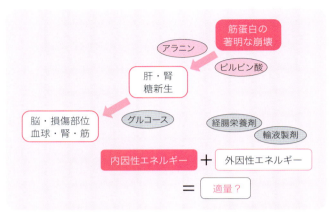

図1　生体の異化反応と栄養療法

（間質性肺水腫），肺内シャントの増加，拡散障害，換気血流比の不均等分布が起こる（酸素が取り込めなくなる）．低酸素血症によって呼吸回数が増える結果，いったん CO_2 は低下するが，重症化して傷害が肺胞上皮にも及ぶと滲出液が肺胞腔内に充満し（肺胞性肺水腫），肺のコンプライアンス（伸展性/膨張力）が低下して気道抵抗が上昇し，換気不全から高 CO_2 血症を呈するようになる（二酸化炭素を吐き出せなくなる）．その結果，呼吸仕事量が増大して呼吸筋疲弊の原因となりうる．

ARDS の治療においては，原因となる病態の改善のほか，肺保護治療戦略（呼吸器設定による肺傷害を軽減する管理）が標準的となってきており，人工呼吸器関連肺損傷（ventilator-associated lung injury：VALI）を避けるために高い気道内圧をかけないこと（プラトー圧 $\leq 30\,cmH_2O$），一回換気量は最低限にすること，低酸素血症を脱した後はできるだけ早く吸入酸素濃度（FiO_2）を減らすことが推奨されている．

ARDS では，原因となる病態に合わせた栄養療法が必要となるが，患者のほとんどは重症病態である．ARDS および重症病態に関する栄養療法の考え方は，この数年で大きく変化してきており，本項では，ARDS 診療ガイドライン 2016，急性呼吸不全による人工呼吸患者の栄養管理ガイドライン 2011 年版，日本版重症患者の栄養療法ガイドライン総論，SCCM/A.S.P.E.N. のガイドライン 2016 年改訂版，カナダの Canadian Clinical Practice Guidelines 2015（以下，CCPG）をもとに，2017 年 3 月時点での ARDS に対する栄養療法の考え方を述べる．

水分管理について

水分制限や利尿薬の使用（dry side の管理）は，肺毛細血管圧を低めに保つことで肺水腫を軽減し，酸素化改善や人工呼吸管理日数の短縮につながるとされている[1]．そのためにも，輸液を減らして早い段階で経腸栄養管理を確立することは有益である．

ただし，後述する循環動態が不安定な状態では，十分な補液と昇圧薬による循環維持が必要である．

開始の条件・タイミング

早期経腸栄養は生存率を改善させるだけでな

く，感染性合併症，とくにARDSでは2nd attackとなりうるVAP（人工呼吸器関連肺炎）の発症抑制が期待され，複数のガイドラインでARDSを含む重症患者に対して，侵襲後もしくは入室後24〜48時間以内の早期経腸栄養の実践が推奨されている[2]．

注意すべきは，循環動態の不安定な症例である．日本版重症患者の栄養療法ガイドライン[3]では，高用量の昇圧薬投与，大量輸液・輸血が必要な場合など，循環動態不安定な患者に対しては，蘇生されて血行動態が安定するまでは経腸栄養の開始を控えることを弱く推奨している．カテコラミン使用中でも経腸栄養は投与可能だが，増量の必要がなくなったなど蘇生が完了していることが要件となる．腸管の微小循環障害に由来する不顕性の虚血再灌流障害のリスク増加，腸管虚血が懸念されるため，経腸栄養にともなう合併症のなかで，その頻度は1％以下とされている[4]．この合併症は経鼻空腸チューブ留置例で報告されているため，とくに小腸経由で経腸栄養を開始する場合は，10〜20mL/時程度の少量持続投与で開始し，栄養投与中のショックあるいは非閉塞性腸管虚血（NOMI）などの発症に留意し，その徴候（腹部膨満や筋性防御，暗血性の胃残留物や下痢，代謝性アシドーシス，乳酸値の上昇など）を認めた場合には経腸栄養を中断する[2,3]．SCCM/A.S.P.E.N.でも，大量カテコラミン投与中や大量輸液中は循環動態が安定するまで経腸栄養開始を避けるよう推奨されており，目安として平均血圧60mmHgが提示されている[5]．

本邦では経腸栄養を間欠投与で開始する施設も少なくないが，他国では重症患者ほど持続投与を選択するのが一般的である．10mL/時（中さじ1杯を1時間かけて投与する）程度の少量持続投与で開始することにより，循環動態や血糖の急激な変化，嘔吐や下痢などの消化器合併症を軽減できる利点があり，経腸栄養を開始することへの抵抗感が減って早期経腸栄養につながると考えられる．契機となった病態の発症から1週間以上経過した症例や絶食期間が長い症例では，低栄養が基礎にある場合も多いため，栄養開始後はrefeeding症候群の発症に十分注意する（詳細は「Refeeding症候群」の項を参照）．

また，早期静脈栄養の有効性は，refeeding症候群を発症するリスクやautophagyが抑制される観点から複数のRCTで否定されており，7〜10日経過しても目標エネルギーに到達することができない場合は，静脈栄養の併用を考慮すべきとするガイドラインが多い．ただし，低栄養のリスクが高い患者では早期静脈栄養を検討する．

投与エネルギー量

エネルギー投与の方法は，trophic feeding（腸管粘膜の維持を目的として10〜20kcal/時程度の少量投与を行う方法），underfeeding（過剰投与を避けるため消費エネルギーの6〜7割を目標とした投与方法），fullfeeding（少量から開始して消費エネルギーの100％を目標とする投与方法，または最初から100％を投与する方法）の3つに分けられる．研究方法が統一されていないことや，日本人の体格，栄養状態に合わせた研究がないことから，どの方法を選択すべきかはまだ一定のコンセンサスが得られていない．

栄養療法は，前述した内因性エネルギーを補うものであるという観点から，ARDS診療ガイドライン2016では，治療早期に25kcal/kg/日を超えるエネルギー量の投与を強く奨める根拠も，500kcal/日程度の少量経腸栄養を行うことに対する強い反対根拠もないとされてい

る[1]．また，急性呼吸不全による人工呼吸患者の栄養管理ガイドライン2011年版でも，1週間をめどに目標量の少なくとも50%以上をめざし増量することを考慮すべきとされており[2]，fullfeedingを推奨しないガイドラインが増えてきている．

その一方で，trophic feeding群で嘔吐，胃残留物の増加，便秘，高血糖・インスリン投与量が少なく，感染症発症率，呼吸器離脱日数，60日生存率に有意差がなかった一方で，1年後のフォローアップにおいて標準投与群（目標量をめざして投与した群）で機能予後が高い傾向にあった（有意差はなかった）という報告もある[6]．生存退院したARDS患者（中央値44歳）において，5年後の呼吸機能がほぼ正常値に回復したのに対し，ADLや身体能力は低下が遷延し，機能予後が長期にわたって低下していたというCanadian Critical Care Trials Groupの研究[7]では，ICU-acquired weakness（ICU-AW）やpost-intensive care syndrome（PICS）が関与しているのではないかと考察されており，ICU在室中から将来に向けて栄養療法を考えないといけない重要性が示唆されている．CCPG[8]では，大きなRCTでもtrophic feedingの有益性を見出せなかったことや長期予後への影響を考慮して，現時点ではALI（acute lung injury）の患者に対する5日間の意図的なtrophic feedingは考慮されるべきではないとしている．

投与する基質

脂質代謝の呼吸商は低いため（炭水化物と比較して炭素含有量が少なく，酸化による二酸化炭素の発生を減らすことができる），理論上はCO_2産生量が少なくなる．しかし，ICU患者で脂肪/炭水化物比率を上げることによってCO_2産生量が有意に減少したのは，過剰な栄養が供給されていた症例のみで，適切なエネルギー量が投与されている場合はその恩恵にあずからないと考えられており，推奨されていない[3,5]．しかも，高脂肪栄養剤に含まれる脂質が炎症惹起性のn-6系脂肪酸の場合は，好中球の活性化からSIRS（全身性炎症反応症候群）さらには多臓器不全を増悪させる可能性があり，ARDS患者においてむしろ有害になる可能性も指摘されている[1,3]．ただし，COPDの急性増悪による呼吸不全患者における人工呼吸期間の短縮や，高血糖をともなう集中治療の血糖コントロールに関しては有用性が報告されている[2,3]．重症病態であることを考えると，優先すべきは脂質ではなく，たんぱく質投与量かもしれない（目安として1.2～2.0 g/kg/日）．

同様に，脂質製剤に関しても，日本で使用可能な脂肪乳剤が大豆由来のn-6系脂肪酸であることから，少量でも経腸栄養が施行できている重症患者，静脈栄養のみ行っている重症患者でも，10日間以内であれば，大豆由来の脂肪乳剤の投与を控えるべきとされている．静脈栄養のみで10日間を超える重症患者に関しても，まだ十分な根拠がないのが現状である[2,3]．

抗酸化物質の投与

オキシーパ®は，n-3系脂肪酸（エイコサペンタエン酸〔EPA〕，γリノレン酸〔GLA〕）を多く含み，抗酸化物質（βカロテン，ビタミンC・E，亜鉛，セレン）を強化した経腸栄養剤で，酸化ストレスを抑える効果が期待されており，これまで複数のRCTが行われている．

Pontes-Arrudaらは，死亡率に差はないものの，オキシーパ®投与群のほうが早期sepsis患者の重症化，心血管系・呼吸器系に対する臓器不全の発生頻度，人工呼吸器を必要とする症

例が有意に少なかったと報告しており[9]，これを根拠に，人工呼吸患者の栄養管理ガイドライン[2]やCCPG[8]では，ARDSおよびsepsis/severe sepsisの患者に対するオキシーパ®の使用を推奨ないし考慮すべきとしている（比較的推奨度は高い）．

ARDS診療ガイドライン[1]や日本版重症患者の栄養療法ガイドライン[3]では，日本国内での多施設共同研究において，重症敗血症，敗血症性ショックに対するオキシーパ®投与群とコントロール群（脂肪含有量が55％と高い栄養剤を使用）の比較において，酸素化能，28日累積生存率ともに有意差を認めなかった[10]ことから，弱い推奨となっている．

一方，米国では，SCCM/A.S.P.E.N.2009で投与を推奨していたが，Riceらの報告[11]をはじめとして，複数のstudyでオキシーパ®，魚油（EPAを含む）やボラージ油（GLAを含む）の投与で改善が得られなかった結果を受け，まずSurviving Sepsis Campaign Guidelines[12]で否定され，その後に改訂されたSCCM/A.S.P.E.N.2016においても，n-3系脂肪酸，抗酸化物質の経腸投与はICU在室日数，人工呼吸管理日数，臓器不全，転帰を改善しなかったため，ルーチンでの使用は推奨されないという結論となった[5]．カナダのCCPGは，抗酸化物質を含む栄養剤オキシーパ®の使用は推奨しているものの，魚油のサプリメントとしての追加投与に関しては十分なデータがない[8]としている点で共通している．

脂肪酸はマクロファージ細胞膜リン脂質の構成成分であり，間欠投与では膜の変化が一時的で効果が得られにくい可能性があり，オキシーパ®を選択するのであれば，持続投与で早期経腸栄養を実践することが必要なのかもしれない．

投与方法のリスクマネジメント

ARDS患者にとって嘔吐はVAP併発からの重症化につながるリスクがある．そもそもの原因が誤嚥性肺炎である場合はとくに，投与方法のリスクマネジメントにも注意しなければならない．経腸栄養実施中には，常に誤嚥の危険度を評価し，経腸栄養耐性（カテコラミン・鎮静薬の使用）や胃残留物が多く逆流のリスクが疑われる症例では，リスクを減じる手段を考慮すべきである．

具体的な手段としては，①ベッドの頭部を30〜45°挙上する，②消化管蠕動促進薬の使用を考慮する．③誤嚥の高リスク症例や胃内投与不耐症では，持続注入に切り替えることを考慮する，④チューブ先端を幽門後へ進めて留置することを考慮する，⑤胃残留物のチェックを4〜8時間ごとに行い250〜500 mLを閾値とする，があげられている[2, 8]．ただし，幽門後投与に関しては，十二指腸チューブ挿入にこだわると経腸栄養開始が遅れることが指摘されており，経腸栄養の早期開始を優先することを念頭に置くべきである[3]．

また，経管栄養での管理に注目するだけではなく，経口摂取を早期に再開して次回の再発リスクを減らすこと，経口摂取ができなければ今後胃瘻を造設するかどうかの検討も含めて，患者の将来を見据えた栄養療法を実践することが重要である（「誤嚥性肺炎」の項も参照）．

症例提示

●年齢・性別

73歳，男性

●現病歴

2日前までは階段を昇れたが，入院前日より

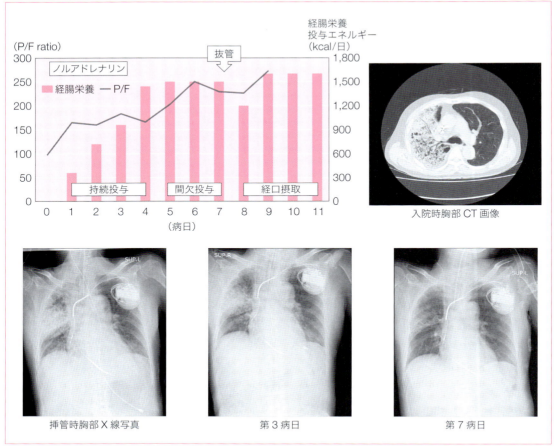

図2 病状経過

湿性咳嗽と呼吸困難が出現．呼吸回数30回/分の頻呼吸とSpO₂ 84%（室内気）の低下があり，肺炎の診断で内科入院となったが，入院後に呼吸状態増悪を認め（酸素6 L/分でSpO₂ 90%），救命センター紹介となった．

● 既往歴

気腫合併肺線維症，心室頻拍のため植込み型除細動器留置

● 経過（図2）

集中治療室入室当初はnasal high flowで開始したが，次第に血圧低下，呼吸状態増悪したため気管挿管，中心静脈カテーテル留置を要し，呼吸器管理，ノルアドレナリン開始となった．挿管後のP/F（PaO₂/F₁O₂）＜100であり，重症ARDSの状態であった．尿中肺炎球菌抗原が陽性で，肺炎球菌性肺炎（のちに血液培養で肺炎球菌が検出され，侵襲性肺炎球菌感染症の診断となった），敗血症性ショック，慢性心不全急性増悪の診断となった．胸部X線写真，胸部CTでは，右肺野に広範な浸潤影を認めた．白血球13,170/μL，CRP 27.3 mg/dL，プロカルシトニン64.4 ng/mLと異常高値であった．

第1病日にノルアドレナリン0.2γまで増量したところで血圧が安定し，集中治療室の経腸

栄養プロトコールに従って，1.5 kcal/mL の経腸栄養剤を 10 mL/ 時の経胃持続投与で開始した．もともと気腫合併肺線維症があり，ステロイドも投与開始した．

第 3 病日にノルアドレナリンを離脱した．

第 5 病日から経腸栄養を間欠投与に変更．

呼吸状態は改善し，第 7 病日に抜管，呼吸器を離脱した．

ST 評価のもとに第 8 病日から経口摂取を開始し，全身状態が改善して歩行できるようになり，第 11 病日に内科へ転科となった．

文献

1) 3 学会合同 ARDS 診療ガイドライン 2016 作成委員会．ARDS 診療ガイドライン 2016：総合医学社；2016．
2) 日本呼吸療法医学会 栄養管理ガイドライン作成委員会．急性呼吸不全による人工呼吸患者の栄養管理ガイドライン 2011 年版．人工呼吸 2012；29：75-120．
3) 日本集中治療医学会重症患者の栄養管理ガイドライン作成委員会．日本版重症患者の栄養療法ガイドライン．日本集中治療医学会雑誌 2016；23：185-281．
4) Melis M, Fichera A, Ferguson MK. Bowel necrosis associated with early jejunal tube feeding：A complication of postoperative enteral nutrition. Arch Surg 2006；141：701-4.
5) McClave SA, Taylor BE, Martindale RG, et al. Guidelines for the Provision and Assessment of Nutrition Support Therapy in the Adult Critically Ill Patient：Society of Critical Care Medicine (SCCM) and American Society for Parenteral and Enteral Nutrition (A.S.P.E.N.). JPEN J Parenter Enteral Nutr 2016；40：159-211.
6) Needham DM, Dinglas VD, Bienvenu OJ, et al. One year outcomes in patients with acute lung injury randomised to initial trophic or full enteral feeding：prospective follow-up of EDEN randomised trial. BMJ 2013；346：f1532.
7) Herridge MS, Tansey CM, Matté A, et al. Functional disability 5 years after acute respiratory distress syndrome. N Engl J Med 2011；364：1293-304.
8) Dhaliwal R, Cahill N, Lemieux M, Heyland DK. The Canadian critical care nutrition guidelines in 2013：an update on current recommendations and implementation strategies. Nutr Clin Pract 2014；29：29-43.
9) Pontes-Arruda A, Martins LF, de Lima SM, et al. Enteral nutrition with eicosapentaenoic acid, γ-linolenic acid and antioxidants in the early treatment of sepsis：results from a multicenter, prospective, randomized, double-blinded, controlled study：the INTERSEPT study. Crit Care 2011；15：R144.
10) 松田兼一，平澤博之，織田成人，ほか．重症敗血症／敗血症性ショック症例に対する免疫調節経腸栄養剤の有用性．日本集中治療医学会雑誌 2014；21：155-63．
11) Rice TW, Wheeler AP, Thompson BT, et al. Enteral omega-3 fatty acid, gamma-linolenic acid, and antioxidant supplementation in acute lung injury. JAMA 2011；306：1574-81.
12) Rhodes A, Evans LE, Alhazzani W, et al. Surviving Sepsis Campaign：International Guidelines for Management of Sepsis and Septic Shock：2016. Crit Care Med 2017；45：486-552.

Part 3 病態別 低栄養マネジメント【急性疾患】

虚血性心疾患

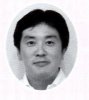

木田圭亮[1]（写真）　鈴木規雄[2]
Kida, Keisuke　　　　Suzuki, Norio

聖マリアンナ医科大学
1）薬理学　2）循環器内科

Keyword　心臓悪液質，Obesity paradox，GNRI，CONUT スコア，ビタミン D 欠乏症

はじめに

　これまで，循環器の栄養といえば，二次予防の観点から，高血圧，糖尿病，脂質異常症，肥満など生活習慣病の改善，メタボリック症候群に対する，つまり"やせる栄養"がポイントで，"制限する栄養指導"がされてきた．一方で，心不全は低栄養，心臓悪液質など，やせが予後不良で，肥満のほうが予後良好である obesity paradox が知られており，実は"太る栄養"が必要で，いかに"太るか"がポイントである．最近は，心不全に限らず虚血性心疾患でも同様のことが報告されてきており，このタイミングで，今回，低栄養マネジメントのテーマで虚血性心疾患が取り上げられることは画期的であり，低栄養と虚血性心疾患がどう関連しているか，エビデンスを交えて解説したい．

まずは，心不全のステージ分類を知ろう

　低栄養と虚血性心疾患（心筋梗塞や狭心症）をこれから述べていくうえで，循環器疾患，とくに心不全のなかでの虚血性心疾患の立ち位置を理解することが重要である．2018 年の日本循環器学会ガイドライン（図1）では，心不全を以下のような 4 つのステージに分類し，ステージごとにさまざまな治療が推奨されている[1]．

　虚血性心疾患の前段階，心臓病でない状況，冠危険因子を有するいわゆるメタボリック症候群がすでに心不全のステージ A であり，今回取り上げる虚血性心疾患患者はステージ B の心不全ととらえることができ，いかに，いわゆる心不全，ステージ C へ移行させないかが重要である．さらに，心臓悪液質など末期心不全がステージ D である．

次に現状のガイドラインを知ろう

　虚血性心疾患に関するガイドラインとして，日本循環器学会の ST 上昇型急性心筋梗塞の診療に関するガイドライン（2013 年改訂版）[2]があり，食事・栄養に関する項目としては，血圧管理，脂質管理，体重の管理，糖尿病管理について以下のようなクラス分類とエビデンスレベ

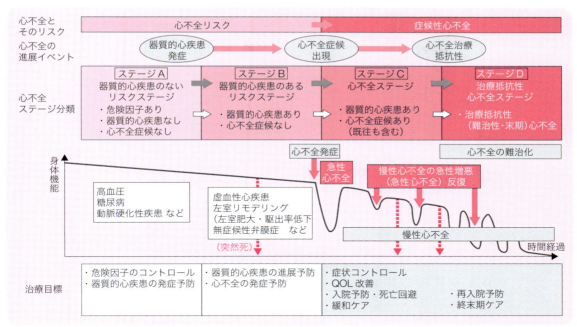

図1 心不全とそのリスクの進展ステージ　　（日本循環器学会，ほか．急性・慢性心不全診療ガイドライン2017年改訂版[1]より）

ルの記載はされているが，制限する指導が多くを占め，低栄養についてのコメントはない．

●血圧管理
〔クラスⅠ〕
- 摂取食塩1日6g未満とする（レベルA）
- 純アルコール摂取量を1日20g程度とする（レベルB）

〔クラスⅡa〕
- カリウム，その他ミネラルを適切に摂取する（レベルB）

●脂質管理
〔クラスⅠ〕
- 脂肪の摂取量を総エネルギーの25%以下に制限する（レベルA）
- 飽和脂肪酸の摂取量を総エネルギーの7%以下に制限する（レベルA）
- 多価不飽和脂肪酸，とくにn-3系多価不飽和脂肪酸の摂取量を増やす（レベルA）
- コレステロール摂取量を1日300mg以下に制限する（レベルA）

●体重の管理
〔クラスⅡa〕
- BMIを18.5～24.9の範囲に保つようにカロリー摂取とエネルギー消費のバランスを考慮し，指導する（レベルB）

●糖尿病・血糖管理
〔クラスⅠ〕
- ST上昇型急性心筋梗塞発症直後から厳格な血糖管理を行い，退院するまでに栄養指導を患者と家族に受けさせる（レベルB）
- 理想体重を達成，維持するために，食事療法と運動療法によるカロリー摂取とエネルギー消費バランスを考慮する（レベルB）

〔クラスⅡa〕
- 糖尿病を合併する患者では，HbA1c 7.0%未満を目標に，体格や身体活動量などを考慮

虚血性心疾患

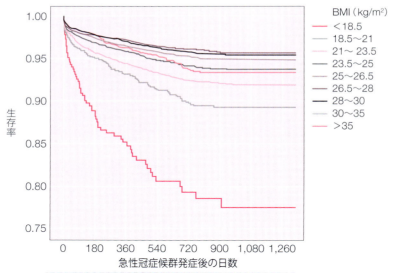

図2 急性冠症候群におけるBMI別の生存曲線

(Angerås O, et al. Eur Heart J 2013 ; 34 : 345-53[6]より)

して適切なエネルギー摂取量を決定し管理する（レベルB）
・空腹時血糖値126 mg/dL未満かつHbA1c値が6.5％未満でも、経口糖負荷試験により積極的に耐糖能を評価する（レベルB）
・高血糖を認める患者では血糖値をモニタリングし、低血糖を起こさないよう血糖値90 mg/dL以上を維持しつつ、血糖値200 mg/dL未満を目標にインスリン持続静注を行う（レベルB）

最新のエビデンスについて知ろう

心不全患者では、Ankerらが心臓悪液質によるobesity paradoxという概念、つまり肥満よりもやせ、低体重が予後不良であると報告して以降、循環器領域において過体重、肥満よりも低体重、やせの重要性が認識されるようになってきた[3]。病態などの詳細は「慢性心不全」の項を参照していただき、最近はサルコペニア、フレイルという概念も注目されており、心不全以外にも虚血性心疾患の経皮的冠動脈インターベンション（PCI）や冠動脈バイパス術（CABG）後のBMIや栄養に関するエビデンスが報告されているので、紹介したい。

BMIや体組成と心血管イベントについて

急性心筋梗塞患者においてもobesity paradoxが存在することが、短期と長期予後ともに知られている[4,5]。これらは、急性心筋梗塞の患者においても、過体重や肥満は普通体重と比較して予後は変わらない、もしくは良好であるが、高度肥満はさすがに予後不良であるという、どちらかというとBMI高値に注目した米国からの研究であった。欧州からは、急性冠症候群の患者においてBMI高値よりもBMI低値、つまり低体重が予後不良であるという結果で、obesity paradox（図2）を示していた[6]。その後、米国からも急性心筋梗塞患者での低体

重が予後不良であるという大規模で長期的なエビデンスが出され，低体重は普通体重と比較して，高齢で多くの併存疾患（COPD，心不全，脳血管障害など）があり，よりフレイルで，さらに貧血やアルブミンなどの栄養指標も不良であった[7]．

われわれは，冠動脈造影（CAG）を施行した日本人において検討し，肥満よりもむしろ低体重がもっとも心血管イベントと関連することを報告してきた[8]．さらに，メタ解析においても同様の結果であった（図3）[9]．

PCI後患者の低体重が心血管イベントと関連するだけでなく，除脂肪組織量指数（lean body mass index：LBMI）がBMIや体脂肪組織量指数（fat mass index：FMI）よりもよい予測因子であった[10]．最近では，肥満と筋力低下が共存するサルコペニア肥満（sarcopenic obesity）の概念も知られており[11]，今後はシンプルな体重，BMIだけでなく，体組成まで考慮した管理も求められると思われる．

CABG術後患者においても，正常体重，過体重，肥満の3群の比較で，メタ解析の結果，過体重がもっとも予後良好であったが，この研究では低体重は除外されており，またBMIのみの比較であり，体組成などは不明であった[12]．最近では，心臓術後，多くがCABG術後の患者において，低体重がもっとも術後の心血管イベントが多く，過体重がもっともリスクが低いという報告もされ[13]，メタ解析でも同様の結果であった[14]．PCI同様，CABGにおいても低体重が予後不良で，正常体重よりもむしろ過体重を保つことが重要であることがわかってきた．

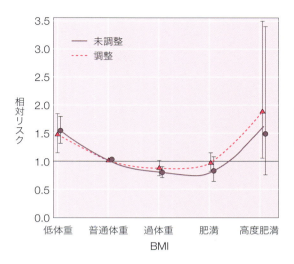

図3　虚血性心疾患におけるBMI別の心血管イベントリスク
（Romero-Corral A, et al. Lancet 2006；368：666-78[9]より）

■GNRIやCONUTスコアなどの栄養指標と心血管イベントについて

❶GNRI

GNRIは，〔14.89×血清アルブミン（g/dL）〕+41.7×〔現体重（kg）/標準体重（kg）〕にて算出する栄養指標で，採血項目であるアルブミンと体重で規定されるため，GNRIを3群間に分けた場合，PCI後患者のGNRI低値群（92未満：低栄養）のほうが，有意に心血管イベントが多く（図4），独立した予後規定因子であった[15]．GNRI低値群は他の2群と比較して，糖尿病の合併率，喫煙率には差がなく，高血圧，脂質異常症の合併率はむしろ少なく，収縮期血圧も有意に低く，さらにLDL，中性脂肪も低値であり，スタチン使用率が低かった．一方で，CRPとBNPは有意に高値であり，eGFRとHDLは低値であった．炎症マーカーであるCRPが高値であり，アルブミンが低下していると推測された．これまでの二次予防の概念では，GNRI低値群はむしろコントロール良好と判断されてしまう可能性があり，どう介入していくかが，今後の課題であると考えられた．

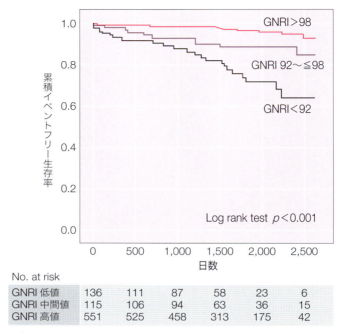

図4　虚血性心疾患におけるGNRI別の生存曲線
（Kunimura A, et al. J Cardiol 2017；69：383-8[15]より）

❷ CONUT スコア

一方，CONUT スコアは，アルブミン値，総コレステロール値，総リンパ球数の測定値をスコア化し，蛋白代謝能，脂質代謝能，免疫能をそれぞれ反映する生体指標から，総合的かつ多面的に栄養状態を評価する．われわれは，急性心不全において入院時のCONUT スコアと急性期の予後に関連があることを明らかにして，入院時の栄養アセスメントの重要性を報告してきた[16]．高齢者の急性心筋梗塞患者においても，CONUT スコアは予後に影響していて[17]，PCI 後患者の心血管イベントの予後規定因子として，BMI 単独よりCONUT スコアとBMI を組み合わせることがより有用であった[18]．

■ 低栄養と心血管イベント以外の関連について

高齢者の急性心筋梗塞患者では，アルブミン低値が独立した院内死亡の規定因子になっているだけでなく，BMI 低値が自宅退院できない独立した規定因子になっていて，心血管イベント以外とも関連していた[19]．また，術前の低栄養とCABG 術後のせん妄の関連についても報告されており[20]，低栄養は心血管イベント以外にも多くの影響があり，今後はどのような介入をしていくかが重要な課題である．

■ ビタミンD 欠乏症と心血管イベントについて

最近，ビタミンD 欠乏症と虚血性心疾患の関連についてさまざまなエビデンスが報告されるようになり，ついに急性心筋梗塞に対するビタミンD による大規模臨床試験が開始された[21]．虚血性心疾患に対する新たな介入点としてたいへん興味深く，結果に期待したい．

症例提示
—陳旧性心筋梗塞による低左心機能に右室梗塞を合併した急性心不全症例

- **症　例**
  82歳，男性

- **既往歴**
  陳旧性心筋梗塞（75歳），高血圧

- **現病歴**
  突然の息切れ，胸痛を自覚し，近医を受診．急性心筋梗塞による急性心不全が疑われ，当院へ救急搬送となった．

- **入院時所見**
  身長156 cm，体重55.8 kg，BMI 22.9 kg/m^2．意識清明，血圧150/58 mmHg，心拍数69回/分，体温35.6℃，SpO$_2$ 97%（O$_2$ 2 L投与下）．呼吸音：清，心音：整・雑音聴取せず，頸静脈怒張なし，両側下腿浮腫軽度

- **検査値**
  WBC 3,800/μL（Lym 12.2%），Hb 13.7 g/dL，Plt 13.2×10^4/μL，TP 5.0 g/dL，Alb 2.7 g/dL，T-Bil 1.9 mg/dL，AST 267 IU/L，ALT 92 IU/L，LDH 525 IU/L，CK 1,988 IU/L，CK-MB 247 IU/L，Cre 0.83 mg/dL，BUN 23.4 mg/dL，Na 137 mEq/L，K 4.0 mEq/L，CRP 0.38 mg/dL，Glu 369 mg/dL，HbA1c 6.3%，T-Cho 112 mg/dL，LDL 75 mg/dL，HDL 29 mg/dL，トランスサイレチン（プレアルブミン）11.8 mg/dL，レチノール結合蛋白 1.4 mg/dL，BNP 306.0 pg/mL

- **CONUT値**
  9点（Albスコア4，TLCスコア3，T-Choスコア2），評価：重度

- **心電図**
  心拍数70回/分，洞調律，II，III，aVFでST上昇，V1～4に異常Q波を認める．

- **胸部X線**
  心拡大（心胸郭比65%）と軽度の肺うっ血像を認める．

- **心臓超音波検査**
  左室駆出率35%，前壁中隔と下壁の壁運動低下を認める．中等度僧帽弁閉鎖不全症と三尖弁閉鎖不全症を認め，推定右室収縮期圧は45 mmHgと高値であった．

経過・帰結
緊急で心臓カテーテル検査を施行し，右冠動脈#1に100%閉塞を認め，同部位に対して血栓吸引後に冠動脈ステント留置術施行．その後，CCUでの集中治療・管理となった．陳旧性心筋梗塞による低左心機能に右室梗塞を合併したため，心拍出量が保てず，補液（3,000 mL/日）および強心薬（ドブタミン）が必要であった．その後，徐々に血行動態は安定し，カテコラミンは漸減でき，第14病日にカテコラミン投与は終了となった．

目標栄養投与量（急性期）
① TEE ＝ BEE（1059.4 kcal/日）×1.0～1.2
　　　　　×1.4 ≒ 1,480～1,780 kcal/日
② 55 kg×20～25 kcal/kg/日
　　　　　　＝1,100～1,375 kcal/日
⇒ 約1,400 kcal/日を目標投与エネルギーと設定

急性心不全であり，血行動態が安定するまで腸管安静が望ましい．

❶中心静脈栄養（TPN）

第3病日に高カロリー輸液1号液（560 kcal/日）より開始．第5病日に1,160 kcal/日まで増量．第12病日より漸減，第14病日でTPNは終了．

❷経管栄養

カテコラミン漸減，血行動態の安定化を確認
⇒ 第7病日より（半消化態栄養剤：1 kcal/mL）50 mL×3回/日より開始・漸増（第15病日にはTPNより完全移行）

❸経口摂取

第16病日，嚥下食開始
⇒ 炎症反応上昇あり，いったん中止（嚥下リハビリテーションのみ継続）
第23病日，嚥下造影検査施行
⇒ 同日より経口摂取へ完全移行（全粥・おかず一口大とろみ付き 1,450 kcal/日）

■本症例の問題点

❶栄養投与経路の問題
・腸管使用は血行動態安定化まで困難
・経静脈栄養の考慮
各ガイドラインでは，
① ESPEN：血行動態が安定し，消化管が機能している重症患者において，24時間以内に妥当な栄養を投与することを推奨（グレードC）
② SCCM/A.S.P.E.N.：経腸栄養は入院後24～48時間以内の早期に開始すべき（グレードC）＋血行動態が不安定な状態（＝平均血圧60 mmHg以下，高用量のカテコラミン投与および大量輸液などを要する状態）では経腸栄養は控えること

❷経静脈栄養投与開始時期と投与量の問題

急性心不全では，経口摂取および経腸栄養の早期開始が困難となることが多い．EPaNIC（Early Parenteral Nutrition Completing Enteral Nutrition in Adult Critically Ill Patients）trial[22]の結果に従えば，急性期に経腸栄養が困難な場合は，TPNの開始は第8病日以降が望ましい．しかし，本症例は陳旧性心筋梗塞による慢性心不全が低栄養状態を招いていた可能性がある．慢性的な低栄養状態の患者に対する後期経静脈栄養は，EPaNIC trialで示された結果と異なることも予想される．早期経静脈栄養投与群の結果が悪い，という印象だけにとらわれることは，過度なエネルギー投与の減少となり，むしろ飢餓にともなう異化といったような危険を招くおそれもある．飢餓にともなう異化の防止は，栄養管理の根本的考えである．これを見逃してはならないと考える．

文献

1) 日本循環器学会，日本心不全学会，日本胸部外科学会，ほか．急性・慢性心不全診療ガイドライン（2017年改訂版）．http://www.asas.or.jp/jhfs/pdf/topics20180323.pdf
2) 日本循環器学会，日本冠疾患学会，日本救急医学会，ほか．ST上昇型急性心筋梗塞の診療に関するガイドライン（2013年改訂版）．http://www.j-circ.or.jp/guideline/
3) Anker SD, Sharma R. The syndrome of cardiac cachexia. Int J Cardiol 2002；85：51-66.
4) Bucholz EM, Beckman AL, Krumholz HA, Krumholz HM. Excess weight and life expectancy after acute myocardial infarction：The obesity paradox reexamined. Am Heart J 2016；172：173-81.
5) Das SR, Alexander KP, Chen AY, et al. Impact of body weight and extreme obesity on the presentation, treatment, and in-hospital outcomes of 50,149 patients with ST-Segment ele-

vation myocardial infarction results from the NCDR (National Cardiovascular Data Registry). J Am Coll Cardiol 2011 ; 58 : 2642-50.
6) Angerås O, Albertsson P, Karason K, et al. Evidence for obesity paradox in patients with acute coronary syndromes : a report from the Swedish Coronary Angiography and Angioplasty Registry. Eur Heart J 2013 ; 34 : 345-53.
7) Bucholz EM, Krumholz HA, Krumholz HM. Underweight, Markers of Cachexia, and Mortality in Acute Myocardial Infarction : A Prospective Cohort Study of Elderly Medicare Beneficiaries. PLoS Med 2016 ; 13 : e1001998.
8) Kuwata S, Yoneyama K, Izumo M, et al. Impact of Body Mass Index on C-reactive Protein and Brain Natriuretic Peptide Levels and Adverse Outcomes after Diagnostic Coronary Artery Angiography. Jpn J Clin Physiol 2015 ; 45 : 159-64.
9) Romero-Corral A, Montori VM, Somers VK, et al. Association of bodyweight with total mortality and with cardiovascular events in coronary artery disease : a systematic review of cohort studies. Lancet 2006 ; 368 : 666-78.
10) Hioki H, Miura T, Motoki H, et al. Lean body mass index prognostic value for cardiovascular events in patients with coronary artery disease. Heart Asia 2015 ; 7 : 12-8.
11) Zamboni M, Mazzali G, Fantin F, et al. Sarcopenic obesity : a new category of obesity in the elderly. Nutr Metab Cardiovasc Dis 2008 ; 18 : 388-95.
12) Takagi H, Umemoto T ; ALICE (All-Literature Investigation of Cardiovascular Evidence) Group. Overweight, but not obesity, paradox on mortality following coronary artery bypass grafting. J Cardiol 2016 ; 68 : 215-21.
13) Johnson AP, Parlow JL, Whitehead M, et al. Body Mass Index, Outcomes, and Mortality Following Cardiac Surgery in Ontario, Canada. J Am Heart Assoc 2015 ; 4 : e002140.
14) Protopapas AD. Does Body Mass Index Affect Mortality in Coronary Surgery? Open Cardiovasc Med J 2016 ; 10 : 240-5.
15) Kunimura A, Ishii H, Uetani T, et al. Impact of Geriatric Nutritional Risk Index on cardiovascular outcomes in patients with stable coronary artery disease. J Cardiol 2017 ; 69 : 383-8.
16) 鈴木規雄，木田圭亮，明石嘉浩，ほか．急性心不全患者における CONUT 法を用いた入院時栄養評価と短期予後に関する検討．静脈経腸栄養 2013 ; 28 : 1083-90.
17) Basta G, Chatzianagnostou K, Paradossi U, et al. The prognostic impact of objective nutritional indices in elderly patients with ST-elevation myocardial infarction undergoing primary coronary intervention. Int J Cardiol 2016 ; 221 : 987-92.
18) Kunimura A, Ishii H, Uetani T, et al. Impact of nutritional assessment and body mass index on cardiovascular outcomes in patients with stable coronary artery disease. Int J Cardiol 2017 ; 230 : 653-8.
19) Sujino Y, Tanno J, Nakano S, et al. Impact of hypoalbuminemia, frailty, and body mass index on early prognosis in older patients (≥85 years) with ST-elevation myocardial infarction. J Cardiol 2015 ; 66 : 263-8.
20) Ringaitienė D, Gineitytė D, Vicka V, et al. Impact of malnutrition on postoperative delirium development after on pump coronary artery bypass grafting. J Cardiothorac Surg 2015 ; 10 : 74.
21) Tuñón J, González-Hernández I, Llanos-Jiménez L, et al. Design and rationale of a multicentre, randomised, double-blind, placebo-controlled clinical trial to evaluate the effect of vitamin D on ventricular remodelling in patients with anterior myocardial infarction : the VITamin D in Acute Myocardial Infarction (VITDAMI) trial. BMJ Open 2016 ; 6 : e011287.
22) Casaer MP, Mesotten D, Hermans G, et al. Early versus late parenteral nutrition in critically ill adults. N Engl J Med 2011 ; 365 : 506-17.

Part 3 病態別　低栄養マネジメント【急性疾患】

Refeeding 症候群

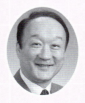

大村健二
Omura, Kenji
上尾中央総合病院　外科専門研修センター

Keyword　Refeeding 症候群，低栄養，低リン血症，低マグネシウム血症，ヘモグロビン酸素解離曲線，2,3-DPG

はじめに

　Refeeding 症候群（以下，本症）の最初の報告は，第二次世界大戦終了後に捕虜となり，ルソン島の山中の飢餓生活から解放された元日本兵についてである．収容された捕虜のなかに，十分な食糧を与えられながら死亡するものがみられた[1]．また，神経性食思不振症患者に強制栄養を施行した際の発症も報告されている[2]．

　当初は，本症の発生機序，病態生理の詳細は不明であった．しかし，近年ではさまざまな角度から本症の解明が進んだ．医師やメディカルスタッフは，その発生のメカニズムを理解して慎重に対処すべきである．

Refeeding 症候群発生の背景

　慢性の低栄養では，生命を維持するためにさまざまな適応が進行する．それらには短時間に生じる変化もあれば，時間を要するものもある．

　持続する低栄養状態では，十分な燃料の補給が行われない．そのような環境下で，体内の備蓄がもっとも早期に枯渇する燃料は糖質である．脳や血球などグルコースを消費する臓器・器官・細胞に供給できるグルコースの備蓄は，肝のグリコーゲンのみである．その量は健常な肝臓でおよそ 100 g であり，成人の消費量の半日分にも満たない（表1）[3]．肝臓のグリコーゲンが枯渇した後も，生体のグルコース需要は短時間では減少しない．その需要を満たすため，骨格筋を中心とした体蛋白の崩壊によって得られたアミノ酸を基質にした糖新生が亢進する．

　体蛋白の崩壊が持続すると生命の維持が困難になるため，生体は蛋白を節約する適応を進める．脳は徐々にケトン体も燃料に用いるように

表1　標準的な体重 70 kg の男性に蓄えられている燃料

臓器	利用可能なエネルギー（kcal）		
	グルコース or グリコーゲン	TG	動員可能な蛋白質
血液	60	45	0
肝臓	400	450	400
脳	8	0	0
筋肉	1,200	450	24,000
脂肪組織	80	135,000	40

(Cahill GF Jr. Clin Endocrinol Metab 1976 ; 5 : 397-415[3] より)

表2 細胞外液と細胞内液の電解質濃度

	細胞外液（血清）	細胞内液
リン酸	1 mmol/L	35 mmol/L
マグネシウム	1.6 mEq/L	0.8 mEq/L
カリウム	4 mEq/L	140 mEq/L
ナトリウム	140 mEq/L	12 mEq/L
クロール	100 mEq/L	4 mEq/L

表3 Refeeding症候群を発症する高リスク症例を判定するNICE criteria

次の項目の1つ以上を満たす患者
- BMIが16 kg/m² 未満
- 意図しない体重減少が過去3～6カ月で15％を超える
- 10日間以上の栄養摂取が極わずかであるか，もしくはまったくなし
- 栄養投与を開始する前の血清カリウム，リン，マグネシウムのいずれかが低値

または，次の項目の2つ以上を満たす患者
- BMIが18.5 kg/m² 未満
- 意図しない体重減少が過去3～6カ月で10％を超える
- 5日間以上の栄養摂取が極わずかであるか，もしくはまったくなし
- アルコール依存症，またはインスリン，抗がん薬，制酸薬，利尿薬の服用

(NICE. Nutrition support for adults : oral nutrition support, enteral tube feeding and parenteral nutrition : Clinical Guideline CG32 ; 2006[5] より)

変化し，それにともなって生体のグルコース需要は減少する．また，体蛋白の合成と分解はともに抑制される[4]．なお，慢性の低栄養状態では脂質の分解が継続し，脂肪新生は停止している．これらの変化は，counter-regulatory hormonesが優位なホルモン環境で進行する．

以上のような適応を進めても体蛋白の崩壊は進行し，窒素平衡は負のまま推移する．その結果，body cell mass（BCM）の著しい減少がもたらされる．なお，血清蛋白質や血清アルブミンの絶対量も減少する．しかし，循環血漿量も減少するため，血清総蛋白値や血清アルブミン値が低下しないこともまれではない．

急速な栄養の投与とrefeeding症候群の発症

慢性の低栄養状態にある生体に十分量の栄養を投与すると血糖値が上昇し，インスリン優位なホルモン環境に変化する．脳は短時間のうちに燃料をグルコースへと戻し，他の末梢組織へのグルコースの取り込みも増加する．肝細胞内ではグリコーゲンの合成がはじまり，グリコーゲンプールが満たされた後に脂肪新生が開始される．また，糖新生は抑制され，解糖系は賦活化される．さらに，肝細胞と骨格筋細胞を中心に，さまざまな細胞の中で蛋白の合成が促進される[3]．これら一連の代謝変動の結果，窒素平衡は大きく正に傾き，減少していたBCMは増加に転じる．

BCMの増加は細胞質量の増加をもたらす．リン酸とカリウムは細胞外液と比較して細胞内液内の濃度が格段に高い（表2）．そのため，BCMの増加，すなわち細胞内液量の増加によって，血清中のこれらの濃度が急速に低下する．また，蛋白の合成や酵素反応に必要なマグネシウムも細胞内へ移動する．この電解質の大移動によって低リン血症，低カリウム血症，低マグネシウム血症が引き起こされる．

Refeeding症候群を発症するリスク

表3に，本症を呈するリスクの高い症例を判定するNICE criteriaを示す[5]．これらのリスクを認識することが重要である．なおBMIについては，ここであげられている数値を日本人にそのまま当てはめてよいか明らかではない．たとえばBMI 16 kg/m² 未満は，わが国では明らかに低栄養と断定できない体格である．

表4 Refeeding症候群の病態生理と症状

- ●水・電解質異常
  - ・水の細胞間腔への移動，浮腫
  - ・尿量の減少
- ●グルコースの代謝変動
  - ・高血糖
  - ・急激なグリコーゲン合成
  - ・ピルビン酸のアセチルCoAへの代謝障害
  - ・乳酸の蓄積（乳酸アシドーシス）
- ●ビタミン欠乏
  - ・ビタミンB群の欠乏
- ●低リン血症
  - ・せん妄，知覚異常，筋痛症
  - ・筋力低下，呼吸困難，横紋筋融解症
  - ・乳酸アシドーシス
  - ・心不全，心停止
- ●低マグネシウム血症
  - ・低カルシウム血症，低カリウム血症
  - ・抑うつ・無欲，食欲不振，腹痛
  - ・テタニー，運動失調，筋力低下，てんかん発作，振戦
  - ・不整脈
    - 期外収縮，心室性頻拍，心室細動
    - 二次性QT延長症候群
- ●低カリウム血症
  - ・麻痺，知覚異常
  - ・呼吸抑制，筋力低下，横紋筋融解症
  - ・不整脈，血圧低下，ジギタリス中毒，心停止

(Mehanna H, et al. Head Neck Oncol 2009；1：4[6] / Crook MA. Nutrition 2014；30：1448-55[7] より)

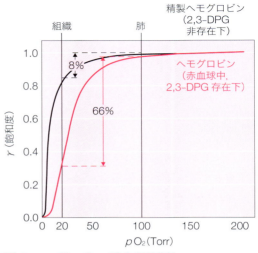

図1 ヘモグロビンの酸素解離曲線

一方で，ここにあげられている体重の推移や摂食行動，血液生化学検査値については，低栄養症例の診療で常に念頭に置くべきである．

Refeeding症候群の病態生理

本症の臨床症状，病態生理を表4に示す[6,7]．電解質異常は栄養投与開始後2～3日以内に，循環器系合併症は1週間以内に，せん妄その他の神経症状はそれ以降に出現する．

本症で生じる電解質異常のなかでもっとも重要であるのが低リン血症である．低リン血症では，赤血球中の2,3ジホスホグリセリン酸（2,3-diphosphoglycerate：2,3-DPG）濃度が低下する．2,3-DPGは解糖系の中間代謝産物である1,3ジホスホグリセリン酸（1,3-diphosphoglycerate：1,3-DPG）から生成される物質である．2,3-DPGは，赤血球の酸素運搬能に深く関与している．

精製ヘモグロビンの酸素親和性はきわめて高い．精製ヘモグロビンが何ら修飾を受けずに酸素と結合した場合，末梢組織に到達しても8%しか酸素と解離しない．その過剰なヘモグロビンの酸素親和性を適度に低下させるのが，2,3-DPGである．したがって，ヘモグロビンが末梢組織で酸素を離しやすくするためには2,3-DPGが必要である．赤血球中のヘモグロビンと等しいモル数の2,3-DPGが存在するのが至適であると考えられている[8]．このような機序で，赤血球中の2,3-DPG濃度の低下はヘモグロビンの酸素解離曲線を左方移動させ，末梢組織は低酸素状態に陥る（図1）．

低リン血症がもたらす末梢組織の低酸素状態は，ATPの産生を妨げる．心筋は重篤な機能障害に陥り，放置すれば死に至る．なお，本症

にみられる乳酸アシドーシスは，アセチルCoAの利用低下によって蓄積したピルビン酸が乳酸に代謝された結果である．

低マグネシウム血症は，比較的まれな電解質異常である．近年，本症に加え，抗EGFR抗体薬の副作用として注目されている[9]．低マグネシウム血症では，二次性QT延長症候群を呈する．心電図上QT間隔が0.45秒以上に延長し，特異な多型心室頻拍（torsades de pointes：TdP，倒錯型心室頻拍）が生じて失神や突然死をきたす．

低カリウム血症の臨床症状には，神経筋症状として四肢しびれ感，脱力感，弛緩性麻痺，腸管麻痺，横紋筋融解などがある．また，尿濃縮力低下といった腎機能障害を認める．なお，心臓の期外収縮や伝導障害は認めるが，致死的不整脈の発生頻度は低い．心電図ではT波の低下，U波の出現，ST低下，T波の逆転などを認める．

本症には，ビタミンB群の欠乏を合併する可能性がある．とりわけビタミンB_1欠乏には注意が必要である．長期の低栄養に適応した生体では，ビタミンB_1の需要が減少する．その状態への急速な栄養の投与は，ビタミンB_1の需要の増加，欠乏症状の顕性化を招く可能性がある[7]．

ビタミンB_1のリン酸化物であるチアミン二リン酸（thiamine pyrophosphate：TPP）は，種々の酵素の補酵素である．エネルギー産生に関連する酵素としては，ピルビン酸デヒドロゲナーゼ複合体とα-ケトグルタル酸デヒドロゲナーゼが重要である．前者はピルビン酸をアセチルCoAに代謝する反応を，後者はα-ケトグルタル酸をスクシニルCoAに代謝する反応を触媒する[10]．したがって，ビタミンB_1が欠乏すると，ピルビン酸の利用とTCAサイクルの回転の双方が障害される．なお，ビタミンB_1欠乏も低リン血症と同様に乳酸アシドーシスを呈するので，本症ではビタミンB_1欠乏がマスクされる可能性がある．

本症では水分バランスの異常をきたし，その結果，心不全や腎障害，脱水，水分過剰，低血圧，突然死などをきたす可能性がある．グルコース主体のエネルギー補給は水分やナトリウムの排泄を抑制し，細胞外液量の増加から体重の増加をきたす[7]．一方，高たんぱく質食は高張性脱水をともなう高ナトリウム血症をきたす可能性がある[11]．

Refeeding症候群の予防と治療

本症の発症予防に大切なのは，まずこの疾患の存在を忘れないことである．栄養状態が劣悪な症例に遭遇しても，低栄養状態に置かれていた期間が長ければ長いほど，栄養状態の改善を急いではならない．

本症発症のリスクを有する症例に対する栄養投与は，臨床症状と血液生化学検査値を慎重にモニターしながら行う．栄養の投与を開始する前に，血液生化学検査や心臓超音波検査などによって血清電解質値，腎機能，心機能などを確認する必要がある（図2）[6]．その時点で血清リン値，カリウム値などが正常であっても，本症に陥るリスクが低いことを示す所見ではない．

本症のリスクを有すると考えられる症例には，あらかじめビタミンB群を投与する．また，栄養の投与経路は経口が望ましい．静脈栄養や経鼻経管栄養などによる強制的，非生理的な栄養の投与は，本症の発症リスクを増大する可能性がある．

高リスク症例では，4〜7日以上かけて目標投与量まで上げることが推奨されている[5]（図2）．また，超高リスク症例では，さらに時間

表5 Refeeding症候群のモニター項目

- 栄養状態と水分の出納
- 血清電解質
- 血糖値
- 血清アルブミン
- 心電図
- 浮腫の有無
- 体重

　以上の項目を連日モニタリング

図2　ガイドラインに従った各種検査の施行と栄養管理

BMIが14 kg/m² 未満，あるいは14日間以上の栄養摂取が極わずかであるか，もしくはまったくなしといった超高リスク群には，栄養の投与を5 kcal/kg/日を上限として開始する．

（Mehanna H, et al. Head Neck Oncol 2009；1：4[6] より）

【図内容】

・電解質，代謝機能，心機能，腎機能，肝機能のチェック
・とくにK, P, Mg, Caの値をチェック

〔栄養投与開始前〕
・チアミン200～300mg/日 経口摂取，またはビタミンB含有製剤1～2錠 3回/日，または経静脈的ビタミンの投与
・マルチビタミン製剤，微量元素サプリメントを毎日摂取

〔栄養投与開始〕
・10kcal/kg/日で緩徐に開始，4～7日で徐々に増量，または現体重に対する必要エネルギー摂取量（TEE）の25～50%から開始
・重度の高リスク患者は5kcal/kg/日から開始

水分投与を慎重に開始，K, P, Mg, Caの補充と補正
K：2～4mmol/kg/日
P：0.3～0.6mmol/kg/日
Mg：0.2mmol/kg/日 静注 または
　　　　　0.4mmol/kg/日 経口投与

・心電図モニターによる24時間不整脈チェック
・連日のK, P, Mg, Ca, 血糖, 水分出納チェック
（栄養再開後2週間，その後も適宜継続）

をかけるのが安全である．

　血清のカリウムやリン，マグネシウムの濃度のモニタリングを適切な頻度で施行する．栄養の投与開始当初にはとくに注意が必要で，朝の血清リン値が基準値の上限を超えていたのに，夕には基準値の下限を下回ることもある．本症発症の高リスク症例に施行すべき検査を表5に示す．Refeeding症候群の病的な水分の貯留は，前述した電解質の異常を認めなくても進行する．Refeeding症候群に陥るリスクを有する症例では毎日体重を測定し，病的な水分貯留をきたしていないかモニタリングを行う．

　本症を発症したことが疑われる症例には，ただちに栄養の投与を中止する．異化から同化への急速な代謝の変化が本症発症の原因であるので，まず同化を停止させることが肝要である．その際インスリンが使用されていれば，低血糖に十分注意する．また，動脈血ガス分析と血液生化学検査を施行し，本症であることを確認する．

　本症では浮腫をきたしやすいため，水分バランスに留意し体重の増加を防止する．ナトリウム制限が本症にともなう浮腫の軽減に有効であったとの報告がある[12]．

　血液生化学検査値や動脈血ガス分析の結果をみて，電解質異常の補正を行う．リンの補充には，リン酸水素ナトリウムやリン酸2カリウムなどのリン酸製剤を用いる．また，マグネシウムの補充には硫酸マグネシウム製剤を，カリウムの補充には塩化カリウム製剤を用いる（図2）．

おわりに

　本症は，発症に気づくことなく栄養の投与を継続した場合，死に至る危険な病態である．一方，臨床の現場で栄養管理を必要とする症例のほとんどは，程度の差こそあれ低栄養状態にある．そのなかで，本症のリスクや発症機序を理解して適切に対処する必要がある．入院患者

は，低栄養が原因で亡くなることはほとんどない．一方，低栄養状態への急激な栄養の投与は時に致命的である．メディカルスタッフは，本症について正しい知識を身につけて日々の栄養管理に臨んでいただきたい．

文献

1) Schnitker MA, Mattman PE, Bliss TL. A clinical study of malnutrition in Japanese prisoners of war. Ann Intern Med 1951；35：69-96.
2) O'Connor G, Nicholls D. Refeeding hypophosphatemia in adolescents with anorexia nervosa：a systematic review. Nutr Clin Pract 2013；28：358-64.
3) Cahill GF Jr. Starvation in man. Clin Endocrinol Metab 1976；5：397-415.
4) Berg JM, Tymoczko JL, Stryer L（入村達郎，岡山博人，清水孝雄，監訳）．食物摂取と飢餓は代謝の変化を引き起こす．In：ストライヤー生化学 第7版：東京化学同人；2013．p752-6.
5) National Institute for Health and Care Excellence. Nutrition support for adults：oral nutrition support, enteral tube feeding and parenteral nutrition：Clinical Guideline CG32；2006.
6) Mehanna H, Nankivell PC, Moledina J, Travis J. Refeeding syndrome—awareness, prevention and management. Head Neck Oncol 2009；1：4.
7) Crook MA. Refeeding syndrome：problems with definition and management. Nutrition 2014；30：1448-55.
8) Berg JM, Tymoczko JL, Stryer L（入村達郎，岡山博人，清水孝雄，監訳）．ヘモグロビンの酸素結合は協同的である．In：ストライヤー生化学 第7版：東京化学同人；2013．p182-6.
9) Fujii H, Iihara H, Suzuki A, et al. Hypomagnesemia is a reliable predictor for efficacy of anti-EGFR monoclonal antibody used in combination with first-line chemotherapy for metastatic colorectal cancer. Cancer Chemother Pharmacol 2016；77：1209-15.
10) 大村健二．糖質の消化・吸収と代謝．In：大村健二，編．栄養塾—症例で学ぶクリニカルパール：医学書院；2010．p2-12.
11) Rio A, Whelan K, Goff L, et al. Occurrence of refeeding syndrome in adults started on artificial nutrition support：prospective cohort study. BMJ Open 2013；3：e002173.
12) Rigaud D, Boulier A, Tallonneau I, et al. Body fluid retention and body weight change in anorexia nervosa patients during refeeding. Clin Nutr 2010；29：749-55.

* * *

Part 3 病態別 低栄養マネジメント【急性疾患】

大腿骨近位部骨折

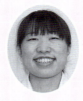

酒井友恵
Sakai, Tomoe

盛岡つなぎ温泉病院　栄養管理室

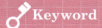 大腿骨近位部骨折，サルコペニア，骨粗鬆症，嚥下障害，認知症，多職種介入

はじめに

　低栄養が問題となる急性期疾患としての大腿骨近位部骨折の特徴として，急増する高齢患者の問題があげられる．高齢の大腿骨近位部骨折患者は，もともと骨粗鬆症やサルコペニア状態にある者が，日常生活上の転倒などの軽度の外力で発症をきたすことが多いため，骨折発症以前から栄養状態が不良である症例が多い．また，大腿骨近位部骨折後に臥床を強いられることと，骨折に対する外科手術の侵襲が大きいことも特徴である．強いられる臥床と強い手術侵襲は，医原性低栄養のリスク要因でもある．したがって，大腿骨近位部骨折患者では，骨折発症前から存在する低栄養状態と，骨折発症後に生じる栄養状態悪化の両者に対しての栄養管理が必要となる．

　本項では，大腿骨近位部骨折について概要を述べ，引き続き大腿骨近位部骨折患者の栄養の特徴と栄養介入による予後改善について，文献を交えて概説する．最後に，症例を提示して具体的な栄養介入について解説する．

大腿骨近位部骨折とは

　大腿骨近位部の骨折は，関節面に近い側から①骨頭，②頸部（骨頭下も含む），③頸基部，④転子部，⑤転子下に発生する（図）．このうち，骨頭骨折・転子下骨折は，主として交通事故や労働災害などの高エネルギー損傷の結果として生じ，頸部骨折・頸基部骨折・転子部骨折は，主として骨粗鬆症などに起因する骨脆弱性を有する高齢者の転倒による低エネルギー損傷の結果として生じる[1]．

　大腿骨近位部骨折は，他の整形外科疾患に比

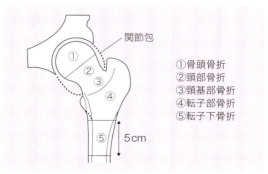

図　大腿骨近位部骨折
（星ヶ丘厚生年金病院看護局，編著．整形外科 Nursing Note 改訂2版：メディカ出版；2011．p60）

べて強い身体障害・高い医療費，高い死亡率に関連し，その患者数は年々増加してきている[2]．大腿骨近位部骨折患者数は世界的にみても年々増加しており，2000年の160万人から2050年には630万人に増加すると推測されている[2]．わが国においても，2010年には約18万人，2020年には約25万人，2030年には約30万人，2042年には約32万人の大腿骨頸部/転子部骨折の入院患者が存在すると推計されている[1]．さらに，過去20年間の特徴として，70代以下の大腿骨近位部骨折の発生率は低下しているが，80代以上の発生率が増加していることがあげられる[3]．

大腿骨近位部骨折患者に占める低栄養の割合

オーストラリアの施設で経験した連続142人の大腿骨近位部骨折入院患者を対象とした研究によると，大腿骨近位部骨折患者における低栄養の頻度は，BMI評価では13％，簡易栄養状態評価表（MNA®-SF）による栄養評価では27％，国際疾病分類オーストラリア版（ICD10-AM）による低栄養評価では48％，血清アルブミン値による評価では53％であった[4]．骨折発症前や入院時の低栄養状態は，悪い生命予後，身体機能の悪化，認知機能低下に強くかかわることから[5-7]，大腿骨近位部骨折患者では入院早期に栄養状態を把握して，早急に栄養状態を改善する対策を講じることがきわめて重要である．

大腿骨近位部骨折患者の低栄養にかかわる要因

前述したように，人口の高齢化とともに高齢の大腿骨近位部骨折患者が増加しており，大腿骨近位部骨折患者は骨折受傷以前に栄養不良に関する問題点を多く抱えている．また，骨折受傷後に生じる嚥下障害，栄養摂取不足と手術侵襲も，大腿骨近位部骨折患者の栄養状態をさらに悪化させる要因として重要である．

シドニー市内の3病院に入院した大腿骨近位部骨折患者193人の入院当初の合併疾患について検討した研究をみると，38％がうつ病，38％が認知障害，26％が心臓病，71％がサルコペニアを有していた[8]．うつ病・認知障害・心臓病・サルコペニアは低栄養と関連する要因でもあることから[9-11]，大腿骨近位部骨折患者は，骨折受傷以前の状態ですでに低栄養状態にある者が多いことばかりではなく，合併疾患を多く有し，容易に低栄養状態に陥るハイリスク者としての意味でも大きな問題である．

大腿骨近位部骨折患者は，受傷以前にすでにもっている低栄養状態や，低栄養に陥りやすいハイリスク者であることに加え，受傷後の入院治療を行う過程で生じる低栄養の問題も重要である．ブリスベンで行われた65〜103歳の大腿骨近位部骨折手術患者181例を対象とした研究では，手術後に行った嚥下機能評価において34％に嚥下障害を認めた[12]．大腿骨近位部骨折そのものによる侵襲に加えて，手術による強い侵襲を経験した高齢の大腿骨近位部骨折患者の3分の1に嚥下障害がみられることは，栄養管理において非常に不利な要因である．嚥下障害は経口での栄養摂取を困難にするとともに，誤嚥性肺炎を高率に引き起こし，肺炎の発症はさらに栄養状態の悪化を招く．大腿骨近位部骨折に限定はしていないが，オーストラリアの1施設に入院した70歳以上の下肢骨折例68人を対象とした研究報告では，患者の一日平均摂取エネルギー量は1,006 kcal（必要量の52％），たんぱく質摂取量は48 g（必要量の85％）であった．さらに認知症を合併している

場合，一日平均摂取エネルギー量は875 kcal（必要量の48%），たんぱく質は38 g（必要量の78%）とさらに摂取量が少なかった[13]．

栄養介入に関する研究報告

41の文献に記述された3,881人の患者を分析したコクランレビューによるメタアナリシスでは，非たんぱく質エネルギー・たんぱく質・ビタミン・ミネラルを含む経口補助剤は，高齢者の大腿骨近位部骨折術後の合併症を予防する可能性が示されている[14]．

栄養士による厳格なエネルギー管理を栄養介入としたランダム化介入試験では，経口的栄養補助（ONS）を使用した栄養介入により，摂取エネルギー量，摂取たんぱく質量が増加し，術後の合併症が減少したことが示されている[15]．

香港のリハビリテーション（以下，リハ）病棟で行われた，病院食と病院食にONSを追加した群を比較したランダム化介入試験では，病院食群でBMIが有意に低下し，ONSを追加した群ではBMIの低下は観察されず，さらに感染症の合併数が有意に減少した[16]．

スコットランドで行われた127人の大腿骨近位部骨折術後高齢患者への多職種による栄養介入を行った研究では，通常の栄養ケアを行った対照群と比較して，多職種による栄養介入ならびに退院後の栄養ケアを行った群では，入院中のエネルギーおよびたんぱく質摂取量が有意に高かった．さらに，3カ月後の生活の質（QOL）評価ならびに栄養状態評価では，対照群と比較してQOL低下者が有意に少なく，低栄養と判定された者も有意に少なかった[17]．

また，スコットランドで行われた別のグループによる82人の大腿骨近位部骨折患者を対象としたランダム化比較試験では，通常の個別栄養指導を受けた対照群と比較して，医学的栄養管理・多職種栄養ケア・食事提供に関する情報提供・栄養に関する知識を向上させるプログラムといった総合的な栄養管理を受けた群では，入院中のエネルギーとたんぱく質摂取量は多く，入院後の栄養状態悪化者の割合が有意に低く，在宅復帰率は有意に高かった[18]．

ノルウェーで行われた397人の大腿骨近位部骨折患者を対象に行ったランダム化比較試験では，多職種による包括的な高齢者支援プログラム（早期離床，早期リハ，早期退院，基礎疾患や栄養評価実施，精神的支援）を受けた患者群では，通常の整形外科的治療群と比較して術後4カ月後の身体機能評価値が有意に高かった[19]．

これらは，大腿骨近位部骨折患者への栄養介入は必須であり，栄養介入を含めた多職種による包括的支援が患者の予後改善に非常に有効であることを示している．

具体的な栄養介入の内容

入院時の栄養スクリーニング

スコットランドで行われた215人の大腿骨近位部骨折手術例を対象として入院時の栄養スクリーニングツールの有効性を検討した研究によると，3つの代表的な栄養スクリーニング（Mini Nutritional Assessment Short Form：MNA®-SF，Malnutrition Universal Screening Tool：MUST，Nutrition Risk Screening 2002：NRS 2002）によって評価された低栄養患者は，入院前からあった食事量低下といった代表的な患者の栄養状態不良と関連しており，評価指標として有益であったと結論している．上記の3つの入院時スクリーニング結果と36カ月後の長期予後調査結果を照らし合わせると，NRS 2002で低栄養評価された患者の死亡

率は，栄養状態良好とされた患者と比較して有意に死亡率が高かった（$p=0.048$）．MUSTで評価された栄養状態良好患者と低栄養患者の死亡率の差は認められなかった．MNA®-SFのスクリーニングで低栄養と評価された患者は，6カ月後の再入院率が有意に高く，36カ月後の死亡率も栄養状態良好患者と比較して有意に高かった（$p=0.001$）[20]．MNA®-SFによる栄養状態スクリーニングは，栄養状態のみならず，患者の上記予後を予測するうえでも有効なツールといえる．

■入院後の経時的栄養状態評価

週に1回程度，体重変化，食事摂取量，生化学検査としての血清アルブミン（Alb），rapid turnover protein（RTP），総コレステロール（TC），C反応性蛋白質（CRP），血清クレアチニン（Cre），血中尿素窒素（BUN），総リンパ球数などを確認し，栄養状態，腎機能障害，脱水，炎症について評価を行うことが望ましい[21]．Albは低栄養状態を反映する重要な指標であるが，たとえ低栄養状態があったとしても脱水などによる血液濃縮で，見かけ上，正常範囲となることがあるため，データが正常であっても安易に栄養状態良好と判断せずに，共存する脱水症や腎不全などにも注意を配って栄養状態を慎重に判断する必要がある．

以上の栄養評価に加えて，身体機能評価として呼吸機能，嚥下機能，日常生活動作（ADL），サルコペニアなどについても評価することが望ましい[21]．

■栄養プランニング

必要エネルギー量を設定する際には，急性期では，骨折や手術など侵襲による消費エネルギー増加を考慮して，適宜エネルギー摂取量の調整を行う．また回復期では，リハの進行などによる身体活動消費エネルギー量増加などを考慮して，適宜エネルギー摂取量を調整する．必要エネルギー量の設定には，Harris-Benedictの式を用いて基礎エネルギー消費量（BEE）を算出し，そのうえで活動因子と傷害因子を乗じて算出する方法が多く用いられている．急性期では活動因子を1.2～1.3，傷害因子を1.1～1.2程度に設定する．回復期では，リハの状況に合わせて活動因子を1.4～1.5程度に設定する．定期的に体重測定，食事摂取量の評価を行い，体重減少がみられた場合や，現在の体重から適正体重までさらに体重を増やす必要がある場合には，必要エネルギー量に蓄積量としての250～750 kcalを追加する．また，患者の食事摂取量が少ない状況が観察された場合には，早期にONSを開始する．Anbarらは，術後24時間後に測定した安静時エネルギー代謝量と摂取量の差を埋めるONSを開始する研究を実施している[15]．またMyintらは，入院3日以内にONS（1日500 kcal，たんぱく質18～24 g）を開始した研究報告を行っている[16]．経口摂取だけで十分な栄養が補えない場合には，末梢静脈栄養・経腸栄養の併用も検討する必要がある．

必要たんぱく質量は1.0～1.5 g/kg/日の範囲で設定し，患者の現在のたんぱく質摂取量と，血液検査値であるBUN，Creの動向を経過観察しながら適宜調整する．重度の腎障害（eGFR＜30 mL/分/1.73 m^2）を除いて，高齢者ではADL向上やサルコペニア予防のためには，少なくとも1.0～1.2 g/kg/日のたんぱく質摂取が必要である．また，リハ処方などによって身体活動エネルギー消費量が増加している場合には，1.2～1.5 g/kg/日のたんぱく質摂取が推奨されている[22]．

表1 入院時所見

身体計測		生化学検査		身体・認知機能	
身長	150 cm	TP	6.2 g/dL	HDS-R	7点
体重	40.4 kg	Alb	3.2 g/dL	FILS	Lv.8
BMI	18.0 kg/m²	TC	201 mg/dL	FIM（運動／認知）	36点／17点
通常時体重比	98%	Hb	11.4 g/dL	握力（右／左）	11.5 kg/6.4 kg
AC	26.5 cm	Cre	0.62 mg/dL	Brunnstrom stage 上肢	Ⅳ〜Ⅴ
TSF	8 mm	BUN	14.1 mg/dL	Brunnstrom stage 手指	Ⅳ〜Ⅴ
AMC	24.0 cm	CRP	2.45 mg/dL	MMT 右（上肢／下肢）	4/4
CC	27.4 cm			MMT 左（上肢／下肢）	3/2

HDS-R：改訂長谷川式簡易知能評価スケール，FILS：藤島の摂食・嚥下状況レベル，FIM：機能的自立度評価法，MMT：徒手筋力検査法．

症例提示

患者背景と病歴

85歳女性．夫と長男夫婦，孫との6人暮らし．既往に外傷性くも膜下出血，症候性てんかん，高血圧症，骨粗鬆症，アルツハイマー型認知症があり，左上肢に麻痺を認める．骨折受傷前は自力歩行可能であったが，認知症のために家族の介護を受けながら生活していた．自宅で転倒して左大腿骨転子部骨折を生じ，総合病院に緊急搬送された．入院第3病日に観血的骨接合術が施行された．入院第5病日からリハを開始した．入院第23病日にリハ目的で当院に転院した．

入院時現症

当院入院時の所見については表1に示す．MNA®-SFは5点で，低栄養と判定された．必要エネルギー量は1,197 kcal／日（BEE 921 kcal×活動因子1.3×傷害因子1.0），必要たんぱく質量は44 g／日（40.4 kg×1.1 g/kg）と設定した．当院入院当初の食事摂取量を評価すると，エネルギー摂取量は1日1,200 kcal，たんぱく質摂取量は46 gであった．BMIは18.0 kg/m²と低かったが，体重減少はなく食事摂取量が十分であったこと，他の身体計測値，生化学検査データも悪くはなかったため，軽度栄養障害と評価した．

ADLは車椅子移動が可能な状態で，食事はセッティングすれば自力摂取可能であった．座位保持は可能だが，起居動作・車椅子移乗ともに介助が必要であった．機能的自立度評価法（Functional Independence Measure：FIM）は53点，改訂長谷川式簡易知能評価スケール（HDS-R）は7点で，重度の認知機能低下と判断された．指示理解が乏しく，見当識障害，記憶障害，徘徊，注意障害などの症状がみられた．

摂食嚥下機能評価では，先行期に問題がみられるものの，水分の飲み込みでムセはみられず，軟飯，軟菜を摂取することが可能であった．藤島の摂食・嚥下状況レベル（FILS）は，Lv.8（特別食べにくいものを除いて3食経口摂取している）と評価された．

入院後経過

表2に体重と栄養処方の推移を示す．食事摂取量が十分であったこと，身体計測値と生化学検査データにも悪い点は見当たらなかったため，入院当初は通常の栄養管理を行った．

当院入院第22病日に回復期リハ病棟に転棟した．転棟時の体重は38.2 kgと，入院から3

表2 体重・栄養処方の推移

	入院時	入院22日目	入院56日目	退院時（入院90日目）
体重（kg）	40.4	38.2	38.5	40.2
必要エネルギー量（kcal）	1,197	1,510	1,514	1,537
必要たんぱく質量（g）	44	54	54	56
食事内容（経口）	軟飯・軟菜食	軟飯・軟菜食	軟飯・常菜食 3食メイバランス® 2.0(50 mL)	軟飯・常菜食 3食メイバランス® 2.0(50 mL) リハ実施直後にメイバランス® 2.0(100 mL)
提供エネルギー量（kcal）	1,400	1,400	1,700	1,900
提供たんぱく質量（g）	51	51	70	77
摂取エネルギー量（kcal）	1,200	750	1,000	1,600
摂取たんぱく質量（g）	46	24	43	55

週間で2.2 kg（体重減少率5.4%）減少していた．食事摂取量は，未摂取から全量摂取と大きなばらつきがみられた．摂取量が入院当初の1,200 kcal/日から750 kcal/日に減少したことから，飢餓による低栄養状態と評価し，栄養状態の改善を目的に栄養サポートチーム（NST）の介入が行われた．リハによる消費エネルギー量増加を考慮し，活動因子を1.3から1.4に変更した．さらに，1カ月1 kgの体重増加を目的にエネルギー蓄積量として250 kcalを追加した．これらの因子を加味して，1日必要エネルギー量を1,510 kcalに設定した（BEE 900 kcal×活動因子1.4×傷害因子1.0＋エネルギー蓄積量250 kcal≒1,510 kcal）．また，必要たんぱく質量は54 g/日に設定した（38.2 kg×1.4 g/kg≒54 g/日）．摂取量を増やすため，1日3回の食事にメイバランス® 2.0（2 kcal/1 mL）を50 mL（3回で計150 mL：300 kcal/日）追加し，副食を軟菜から常菜に変更した．

当院入院第56病日，エネルギー摂取量は1日1,000 kcalに，たんぱく質摂取量も43 gに改善した．体重は38.5 kgと横ばいで経過した．リハにレジスタンストレーニングを取り入れるようになったことを受け，さらなる摂取量増加を図るため，リハ実施直後にメイバランス® 2.0を100 mL（200 kcal）追加した．

上記栄養介入実施後から食事摂取量は徐々に増加し，1日1,600 kcalのエネルギー摂取，たんぱく質55 gの摂取が可能となった．体重は40.2 kg，BMIは17.9 kg/m^{2}まで改善した．FIMは62点（運動43点/認知19点），握力は右19.6 kg，左10.1 kg，下腿周囲長（CC）は28.5 cmに改善した．杖歩行は安定し，当院入院第90病日に自宅退院した．

■ 考察

本症例は，入院当初は比較的良好な食事摂取状況であったにもかかわらず，徐々に食事摂取量にばらつきがみられるようになり，ついには食事摂取量の低下，体重減少をきたした．1日3回の食事だけでは栄養改善には至らず，リハスタッフと協力し，リハ実施直後にもONSを追加した．その結果，摂取量が増え，失われた体重を元のレベルにまで復帰させることができたと考える．ただし，モニタリングをこまめに行い，体重が著しく減少する前に多職種による栄養介入と攻めの栄養管理を行っていれば，栄養状態の低下を防ぎ，身体機能のより大きな改善が望めたかもしれない．反省点の一つである．

おわりに

本項では，大腿骨近位部骨折についての概要，大腿骨近位部骨折の低栄養の特徴と栄養介入による予後改善，具体的栄養介入について概説した．大腿骨近位部骨折患者は，骨折発症前から存在する低栄養状態と，骨折発症後に生じる栄養状態悪化の両者に対しての栄養管理が必要となることから，急性期から回復期へと切れ目のない栄養管理が望まれる．

文献

1) 日本整形外科学会診療ガイドライン委員会 大腿骨頸部/転子部骨折診療ガイドライン策定委員会，編．大腿骨頸部/転子部骨折診療ガイドライン 改訂第2版：南江堂；2011.
2) Ensrud KE. Epidemiology of fracture risk with advancing age. J Gerontol A Biol Sci Med Sci 2013；68：1236-42.
3) Orimo H, Yaegashi Y, Hosoi T, et al. Hip fracture incidence in Japan：Estimates of new patients in 2012 and 25-year trends. Osteoporos Int 2016；27：1777-84.
4) Bell JJ, Bauer JD, Capra S, Pulle RC. Concurrent and predictive evaluation of malnutrition diagnostic measures in hip fracture inpatients：a diagnostic accuracy study. Eur J Clin Nutr 2014；68：358-62.
5) Inoue T, Misu S, Tanaka T, et al. Pre-fracture nutritional status is predictive of functional status at discharge during the acute phase with hip fracture patients：A multicenter prospective cohort study. Clin Nutr 2016. [Epub ahead of print]
6) Gumieiro DN, Rafacho BP, Gonçalves AF, et al. Mini Nutritional Assessment predicts gait status and mortality 6 months after hip fracture. Br J Nutr 2013；109：1657-61.
7) Wang HP, Liang J, Kuo LM, et al. Trajectories of Nutritional Status and Cognitive Impairment among Older Taiwanese with Hip Fracture. J Nutr Health Aging 2017；21：38-45.
8) Fiatarone Singh MA, Singh NA, Hansen RD, et al. Methodology and baseline characteristics for the Sarcopenia and Hip Fracture study：a 5-year prospective study. J Gerontol A Biol Sci Med Sci 2009；64：568-74.
9) Fávaro-Moreira NC, Krausch-Hofmann S, Matthys C, et al. Risk Factors for Malnutrition in Older Adults：A Systematic Review of the Literature Based on Longitudinal Data. Adv Nutr 2016；7：507-22.
10) Bonilla-Palomas JL, Gámez-López AL, Anguita-Sánchez MP, et al. [Impact of malnutrition on long-term mortality in hospitalized patients with heart failure]. Rev Esp Cardiol 2011；64：752-8.
11) Vandewoude MF, Alish CJ, Sauer AC, Hegazi RA. Malnutrition-sarcopenia syndrome：is this the future of nutrition screening and assessment for older adults? J Aging Res 2012；2012：651570.
12) Love AL, Cornwell PL, Whitehouse SL. Oropharyngeal dysphagia in an elderly post-operative hip fracture population：a prospective cohort study. Age Ageing 2013；42：782-5.
13) Miller MD, Bannerman E, Daniels LA, Crotty M. Lower limb fracture, cognitive impairment and risk of subsequent malnutrition：a prospective evaluation of dietary energy and protein intake on an orthopaedic ward. Eur J Clin Nutr 2006；60：853-61.
14) Avenell A, Smith TO, Curtain JP, et al. Nutritional supplementation for hip fracture aftercare in older people. Cochrane Database Syst Rev 2016；11：CD001880.
15) Anbar R, Beloosesky Y, Cohen J, et al. Tight calorie control in geriatric patients following hip fracture decreases complications：a randomized, controlled study. Clin Nutr 2014；33：23-8.
16) Myint MW, Wu J, Wong E, et al. Clinical benefits of oral nutritional supplementation for elderly hip fracture patients：a single blind randomised controlled trial. Age Ageing 2013；

42：39-45.
17) Hoekstra JC, Goosen JH, de Wolf GS, Verheyen CC. Effectiveness of multidisciplinary nutritional care on nutritional intake, nutritional status and quality of life in patients with hip fractures：a controlled prospective cohort study. Clin Nutr 2011；30：455-61.
18) Bell JJ, Bauer JD, Capra S, Pulle RC. Multidisciplinary, multi-modal nutritional care in acute hip fracture inpatients—results of a pragmatic intervention. Clin Nutr 2014；33：1101-7.
19) Prestmo A, Hagen G, Sletvold O, et al. Comprehensive geriatric care for patients with hip fractures：a prospective, randomised, controlled trial. Lancet 2015；385：1623-33.
20) Koren-Hakim T, Weiss A, Hershkovitz A, et al. Comparing the adequacy of the MNA-SF, NRS-2002 and MUST nutritional tools in assessing malnutrition in hip fracture operated elderly patients. Clin Nutr 2016；35：1053-8.
21) 日本静脈経腸栄養学会，編．静脈経腸栄養ガイドライン 第3版：照林社；2013．
22) Bauer J, Biolo G, Cederholm T, et al. Evidence-based recommendations for optimal dietary protein intake in older people：a position paper from the PROT-AGE Study Group. J Am Med Dir Assoc 2013；14：542-59.

＊　　　＊　　　＊

Part 3 病態別 低栄養マネジメント【急性疾患】

褥瘡

真壁　昇
Makabe, Noboru
関西電力病院　疾患栄養治療センター
栄養管理室

> **Keyword**　褥瘡，床ずれ，除脂肪体重，体圧分散

はじめに

　創傷のなかでも褥瘡と熱傷は，その病態と栄養治療計画の考え方が大きく異なる．水分必要量や腎障害，蛋白異化亢進の程度や，創部の浸出液に含まれる窒素量など，とくに熱傷ではこれらの程度が褥瘡よりも大きいことが知られており，栄養管理も複雑となり同時に概説することはむずかしい．よって本項では，褥瘡にかかわる根拠に基づいた栄養療法について既報をもとに記す．

　創傷治癒遅延の一因として，除脂肪体重（lean body mass：LBM）の減少が栄養学的に重要であることが報告されている[1]．LBM減少率10％未満では，経口摂取由来の蛋白質は優先的に創傷治癒に利用される一方，20％程度までLBMが減少した場合，経口摂取由来の蛋白質は創傷治癒のみならず，LBM維持にも同等に利用されるため，創傷治癒が遅延することが知られている．さらに，30％以上のLBM減少時，すなわち窒素死（nitrogen death）と呼ばれる生存が脅かされている状況下では，経口摂取した蛋白質は完全にLBM維持に利用されるため，LBMが一部回復するまで，創傷治癒は必然的に停止する（図1）[1]．したがって，創傷治癒における栄養管理を考えるうえで，LBM維持向上を念頭に治療戦略を練る必要がある．

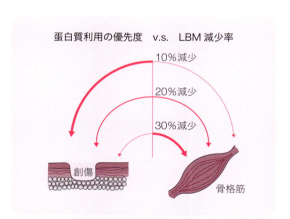

図1　LBM（除脂肪体重）の減少と創傷治癒
LBM減少率が10％未満時は，創部は優先的に経口摂取由来の蛋白質を利用する．LBMが減少するに従い，LBMの回復に蛋白質は利用され，創傷治癒には利用されにくくなる．創傷治癒はLBMが回復するまで遅延する．LBM減少率が30％以上のとき，コラーゲン損失による皮膚の脆弱化にともない，褥瘡が悪化する．

（Demling RH. Eplasty 2009；9：e9[1]より）

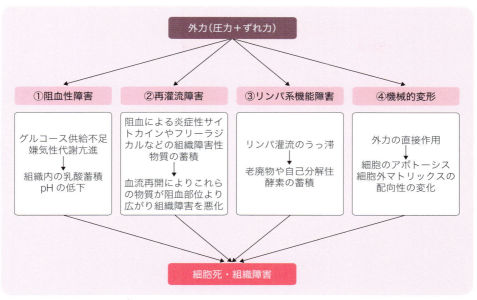

図2　褥瘡発生のメカニズム　　　（日本褥瘡学会．褥瘡ガイドブック　第2版：照林社；2015[2]より）

褥瘡の定義と発生メカニズム

褥瘡の定義[2]

　日本褥瘡学会の定義では，「身体に加わった外力は骨と皮膚表層の間の軟部組織の血流を低下，あるいは停止させる．この状況が一定時間持続されると組織は不可逆的な阻血性障害に陥り褥瘡となる」とされる．一方，最近になってギプスや深部静脈血栓予防ストッキング，酸素マスクなどで発生する医療関連機器圧迫創傷（medical device related pressure ulcer：MDRPU）が問題となっているが，これらは必ずしも骨と皮膚表層との間の組織損傷ではなく，褥瘡とは区別されるが，栄養療法の考え方は同様と考えられる．

褥瘡発生のメカニズム[2,3]

　褥瘡の発生は，単なる阻血にとどまらず，図2に示す4つの機序が考えられている．阻血性障害は，グルコースの供給不足による嫌気性代謝が更新した結果，組織内に乳酸が蓄積し，組織pHが低下することが主因である．さらに再灌流障害では，阻血よりも強い組織障害を生じることが知られており，褥瘡の重症化との関連が指摘されている．褥瘡の栄養療法を考えるうえで，抗酸化作用を有する栄養素を用いるタイミングなど，重要な視点となる．

褥瘡予防・治療の栄養指標

　褥瘡の危険因子や褥瘡発症との関連を検討した種々の研究結果よりまとめられたガイドライン（第4版）をもとに，表に示した[2]．すべて推奨度がC1レベル（根拠は限られているが行ってもよい）であるが，これらは褥瘡発生との関連について比較試験や分析疫学的研究によって検討されている指標であり，一定の根拠がある．アルブミンに関しては，体肢筋量や除脂肪量との間に有意な相関を認めず[4]，また褥瘡患者において炎症反応のマーカーであるC反応性蛋白質（CRP）との間に有意な負の相関関係を認めた（$p<0.01$）ことが反証報告と

褥瘡

表 褥瘡発生予防のための低栄養の危険因子

CQ4.4 褥瘡発生の危険因子となる低栄養状態を確認する指標には何があるか	
炎症や脱水などがなければ血清アルブミン値を用いてもよい．	推奨度 C1
体重減少率を用いてもよい．	推奨度 C1
食事摂取率（食事摂取量）を用いてもよい．	推奨度 C1
高齢者には MNA®（mini nutritional assessment）および MNA®-Short Form（SF）を用いてもよい．	推奨度 C1
CONUT（controlling nutritional status）を用いてもよい．	推奨度 C1
主観的包括的栄養評価（SGA）を用いてもよい．	推奨度 C1

（日本褥瘡学会．褥瘡ガイドブック 第2版；照林社；2015[2]）より）

してなされている[5]．このことから，アルブミンは低栄養状態の指標としては推奨できないが，褥瘡発症の重要な危険因子であり，アルブミンを評価する意義はあるととらえられている．これらのことから，一つの検査値で評価するよりも MNA® や MNA®-SF，CONUT などの評価ツールを用いることでスクリーニング精度がより担保できると考えられ，また，定期的な評価に加えて感染症や手術など状態変化時の評価が肝要といえる．

栄養補給量

■ エネルギー量

褥瘡に対する栄養補給に関してのシステマティックレビューが2件ある[6,7]．必要エネルギー量については，NPUAP/EPUAP ガイドライン[8]において30～35 kcal/kg が望ましいとされている．また，褥瘡発生患者に対する栄養介入の効果を検討したランダム化比較試験[9]の結果，1日当たり約300 kcal を付加して基礎エネルギー消費量（BEE）の約1.55倍のエネルギー投与を行った介入群は，対照群（BEEの1.16倍）に比べて，褥瘡の総面積が介入8週後に有意に減少し，褥瘡の治癒速度が増したことが確認された．この研究は，栄養以外の要因を排除し，同一の栄養剤を使用して栄養介入の効果を明らかにする研究であり，エビデンスレベルが高い．また，この研究のサブ解析においては，ステージIII～IV（NPUAP 分類）の褥瘡に対するエネルギー投与は，積極的な投与を行うことにより通常の栄養管理より褥瘡治癒が促進されたと報告しており，褥瘡のステージに合わせた必要エネルギーの検討を行う必要がある[10]．

■ たんぱく質量

たんぱく質量については，褥瘡患者において経腸栄養にて高たんぱく質栄養剤（エネルギー比25％）の投与を行った場合，一般栄養剤を使用した例に比べ，より褥瘡面積の縮小が認められた[11]．また，低栄養状態にある褥瘡患者に対し，経腸栄養あるいは食事サプリメントのいずれかで高たんぱく質食〔24％たんぱく質（61 g/L）〕を補給した群は，14％たんぱく質（37 g/L）投与群に比べ，介入8週間後に褥瘡表面積に有意な減少を認めたとの報告もある[12]．しかしエビデンスとしては，対象症例数が少なかったり，研究デザインが十分でない．そのほか，褥瘡治療に必要とされる特有の栄養素を強化した栄養剤の使用が褥瘡治癒に有益であるか検討したランダム化比較試験では，栄養剤追加群でより褥瘡治癒率が高く，PUSHスコアもより改善したが，エネルギー，たんぱく質の追加量と褥瘡治癒率および PUSH スコアの比較では差はなかったと報告されている[13]．しかし例数が少なく，個々の栄養素と褥瘡治癒率，PUSH スコアとの関連は明らかにされていない．NPUAP/EPUAP ガイドライン[8]によると，具体的な投与量は「疾患を考慮しながら」との注釈付きで，1.25～1.5 g/kg/日を推奨している．腎機能や肝機能障害，また高齢者で生理的に臓器機能が低下している

場合におけるたんぱく質投与の弊害を考慮すると，0.8 g/kg/日から徐々に開始し，疾患を考慮したうえで投与量を決定していくことが有益といえる．

■ 特定の栄養素

近年，褥瘡予防・治療における特定の栄養素補給にかかわる研究報告が増えているが，欧米のNPUAP/EPUAPガイドライン[8]で推奨されているたんぱく質，亜鉛，アスコルビン酸の補給に関しても，まだ栄養学的根拠に乏しい現状である．システマティックレビューにおいても，たんぱく質，亜鉛，アスコルビン酸などの栄養素についてメタアナリシスがなされたが，有意差は認められなかった[14]．これらの理由として，種々の文献で褥瘡ケアの条件が異なることが要因と考えられており，現時点では文献単位での評価が必要と考えられる．わが国のガイドラインにおいても同様で，特定の栄養素の推奨度はすべてC1レベルとなっているが，最近になってわが国におけるランダム化比較試験の経過報告が散見され，特定の栄養素への期待が高まっている．現時点までの褥瘡予防と治療における特定の栄養素の効果にかかわる研究報告をまとめた．いずれも疾患を個別に考慮して補給する必要性があると考えられる．

❶アスコルビン酸

アスコルビン酸に関する文献は，ランダム化比較試験が2編ある[15,16]．そのうち1編[15]は，褥瘡表面積において，アスコルビン酸投与群は対照群より有意に減少したと報告しているが，20名の小規模試験である．

❷アルギニン

アルギニンに関する文献は，ヒストリカルコントロール研究1編[17]，ランダム化比較試験が3編[18-20]あり，ランダム化比較試験ではアルギニンを含有した栄養補助食品の服用群が，PUSHスコアの有意な改善を認めている．しかし3編のランダム化比較試験はどれも16〜43名の小規模試験である．

❸n-3系脂肪酸

n-3系脂肪酸に関する文献は，ランダム化比較試験2編がある[21,22]．n-3系脂肪酸を豊富に含有した栄養剤を投与すると，褥瘡発生，増悪予防には効果があったが，褥瘡治癒に対する効果は認められてない．n-3系脂肪酸を日常的に摂取している日本人の場合，諸外国の研究結果と異なる反応を示すことが考えられるため，慎重な検討を要する．

❹コラーゲン加水分解物

コラーゲン加水分解物に関する文献は，ランダム化比較試験の1編がある[23]．コラーゲン加水分解物投与群は，PUSHスコアが有意に改善した．しかし，100人以下の試験であり，介入群と対照群の人数も揃っていない．しかし，わが国における質の高いランダム化比較試験が終了しており，この研究結果の報告が待たれる．

❺β-ヒドロキシβ-メチル酪酸

β-ヒドロキシβ-メチル酪酸（HMB）のランダム化比較試験[24]において，HMBを含む栄養補助食品を投与した群は，対照群より肉芽細胞，上皮細胞が有意に増殖したが，PUSHスコア，褥瘡サイズでは差異は認められなかったと報告されている．個々の検討が必要と考えられる．

❻α-ケトグルタル酸オルニチン

α-ケトグルタル酸オルニチン（OKG）のラ

ンダム化比較試験[25]では，8 cm² 未満の褥瘡において，OKG 投与群は対照群より有意に縮小している．しかし，8 cm² 以上では両群に差異は認められていない．

❼ L-カルノシン

L-カルノシンに関する文献は，わが国でのヒストリカルコントロール試験が 1 編ある[26]．L-カルノシン投与群は，1 週間ごとの PUSH スコアの改善の平均値が有意に改善していた．この L-カルノシンとは，馴染みが薄い栄養素であるが，19 世紀中期から臨床研究が進められてきたものであり，天然に存在する β-アラニンとヒスチジンからなるジペプチドである．渡り鳥などの動物の神経細胞や筋肉の細胞に多く存在し，抗酸化作用，抗糖化作用，pH 調整作用，キレート作用，抗老化作用と多彩な生体制御機能を有している．健常者の肉体的，精神的疲労を軽減するとの報告があり，海外のスポーツ栄養学の分野では L-カルノシンが使用されている．

褥瘡治癒における L-カルノシン効果の研究は，ポラプレジンク（胃潰瘍治療薬）の評価検討から端を発する．この薬剤は亜鉛を補給しうる薬剤であるが，成分として亜鉛だけでなく，L-カルノシンが 1 日量で 110 数 mg 含まれている．ポラプレジンクには蛋白質の代謝を高め，傷を早期治癒させる効果があるとするデータがあるが，それが亜鉛によるものか L-カルノシンによるものか定かではなかった．しかし，褥瘡患者を L-カルノシン摂取群，ポラプレジンク摂取群，そしてコントロール群の 3 群に分け，4 週間にわたる摂取の結果，L-カルノシン摂取群は，ポラプレジンク摂取群と同じくコントロール群に比して有意な治癒促進作用が確認された[26]．

特定の栄養素は褥瘡治療薬ではない．そのため褥瘡予防・治療の栄養療法の原則として，十分なエネルギーとたんぱく質，ビタミンを充足した状態のうえで，特定の栄養素を考慮すべきである．

文献

1) Demling RH. Nutrition, anabolism, and the wound healing process : an overview. Eplasty 2009 ; 9 : e9.
2) 日本褥瘡学会．褥瘡ガイドブック 第 2 版：照林社；2015．p8-20，133-55.
3) Berlowitz DR, Brienza DM. Are all pressure ulcers the result of deep tissue injury? A review of the literature. Ostomy Wound Manage 2007 ; 53 : 34-8.
4) Yatabe MS, Taguchi F, Ishida I, et al. Mini nutritional assessment as a useful method of predicting the development of pressure ulcers in elderly inpatients. J Am Geriatr Soc 2013 ; 61 : 1698-704.
5) 田中佑佳，杉野博崇，中西秀樹，ほか．褥瘡患者において血清アルブミン値は栄養状態を表す良い指標か？日本病態栄養学会誌 2011 ; 14 ; 9-15.
6) Langer G, Schloemer G, Knerr A, et al. Nutritional interventions for preventing and treating pressure ulcers. Cochrane Database Syst Rev 2003 ; (4) : CD003216.
7) Stratton RJ, Ek AC, Engfer M, et al. Enteral nutritional support in prevention and treatment of pressure ulcers : a systematic review and meta-analysis. Ageing Res Rev 2005 ; 4 : 422-50.
8) National Pressure Ulcer Advisory Panel, European Pressure Ulcer Advisory Panel. Prevention and treatment of pressure ulcers : clinical practice guideline : National Pressure Ulcer Advisory Panel ; 2009.

9) Ohura T, Nakajo T, Okada S, et al. Evaluation of effects of nutrition intervention on healing of pressure ulcers and nutritional states (randomized controlled trial). Wound Repair Regen 2011 ; 19 : 330-6.
10) 大浦武彦，中條俊夫，岡田晋吾，ほか．褥瘡を有する患者に対する栄養介入の影響—創面サイズの治癒速度と栄養．日本老年医学会雑誌 2013；50：377-83．
11) Chernoff RS, Milton KY, Lipschitz DA. The effect of a very high-protein liquid formula on decubitus ulcers healing in long term tube-fed institutionalized patients. J Am Diet Assoc 1990 ; 90 : A-130.
12) Breslow RA, Hallfrisch J, Guy DG, et al. The importance of dietary protein in healing pressure ulcers. J Am Geriatr Soc 1993 ; 41 : 357-62.
13) Cereda E, Gini A, Pedrolli C, Vanotti A. Disease-specific, versus standard, nutritional support for the treatment of pressure ulcers in institutionalized older adults : a randomized controlled trial. J Am Geriatr Soc 2009 ; 57 : 1395-402.
14) Langer G, Fink A. Nutritional interventions for preventing and treating pressure ulcers. Cochrane Database Syst Rev 2014 ; (6) : CD003216.
15) Taylor TV, Rimmer S, Day B, et al. Ascorbic acid supplementation in the treatment of pressure-sores. Lancet 1974 ; 2 : 544-6.
16) ter Riet G, Kessels AG, Knipschild PG. Randomized clinical trial of ascorbic acid in the treatment of pressure ulcers. J Clin Epidemiol 1995 ; 48 : 1453-60.
17) Brewer S, Desneves K, Pearce L, et al. Effect of an arginine-containing nutritional supplement on pressure ulcer healing in community spinal patients. J Wound Care 2010 ; 19 : 311-6.
18) van Anholt RD, Sobotka L, Meijer EP, et al. Specific nutritional support accelerates pressure ulcer healing and reduces wound care intensity in non-malnourished patients. Nutrition 2010 ; 26 : 867-72.
19) Desneves KJ, Todorovic BE, Cassar A, Crowe TC. Treatment with supplementary arginine, vitamin C and zinc in patients with pressure ulcers : a randomised controlled trial. Clin Nutr 2005 ; 24 : 979-87.
20) Cereda E, Gini A, Pedrolli C, Vanotti A. Disease-specific, versus standard, nutritional support for the treatment of pressure ulcers in institutionalized older adults : a randomized controlled trial. J Am Geriatr Soc 2009 ; 57 : 1395-402.
21) Theilla M, Singer P, Cohen J, Dekeyser F. A diet enriched in eicosapentanoic acid, gamma-linolenic acid and antioxidants in the prevention of new pressure ulcer formation in critically ill patients with acute lung injury : A randomized, prospective, controlled study. Clin Nutr 2007 ; 26 : 752-7.
22) Theilla M, Schwartz B, Zimra Y, et al. Enteral n-3 fatty acids and micronutrients enhance percentage of positive neutrophil and lymphocyte adhesion molecules : a potential mediator of pressure ulcer healing in critically ill patients. Br J Nutr 2012 ; 107 : 1056-61.
23) Lee SK, Posthauer ME, Dorner B, et al. Pressure ulcer healing with a concentrated, fortified, collagen protein hydrolysate supplement : a randomized controlled trial. Adv Skin Wound Care 2006 ; 19 : 92-6.
24) Wong A, Chew A, Wang CM, et al. The use of a specialised amino acid mixture for pressure ulcers : a placebo-controlled trial. J Wound Care 2014 ; 23 : 259-60.
25) Meaume S, Kerihuel JC, Constans T, et al. Efficacy and safety of ornithine alpha-ketoglutarate in heel pressure ulcers in elderly patients : results of a randomized controlled trial. J Nutr Health Aging 2009 ; 13 : 623-30.
26) Sakae K, Agata T, Kamide R, Yanagisawa H. Effects of L-carnosine and its zinc complex (Polaprezinc) on pressure ulcer healing. Nutr Clin Pract 2013 ; 28 : 609-16.

Part 3 病態別 低栄養マネジメント【急性疾患】

炎症性腸疾患

斎藤恵子[1]（写真） 鳥越純子[1]
Saito, Keiko　　　　　Torigoe, Junko
清水行栄[1]　　　　　長堀正和[2]
Shimizu, Yukue　　　　Nagahori, Masakazu

東京医科歯科大学医学部附属病院
1）臨床栄養部
2）潰瘍性大腸炎・クローン病先端治療センター

Keyword クローン病，潰瘍性大腸炎，栄養療法の考え方，摂取量の低下，吸収不良

はじめに

炎症性腸疾患（inflammatory bowel disease：IBD）は，慢性あるいは寛解・再燃を繰り返す腸管の炎症性疾患の総称であり，主に潰瘍性大腸炎（ulcerative colitis：UC）と，クローン病（Crohn's disease：CD）をさす．両疾患とも原因不明で，腸管障害だけでなく腸管以外にもさまざまな臨床症状を呈することがある．

UCの病変は，直腸側から連続性に進展し，びらんや潰瘍を形成するびまん性非特異性炎症である（図1）．主な症状は，持続性または反復性の粘血便，血便，下痢，腹痛，発熱，体重減少，悪心・嘔吐，貧血をともなうこともある．

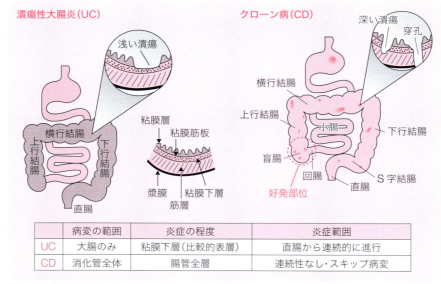

図1　潰瘍性大腸炎（UC）とクローン病（CD）の病態
（潰瘍性大腸炎と診断されたら：田辺三菱製薬より）

CDの病変は非連続性に起こり，全層性の肉芽腫性炎症を特徴とする慢性炎症性疾患である．病変は，口腔から肛門までの消化管のあらゆる部位に起こりうるが，とくに小腸と大腸に多い．縦走潰瘍や敷石状粘膜，狭窄，裂溝，瘻孔の形成がみられることもある．合併症として，関節痛，関節炎，尿路結石，胆石などが生じることがある．主な症状は，腹痛，下痢，発熱，下血，栄養障害，体重減少，貧血，肛門病変などである．

炎症性腸疾患における低栄養 (表)[1]

低栄養は通常，INが少ないか（摂取量の不足，投与量の低下，吸収不良），OUTが多いこと（炎症，発熱，滲出液など）が原因で生じることが多い．IBDの低栄養の特徴は，INの減少とOUTの増加の両面が混在することが多い．

表 炎症性腸疾患における栄養障害の頻度

	クローン病（%）	潰瘍性大腸炎（%）
体重減少	65〜75	18〜62
低蛋白血症	25〜80	25〜50
腸管内蛋白漏出	75	＋
窒素バランス陰性	69	＋
貧血	60〜80	66
Fe欠乏症	39	81
ビタミンB_{12}欠乏症	48	5
葉酸欠乏症	54	36
Ca欠乏症	13	＋
Mg欠乏症	14〜33	＋
K欠乏症	6〜20	＋
ビタミンA欠乏症	11	NR
ビタミンC欠乏症	＋	NR
ビタミンD欠乏症	75	＋
ビタミンK欠乏症	＋	NR
Zn欠乏症	＋	＋
Cu欠乏症	＋	NR
代謝性骨疾患	＋	＋

NR：報告なし，＋：報告はあるが%不明．
(Driscoll RH Jr, et al. Med Clin North Am 1978；62：185-201[1] より)

● INが減少する原因

① 発熱，倦怠感，味覚異常などによる食欲不振で食事摂取量が低下するだけでなく，食事摂取にともなう腹痛，下痢，肛門痛などを避けるため，自ら食事を控えてしまう．

② 腸管の炎症，病変の存在により，栄養素の消化吸収能の低下が生じる．とくに，主に小腸に病変ができるCDで著明である．CDは，瘻孔（十二指腸-横行結腸瘻，小腸-小腸瘻など）を生じることがあり，消化吸収面積が低下する．

③ 狭窄がある場合，食事摂取により嘔気，嘔吐，腹部膨満が生じ，また高度な狭窄では固形物が通過できない場合があり，十分な栄養摂取ができない．

④ CDの手術率は発症後10年で70.8%，また，そのうち28%が再手術となることが報告されており[2]，腸管切除を繰り返し，腸管の短縮，ひいては短腸となることもある．また，人工肛門造設を余儀なくされることもあり，人工肛門は括約筋がないため，食物の通過時間が短縮され，消化吸収低下，水分・電解質異常となることがある．

⑤ 回腸末端から上行結腸に広範な病変が存在すると，胆汁酸再吸収障害により胆汁酸プールが減少し，ミセル形成が不十分となり，脂肪の消化吸収不良が起こりやすい．

⑥ 患者または家族が極端な食事制限をしたり，時には医療者の間違った指導によって，必要栄養量が充足できない．

⑦ 脂質の制限により脂溶性ビタミンが不足しやすいCDでは，高頻度でビタミンDの欠乏症がみられる[1]．

⑧ ビタミンKは，他の脂溶性ビタミン同様，胆汁酸の再吸収障害により吸収不良となる．抗生物質の服用により腸内環境が悪化し，ビタミンK，ナイアシンなどの腸内細菌で産生されるビタミンが減少するおそ

れがある.
⑨動物性食品を制限することによってビタミンB_{12}, 鉄が不足する.
⑩UCでは，乳製品の制限が原因と考えられるカルシウム欠乏症が報告されている[3].
⑪長期間，中心静脈栄養や成分栄養剤のみの管理では，セレン含有量が少ないため，セレン欠乏症となるおそれがある.
⑫サラゾスルファピリジンを服用している場合は，葉酸の吸収部位がほぼ同じであることから，吸収が阻害されやすい[4].

● OUTが増大する原因

①発熱，活動性の病変によってエネルギー需要が増大する．炎症などによるIL-6などのサイトカインのシグナルが伝達されると，急性期蛋白であるCRPの合成が盛んになり，アルブミンの合成は抑制されるため低アルブミン血症となりやすい.
②副腎皮質ホルモン服用時は，代謝が亢進し必要栄養量が増大する.

栄養管理のポイント

適切な栄養管理を行うためには，栄養アセスメントが必要である．アセスメントのポイントについては以下のとおりである.

①IBDの小児発症では，成長障害，第二次性徴の遅延をきたすことがある．UCよりもCDに高率にみられる．小児では身長・体重の推移を必ずアセスメントする．身体発育には個体差があるが，その発育の経過が正常範囲か否かを判断するために，身体発育パーセンタイル曲線を使用するとよい.
②血液検査では，栄養状態を反映するマーカーとしてTP, Alb, T-Cho, TG, ChE, 貧血はFe, Hb, Ht, MCV（平均赤血球容積），MCHC（平均赤血球ヘモグロビン濃度）などを，炎症状態はCRP，血小板（PLT），赤沈，白血球などを評価する.
③消化器症状として，排便回数，便性状，腹痛，腹部膨満感などの有無を確認する.
④食事摂取歴（普段の食事摂取量，栄養剤の摂取量）を聞き取る．下痢や腹痛，腹部膨満と食事や食品に関連があるかを聞く.
⑤腸管のどの部位に炎症，潰瘍があるかを把握し，不足しやすい栄養素を推測する（図2）.

栄養療法の考え方

● 潰瘍性大腸炎（UC）

『炎症性腸疾患（IBD）診療ガイドライン2016』では，「UCに対する経腸栄養療法，中心静脈栄養などの栄養療法単独での寛解導入効果は明らかではなく，薬物療法や血球成分除去療法を主体とすべきであり，安易に食餌制限を強いるべきではない」としている[5]．病変の首座が大腸のUCでは，CDに比して食事の影響は少ないが，急性期の水分，電解質補給などの栄養管理は必要である．しかし，寛解導入目的で栄養療法を用いるべきではなく，また寛解導入後も安易に不必要な食餌制限を行ってQOLを損なうべきではないとしている．栄養療法はあくまでも補助的療法であるという考えであるが，だからといって好き放題食べてもよいわけではない．UCの発症リスクは，脂質の摂取量や質の問題，野菜，果物の摂取量の低下など，欧米型の食事と関連するという説もあり，正しい食習慣を身につけていただくよう，指導すべきである．もちろん，不足や欠乏栄養素がある場合は，補充を考慮する.

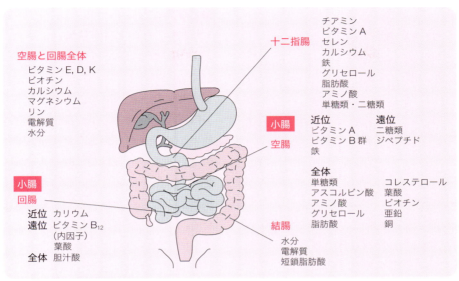

図2 消化管と栄養素の吸収

● クローン病（CD）

一方，CDでは，活動期CDにおける経腸栄養療法，中心静脈栄養は有効とされている．とくに成分栄養剤（elemental diet：ED）を用いた経腸栄養療法は，副腎皮質ステロイドと比して寛解導入率が高く[6]，栄養状態の改善だけでなく，腸管病変の改善および寛解維持率が高いことが報告されている．厚生労働省研究班（鈴木班）の『潰瘍性大腸炎・クローン病診断基準・治療指針』（平成27年度改訂版）では，EDを用いた栄養療法は，副腎皮質ステロイドなどの薬物療法より安全で優れているが，患者の受容性により治療継続が困難であるとしている．EDは窒素源がアミノ酸まで分解されているため，独特のにおいと味がある．また，浸透圧が高いため，摂取方法によっては腹部膨満感や下痢をきたしやすいこと，粉末で溶解する必要があり面倒なことなどが，受容性が低下する原因と考えられる．半消化態栄養剤は，各種栄養素がバランスよく配合され，脂質も含有しており，味もよいものが多い．

EDと半消化態栄養剤のCDに対する治療効果を比較したメタアナリシスでは，寛解導入効果には差がないことが明らかになっている．しかし，必要エネルギーの約半分を食事から，残りの半分をEDから摂取すると寛解が維持できることが報告されている[7]．近年，アミノ酸に抗炎症作用や腸管粘膜修復作用があることが報告されており，また，抗TNF製剤投与時のED併用で寛解維持効果が延長するとの報告もあるが，まだ結論が出ていない．

栄養療法は，①内科的治療としての寛解導入および寛解維持，②腸管安静による症状改善，③低栄養に対する栄養補助，④高度狭窄例における食物残渣の軽減（通過障害の改善）など，目的によって選択するとよいと考える．いずれにしろ，なぜ栄養療法が必要なのかをしっかり患者に説明する必要がある．

栄養食事管理目標と実際

❶エネルギー

30〜35 kcal/kg（IBW）/日（CDは経腸栄養剤の併用が望ましい）

❷炭水化物

エネルギー比60％前後

❸たんぱく質

エネルギー比15〜20％（CDはたんぱく質が食事性抗原になりうるともいわれ，経腸栄養剤の量で調整する）

❹脂質

・クローン病（CD）

30 g/日未満．脂質摂取量の増加にともない再燃率が高くなる[8]．脂質を控える理由は，①脂質の摂取により腸管の蠕動運動が亢進し，安静を保てない，②脂質の消化酵素である胆汁酸が腸管を刺激する，③腸内細菌によって変換された二次胆汁酸は腸内環境を悪化させる，④脂質の質によっては炎症を惹起させる種類のものもある，などと考えられている．

中鎖脂肪酸（MCT）は胃粘膜リパーゼですみやかに加水分解され，膵由来のリパーゼと胆汁によるミセル化を必要とせず吸収されるので，腸管障害を有していたり切除をしている患者でも，下痢をきたすことなく脂質を摂取することができる．エネルギー補給，メニューの幅を広げる意味で，ぜひ勧めていただきたい．

・潰瘍性大腸炎（UC）

摂取量に関する報告はほとんどなく，『日本人の食事摂取基準』に準じ，脂質エネルギー比25〜30％とする．

❺食塩

7〜8 g（発熱，下痢があるとき，ストーマからの排泄が多いときは少し多めに）

❻ビタミン・ミネラル

『日本人の食事摂取基準』に準じ，不足しないよう補給する．CDでは，ビタミンDが欠乏している割合が多いことは前述したが，近年，ビタミンDを補充することで，腸管粘膜のバリア機能の維持効果，炎症反応の低下や寛解維持効果が期待されている[9]．微量元素では，亜鉛が重要である．蛋白質の吸収と相関し，低栄養状態では低下する．亜鉛の低下は味覚障害や食欲低下を招き，食事摂取量が低下する原因ともなる．また，蛋白合成にも関与するので，不足状態では創傷治癒の遅延が懸念される．

セレン欠乏の症状は，爪の白色化，筋肉痛，筋力低下など軽度な症状から，不整脈・頻脈などの心筋症，突然死などの重篤な症状まで報告されている．セレンの血中濃度は必ずしも細胞中の濃度とは一致しないようであるが，セレン測定は保険適用となったので，評価し，不足している場合は補充するべきである．

まとめ

IBD治療の目的は，早期寛解導入，長期寛解維持し，家庭生活や学校生活などの社会生活を送ることが可能となることである．

低栄養を改善するには，まず病態を知り，低栄養の原因を突き止めることが大切である．そのためには栄養アセスメントを行い，そして不足栄養素の補給方法について，適切な栄養ルートおよび栄養量を考慮する必要がある．

文献

1) Driscoll RH Jr, Rosenberg IH. Total parenteral nutrition in inflammatory bowel disease. Med Clin North Am 1978；62：185-201.
2) 難病情報センター．クローン病．http://www.nanbyou.or.jp/entry/81
3) Jowett SL, Seal CJ, Phillips E, et al. Dietary beliefs of people with ulcerative colitis and their effect on relapse and nutrient intake. Clin Nutr 2004；23：161-70.
4) Halsted CH, Gandhi G, Tamura T. Sulfasalazine inhibits the absorption of folates in ulcerative colitis. N Engl J Med 1981；305：1513-7.
5) 炎症性腸疾患（IBD）診療ガイドライン委員会．IBD治療における栄養療法の有益性・有害性と適応は？　In：日本消化器病学会，編．炎症性腸疾患（IBD）診療ガイドライン2016：南江堂；2016．p41-2.
6) Okada M, Yao T, Yamamoto T, et al. Controlled trial comparing an elemental diet with prednisolone in the treatment of active Crohn's disease. Hepatogastroenterology 1990；37：72-80.
7) Takagi S, Utsunomiya K, Kuriyama S, et al. Effectiveness of an 'half elemental diet' as maintenance therapy for Crohn's disease：A randomized-controlled trial. Aliment Pharmacol Ther 2006；24：1333-40.
8) 福田能啓，ほか．クローン病の維持療法時の脂肪摂取と累計再燃率．In：厚生省特定疾患難治性炎症性腸疾患障害調査研究班平成10年度研究報告書：1999．p69-70.
9) Raftery T, Martineau AR, Greiller CL, et al. Effects of vitamin D supplementation on intestinal permeability, cathelicidin and disease markers in Crohn's disease：Results from a randomised double-blind placebo-controlled study. United European Gastroenterol J 2015；3：294-302.

＊　　＊　　＊

誤嚥性肺炎

三鬼達人
Miki, Tatsuto
藤田医科大学病院　看護部

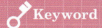　誤嚥性肺炎，栄養管理，段階的摂食訓練

誤嚥性肺炎とは

　誤嚥性肺炎は，誤嚥に引き続いて発症する肺炎のことである．タイプとしては，飲食物や唾液などの口腔・咽頭分泌物を誤嚥し，咳反射などでこれを排除できないときに引き起こされる「通常型の誤嚥性肺炎」，長期寝たきり患者などで比較的少量の口腔内容物を持続的に誤嚥することで引き起こされる「びまん性誤嚥性細気管支炎」，人工呼吸器が関連する「人工呼吸器関連肺炎」，胃内容物が嘔吐によって誤って肺に入り肺組織に炎症が起こる「Mendelson症候群」に分類される[1]．

　通常型の誤嚥性肺炎，びまん性誤嚥性細気管支炎，人工呼吸器関連肺炎では，誤嚥時に飲食物や唾液だけでなく細菌も一緒に肺に流れ込むため，この細菌が肺の中で増殖し誤嚥性肺炎が引き起こされる．一方，Mendelson症候群は，肺にpHの低い胃酸を誤嚥することで引き起こされる化学的肺炎であり，通常の誤嚥性肺炎と比較して症状が遷延し，より重篤な経過を呈する．本項では，「通常型の誤嚥性肺炎」に関して記載する．

誤嚥性肺炎の要因

　わが国の死因別死亡率では，平成23年（2011年）度から肺炎が3位であったが，平成29年（2017年）度には，肺炎と誤嚥性肺炎が区別されたことにより，肺炎5位，誤嚥性肺炎7位となった．これは，ICD-10（2013年版）（平成29年1月適用）による原死因選択ルールの明確化によるものと考えられる（図）[2]．誤嚥性肺炎は高齢者に多く発症するが，高齢者では加齢にともなう咳嗽反射の閾値の上昇，摂食嚥下機能における加齢性変化（表1），基礎体力の低下，睡眠薬や鎮静薬，向精神薬などの内服薬の副作用によって摂食嚥下機能が低下することが要因となる．また，高齢者において多く発症する脳卒中患者では，嚥下障害を合併しやすい．脳卒中患者（とくに大脳基底核領域の脳梗塞）では，神経伝達物質の欠乏（ドーパミン不足，サブスタンスP放出低下）によって，咳嗽反射や嚥下反射の神経活動が低下することで引き起こされることが知られている[3]．誤嚥性肺炎は再発を繰り返す特徴があり，再発を繰り返すと耐性菌が発生して抗生物質に抵抗性をもつ

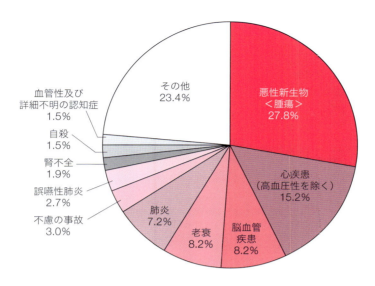

図 主な死因別死亡数の割合（平成29年）
（厚生労働省．平成29年人口動態統計月報年計（概数）の概況．https://www.mhlw.go.jp/toukei/saikin/hw/jinkou/geppo/nengai17/[2] より）

表1 摂食・嚥下諸器官の老化による変化

- 味覚の変化
- 歯牙欠損，唾液腺の萎縮による咀嚼機能の低下
- 舌萎縮，頬部などの嚥下諸器官の筋力減退による，食塊口腔内保持能力の低下
- 嚥下反射の惹起性低下
- 嚥下圧形成能力低下による咽頭クリアランスの低下
- 安静時の喉頭低位，嚥下時の喉頭最大挙上位低下による食道入口部開大不全

ため，現在でも多くの高齢者が死亡する原因となっている．

誤嚥性肺炎の発症には，「口腔内細菌の増殖」，「誤嚥」，「免疫力の低下」の3つが関係している．誤嚥＝誤嚥性肺炎ではなく，免疫力の低下した状態で，細菌が多く付着した食物や唾液を誤嚥することで誤嚥性肺炎の発症リスクが高まる．

誤嚥性肺炎の症状

肺炎の場合，高熱，咳，痰，呼吸困難，胸痛などが主症状であるが，誤嚥性肺炎の場合，これらの症状がはっきりと出ないのが特徴である．高齢者の場合，体温の上昇をみないか，あっても微熱程度のものが少なくない．また，呼吸数が増え，脱水状態にあることが多いといわれている．したがって，「何となく元気がない」，「食欲がない」，「食事時間が長くなった」，「熱はないのに痰が増えた」などの症状がみられる場合は，誤嚥性肺炎を疑う必要がある．誤嚥性肺炎の臨床診断基準を表2に示す．

表2　誤嚥性肺炎の臨床診断基準

分類	診断基準
確実症例	ⅠA．明らかな誤嚥が直接確認され，それに引き続き肺炎を発症した症例 ⅠB．肺炎例で気道より誤嚥内容が吸引などで確認された症例 肺炎の診断は，次の①，②を満たす症例とする ①胸部X線または胸部CT上で肺胞性陰影（浸潤影）を認める ②37.5℃以上の発熱，CRPの異常高値，末梢白血球数 9,000/μL 以上の増加，喀痰など気道症例のいずれか2つ以上存在する場合
ほぼ確実症例	ⅡA．臨床的に飲食にともなってむせなどの嚥下障害を反復して認め，上記①および②の肺炎の診断基準を満たす症例 ⅡB．ⅠのAまたはBに該当する症例で肺炎の診断基準のいずれか一方のみを満たす例
疑い症例	ⅢA．臨床的に誤嚥や嚥下機能障害の可能性をもつ以下の基礎病態ないし疾患を有し，肺炎の診断基準①または②を満たす症例 　a．陳旧性ないし急性の脳血管障害 　b．嚥下障害をきたしうる変性性神経疾患または神経筋疾患 　c．意識障害や高度の痴呆 　d．嘔吐や逆流性食道炎をきたしうる消化器疾患（胃切除後も含む） 　e．口腔咽頭，縦隔腫瘍およびその術後，気管食道瘻 　f．気管切開 　g．経鼻管による経管栄養 　h．その他の嚥下障害をきたす基礎疾患

（平成8年長寿科学総合研究事業「嚥下性肺疾患の診断と治療に関する研究班」）

誤嚥性肺炎の予防と治療

誤嚥性肺炎の予防には，咳反射を亢進させる降圧薬であるACE阻害薬が有効で，ACE阻害薬を2年間投与した患者の肺炎発生率を，投与しない群の約1/3に減らすことができたという報告もある[4]．また，脳梗塞後遺症に使われるアマンタジンや抗血小板作用をもつ脳梗塞予防薬も有効である[5,6]．アマンタジンを3年間にわたり投与した群のほうが，投与しない群に比べて高齢者の肺炎を1/5に減らすことができたという報告もある[5]．これらの治療薬は咳反射や嚥下反射を改善し，誤嚥性肺炎を予防するといわれている．しかし，誤嚥性肺炎の予防には，これら薬の効用だけでなく，口腔ケアを徹底し口腔内を清潔にする，摂食嚥下機能に合わせた食形態・摂食姿勢の選定，摂食嚥下リハビリテーションの実践，胃食道逆流を防ぐための体位調節，咳・痰の喀出力の強化（咳嗽訓練，排痰法），栄養状態の維持・改善が重要となる．

誤嚥性肺炎の治療方針としては，日本呼吸器学会『医療・介護関連肺炎診療ガイドライン』（2011年）[7]において，①抗菌薬治療，②PPV（23価肺炎球菌莢膜ポリサッカライドワクチン）接種は可能であれば実施，③口腔ケアを行う，④摂食嚥下リハビリテーションを行う，⑤嚥下機能を改善させる薬物療法を考慮，⑥意識レベルを高める努力（鎮静剤，睡眠剤の減量，中止など），⑦嚥下困難を生ずる薬剤の減量・中止，⑧栄養状態の改善を図る，⑨就寝時の体位は頭位（上半身）の軽度挙上が望ましい，の9項目が示されているので参考にしていただきたい．

誤嚥性肺炎の栄養管理

誤嚥性肺炎患者では，摂食嚥下障害を合併している患者，ADLが低下し要介護状態の患者，認知機能の低下した患者が多くいるため，肺炎

に罹患する前から低栄養や脱水状態にある場合が多い．したがって，誤嚥性肺炎の患者がはじめて病院に受診した場合には，全身状態や血液検査データなどから栄養状態や脱水状態をアセスメントし，輸液療法の適正化を図る必要がある．また，誤嚥性肺炎患者は，発熱，咳嗽にともなう喀痰の増加などにより，水分・エネルギー消費量が多いことも考慮する必要がある．

急性期では，肺炎の治療が優先されるため，絶飲食による輸液療法が実施されることが多いが，その際には，早期経口摂取をめざしたかかわりが重要となる．治療上問題とならなければ，口腔ケアを含めた口腔機能向上訓練（口腔のマッサージや肩・頸部のリラクゼーションなど）などは，口腔周囲筋や咽頭機能の廃用を予防するため，急性期であったとしても積極的に実施するとよい．いずれにしても，長期間の絶飲食や不適切な栄養管理，機能訓練は，医原性の低栄養やサルコペニアを発症させてしまう危険性もあるため注意が必要である．栄養状態や電解質の指標は，「低栄養のスクリーニング・アセスメント」の項を参照していただきたい．

急性期における輸液管理は，末梢輸液製剤を用いた管理が行われる．経口摂取の再開には肺炎がコントロールされていることが第一条件となるが，嚥下障害をともない経口摂取が当面困難と予測される場合には，1週間を目安に中心静脈栄養に切り替えていく必要がある．また，消化管機能が良好であれば，経鼻経管栄養の導入も考慮する．経鼻経管栄養の場合，経鼻胃管チューブの挿入により嚥下運動を阻害してしまうため，可能なかぎり10 Fr以下の細いチューブを選択することが望ましい[8-10]．

摂食嚥下障害を合併している場合の経口摂取の進め方

摂食嚥下障害を合併している場合は，経口摂取再開時に嚥下機能評価が必要となる．とくに不顕性誤嚥（むせない誤嚥）が疑われる場合は，嚥下内視鏡検査や嚥下造影による評価が必須である．

経口摂取再開の条件および評価方法

経口摂取開始の条件として，肺炎のコントロールがされていること，慢性閉塞性肺疾患（COPD）や特別な状態でないかぎり酸素投与から離脱していることが望ましい．また，一般的な摂食開始の条件としては，①バイタルサインが安定している，②リスク管理がしっかりとなされている（例：パルスオキシメータ，吸引器の設置など不測の事態に対応できる準備をする），③意識障害がないこと（覚醒していること，JCS 1桁），④脳血管障害の進行がない，⑤嚥下反射を認める（例：自然な唾液嚥下の確認．たとえば会話中や口腔ケア時の嚥下反射の確認など），⑥十分な咳ができる（随意性または反射性）を確認する[11,12]．

以上の条件が整えば，経口摂取開始可能と判断するが，経口摂取再開の前に嚥下スクリーニングテストなどの評価を実践するとよい．以下に代表的なスクリーニングテストを記載する．なお，現在知られているスクリーニングテストは，誤嚥の有無を感知して，「直接（摂食）訓練が開始可能か」，もしくは「その後の嚥下造影などの精密な検査を必要とするか」を鑑別する目的で考えられている．誤嚥の確定診断は，嚥下内視鏡検査か嚥下造影でしか行えないため，スクリーニングテストを実施する際には，これら特徴を十分に理解したうえで実施することが重要である．なお，詳細な評価方法は成書

を参照していただきたい．
① 反復唾液嚥下テスト（repetitive saliva swallowing test：RSST）[13, 14]
② 改訂水飲みテスト（modified water swallowing test：MWST）[15]
③ 食物テスト（food test：FT）[16]
④ 30 mL 水飲みテスト（timed water swallow test）[17]

これらのテストの結果で「問題あり」と評価した場合，詳細な評価に基づく専門家の判断が必要となり，摂食は開始すべきでないと判断する．また，これらスクリーニングテストは，単一の標準化テストとなるので，個々のスクリーニングテストの結果を総合的に考えていく必要がある．

■ **食物の選定**

誤嚥性肺炎を発症するような摂食嚥下障害患者は，多種多様な症状を呈する．したがって，一様にこの食物が摂取しやすいというものはないが，一般的に嚥下しやすい食物は，咀嚼や食塊形成を補い，咽頭残留や誤嚥を起こしにくいものになる．すなわち，以下の条件を満たすものとなる[11]．
① 密度が均一（凝集性が高い）
② 適当な粘度があってばらばらになりにくい
③ 口腔や咽頭を通過するときに変化しやすい（変形性が高い）
④ べたつかず，粘膜にくっつきにくい（付着性が低い）

■ **段階的摂食訓練**

摂食嚥下障害が重度の場合は，難易度の低いゼリー状のものや水分のとろみなどから開始し，対象者の状況に合わせて段階的に難易度を上げていき，最終的には常食摂取をめざすとよい．この方法を摂食嚥下リハビリテーション領域では，段階的摂食訓練という．段階的摂食訓練で使用される食物形態の段階は，施設によって異なるが，おおむね3～5段階で調整されていることが多い．また，メニューの名称や食物の内容は，各施設で若干異なる．このような状況から，日本摂食嚥下リハビリテーション学会では，国内の病院・施設・在宅医療および福祉関係者が共通して使用できることを目的とし，食事（嚥下調整食）およびとろみについて学会分類2013として段階分類を示している（表3，4）[18]．特長としては，より幅広い成人の中途障害による嚥下障害症例に対応できるように分類されていることである．したがって，誤嚥性肺炎患者の摂食嚥下障害への適用も可能であると考える．食物形態やとろみについての段階的分類については，これを参照していただきたい．

❶ **段階的摂食訓練の進め方**

段階的摂食訓練は，難易度の低いメニューから開始することが基本となる．この際の摂食姿勢や嚥下手技は，嚥下内視鏡検査や嚥下造影などで評価，決定された条件で行う．食形態のアップ基準は，現在摂食している段階の食事を30分以内で7割以上，3食以上摂取できたときに行う．嚥下障害が強く疑われる場合は，9食（3日間）の様子をみることが推奨されている[19]．食形態のアップを検討するときの観察項目は，摂食状況はもちろんのこと，発熱の有無，呼吸状態の変化，喀痰量の変化，咳嗽の有無，そして必要に応じて胸部X線写真の所見などを観察していく必要がある．摂食中に，これら項目で一つでも変化がみられたときには，その原因を精査する必要がある．一方，これら観察項目に変化がみられず，食形態のアップ基準が満たされた場合には，次の段階へ進むことができる．次の段階へ進めるのに悩む場合は，

表3　日本摂食嚥下リハビリテーション学会 学会分類2013（食事）早見表

コード		名称	形態	目的・特色	主食の例	必要な咀嚼能力	他の分類との対応
0	j	嚥下訓練食品0j	均質で，付着性・凝集性・かたさに配慮したゼリー 離水が少なく，スライス状にすくうことが可能なもの	重度の症例に対する評価・訓練用 少量をすくってそのまま丸呑み可能 残留した場合にも吸引が容易 たんぱく質含有量が少ない		（若干の送り込み能力）	嚥下食ピラミッドL0 えん下困難者用食品許可基準Ⅰ
0	t	嚥下訓練食品0t	均質で，付着性・凝集性・かたさに配慮したとろみ水（原則的には，中間のとろみあるいは濃いとろみ*のどちらかが適している）	重度の症例に対する評価・訓練用 少量ずつ飲むことを想定 ゼリー丸呑みで誤嚥したりゼリーが口中で溶けてしまう場合 たんぱく質含有量が少ない		（若干の送り込み能力）	嚥下食ピラミッドL3の一部（とろみ水）
1	j	嚥下調整食1j	均質で，付着性，凝集性，かたさ，離水に配慮したゼリー・プリン・ムース状のもの	口腔外ですでに適切な食塊状となっている（少量をすくってそのまま丸呑み可能） 送り込む際に多少意識して口蓋に舌を押しつける必要がある 0jに比し表面のざらつきあり	おもゆゼリー，ミキサー粥のゼリーなど	（若干の食塊保持と送り込み能力）	嚥下食ピラミッドL1・L2 えん下困難者用食品許可基準Ⅱ UDF区分4（ゼリー状） （UDF：ユニバーサルデザインフード）
2	1	嚥下調整食2-1	ピューレ・ペースト・ミキサー食など，均質でなめらかで，べたつかず，まとまりやすいもの スプーンですくって食べることが可能なもの	口腔内の簡単な操作で食塊状となるもの（咽頭では残留，誤嚥をしにくいように配慮したもの）	粒がなく，付着性の低いペースト状のおもゆや粥	（下顎と舌の運動による食塊形成能力および食塊保持能力）	嚥下食ピラミッドL3 えん下困難者用食品許可基準Ⅱ・Ⅲ UDF区分4
2	2	嚥下調整食2-2	ピューレ・ペースト・ミキサー食などで，べたつかず，まとまりやすいもので不均質なものも含む スプーンですくって食べることが可能なもの		やや不均質（粒がある）でもやわらかく，離水もなく付着性も低い粥類		
3		嚥下調整食3	形はあるが，押しつぶしが容易，食塊形成や移送が容易，咽頭でばらけず嚥下しやすいように配慮されたもの 多量の離水がない	舌と口蓋間で押しつぶしが可能なもの 押しつぶしや送り込みの口腔操作を要し（あるいはそれらの機能を賦活し），かつ誤嚥のリスク軽減に配慮がなされているもの	離水に配慮した粥など	舌と口蓋間の押しつぶし能力以上	嚥下食ピラミッドL4 高齢者ソフト食 UDF区分3
4		嚥下調整食4	かたさ・ばらけやすさ・貼りつきやすさなどのないもの 箸やスプーンで切れるやわらかさ	誤嚥と窒息のリスクを配慮して素材と調理方法を選んだもの 歯がなくても対応可能だが，上下の歯槽堤間で押しつぶすあるいはすりつぶすことが必要で舌と口蓋間で押しつぶすことは困難	軟飯・全粥など	上下の歯槽堤間の押しつぶし能力以上	嚥下食ピラミッドL4 高齢者ソフト食 UDF区分2およびUDF区分1の一部

学会分類2013は，概説・総論，学会分類2013（食事），学会分類2013（とろみ）からなり，それぞれの分類には早見表を作成した．本表は学会分類2013（食事）の早見表である．本表を使用するにあたっては必ず「嚥下調整食学会分類2013」の本文を熟読されたい．
*：上記0tの「中間のとろみ・濃いとろみ」については，学会分類2013（とろみ）を参照されたい．
本表に該当する食事において，汁物を含む水分には原則とろみを付ける．ただし，個別に水分の嚥下評価を行ってとろみ付けが不要と判断された場合には，その原則は解除できる．
他の分類との対応については，学会分類2013との整合性や相互の対応が完全に一致するわけではない．
（日本摂食・嚥下リハビリテーション学会医療検討委員会．日本摂食嚥下リハビリテーション学会雑誌2013；17：255-67[18] より）

表4　日本摂食嚥下リハビリテーション学会 学会分類2013（とろみ）早見表

	段階1 薄いとろみ	段階2 中間のとろみ	段階3 濃いとろみ
英語表記	Mildly thick	Moderately thick	Extremely thick
性状の説明 （飲んだとき）	「drink」するという表現が適切なとろみの程度 口に入れると口腔内に広がる液体の種類・味や温度によっては，とろみが付いていることがあまり気にならない場合もある 飲み込む際に大きな力を要しない ストローで容易に吸うことができる	明らかにとろみがあることを感じ，かつ，「drink」するという表現が適切なとろみの程度 口腔内での動態はゆっくりですぐには広がらない 舌の上でまとめやすい ストローで吸うのは抵抗がある	明らかにとろみが付いていて，まとまりがよい 送り込むのに力が必要 スプーンで「eat」するという表現が適切なとろみの程度 ストローで吸うことは困難
性状の説明 （見たとき）	スプーンを傾けるとすっと流れ落ちる フォークの歯の間から素早く流れ落ちる カップを傾け，流れ出た後には，うっすらと跡が残る程度の付着	スプーンを傾けるととろとろと流れる フォークの歯の間からゆっくりと流れ落ちる カップを傾け，流れ出た後には，全体にコーティングしたように付着	スプーンを傾けても，形状がある程度保たれ，流れにくい フォークの歯の間から流れ出ない カップを傾けても流れ出ない（ゆっくりと塊となって落ちる）
粘度（mPa・s）	50〜150	150〜300	300〜500
LST値（mm）	36〜43	32〜36	30〜32

学会分類2013は，概説・総論，学会分類2013（食事），学会分類2013（とろみ）からなり，それぞれの分類には早見表を作成した．本表は学会分類2013（とろみ）の早見表である．本表を使用するにあたっては必ず「嚥下調整食学会分類2013」の本文を熟読されたい．
粘度：コーンプレート型回転粘度計を用い，測定温度20℃，ずり速度$50 s^{-1}$における1分後の粘度測定結果．
LST値：ラインスプレッドテスト用プラスチック測定板を用いて内径30 mmの金属製リングに試料を20 mL注入し，30秒後にリングを持ち上げ，30秒後に試料の広がり距離を6点測定し，その平均値をLST値とする．
注1．LST値と粘度は完全には相関しない．そのため，とくに境界値付近においては注意が必要である．
注2．ニュートン流体ではLST値が高く出る傾向があるため注意が必要である．
（日本摂食・嚥下リハビリテーション学会医療検討委員会．日本摂食嚥下リハビリテーション学会雑誌 2013；17：255-67[18]より）

次の段階の食品を現在摂食しているメニューのなかに1品のみ加えるなどして対応し，徐々にその数の割合を難易度の高いほうに移行する．

段階を上げるときの注意点としては，食物形態の難易度を一段階ずつ上げていくことが基本となる．したがって，訓練途中で段階を飛ばさないようにすることが重要である．また，難易度を上げるときには，食物の物性や摂取量を変更することを優先させる．そして，ある程度の段階まで進められたところで，摂食回数（一日の食事回数）や摂食姿勢，嚥下手技の変更が可能かを検討する．変更が可能な場合には，一つの条件のみを変更する．このとき重要なことは，複数の条件を同時に変更するのを避けることである．なぜなら，複数の条件を同時に変更させた場合，トラブルが生じたときに原因が特定しにくくなるからである．

いずれにしても，体力的にも全身状態的にも不安定な患者にとって食事を食べるということは，健常者である私たちにとっては想像もできないほど，体力を使い努力を要することを念頭においてかかわることが必要である．決して無理はさせずに，常に安全で安楽な状態で食事が摂取できるように患者を取り巻く環境を整えることが重要である．

文献

1) 藤谷順子.第3章 摂食嚥下障害への介入2 ①リスク管理(1)誤嚥性肺炎.In 才藤栄一,植田耕一郎,監修.摂食嚥下リハビリテーション 第3版:医歯薬出版;2016. p252.
2) 厚生労働省.平成29年人口動態統計月報年計(概数)の概況.https://www.mhlw.go.jp/toukei/saikin/hw/jinkou/geppo/nengai17/
3) 藤島一郎,編著.よくわかる嚥下障害 改訂第2版:永井書店;2005. p71.
4) Sekizawa K, Matsui T, Nakagawa T, et al. ACE inhibitors and pneumonia. Lancet 1998;352:1069.
5) Sekizawa K, Yanai M, Yamada M, et al. Amantadine and pneumonia in elderly stroke patients. Lancet 1999;353:2156-7.
6) 山谷睦雄,大類 孝,荒井啓行,佐々木英忠.高齢者の肺炎の予防と診療の進め方.Medical Practice 1998;20:1998-2003.
7) 日本呼吸器学会,編.医療・介護関連肺炎診療ガイドライン:メディカルレビュー社;2011.
8) 大野 綾,藤島一郎,大野友久,ほか.経鼻経管栄養チューブが嚥下障害患者の嚥下に与える影響.日本摂食嚥下リハビリテーション学会雑誌 2006;10:125-34.
9) Metheny NA. Risk factors for aspiration. JPEN J Parenter Enteral Nutr 2002;26:S26-31.
10) 日本看護協会.医療・看護安全管理情報 No.8 経鼻栄養チューブの誤挿入・誤注入事故を防ぐ.看護協会ニュース 2002;422:11-2.
11) 塚本芳久.急性期嚥下障害へのアプローチ.Journal of Clinical Rehabilitation 1995;4:721-4.
12) 近藤克則,二木 立.急性期脳卒中患者に対する段階的嚥下訓練.総合リハビリテーション 1998;16:19-25.
13) 小口和代,才藤栄一,水野雅康,ほか.機能的嚥下障害スクリーニングテスト「反復唾液嚥下テスト」(The Repetitive Saliva Swallowing Test:RSST)の検討―正常値の検討.リハビリテーション医学 2000;37:375-82.
14) 小口和代,才藤栄一,馬場 尊,ほか.機能的嚥下障害スクリーニングテスト「反復唾液嚥下テスト」(The Repetitive Saliva Swallowing Test:RSST)の検討―妥当性の検討.リハビリテーション医学 2000;37:383-8.
15) 才藤栄一.摂食・嚥下障害の治療・対応に関する統合的研究 平成11年度厚生科学研究費補助金研究報告書:2000. p1-17.
16) Wakasugi Y, Tohara H, Hattori F, et al. Screening test for silent aspiration at the bedside. Dysphagia 2008;23:364-70.
17) 窪田俊夫,三島博信,花田 実,ほか.脳血管障害における麻痺性嚥下障害―スクリーニングテストとその臨床応用について.総合リハビリテーション 1982;10:271-6.
18) 日本摂食・嚥下リハビリテーション学会医療検討委員会.日本摂食・嚥下リハビリテーション学会嚥下調整食分類2013.日本摂食嚥下リハビリテーション学会雑誌 2013;17:255-67.
19) 才藤栄一.第2章 摂食・嚥下リハビリテーション総論.In:才藤栄一,向井美惠,監修.摂食・嚥下リハビリテーション 第2版:医歯薬出版;2007. p23.

Part 3 病態別 低栄養マネジメント【慢性疾患】

COPD

藤田幸男[1]（写真）　吉川雅則[2]
Fujita, Yukio　　Yoshikawa, Masanori
1) 奈良県立医科大学　呼吸器内科学講座
2) 奈良県立医科大学附属病院　栄養管理部

Keyword 　慢性閉塞性肺疾患（COPD），栄養障害，栄養療法

　慢性閉塞性肺疾患（COPD）では高率に栄養障害を認め，栄養障害は呼吸機能とは独立した予後不良因子である．体重減少に加え，除脂肪量の低下や骨格筋の変化，骨粗鬆症の合併頻度も高く，予後と関連している．そのため，体重だけでなく全身の体組成を適切に評価することが必要である．栄養補給療法は，エネルギー摂取量を増加させ，体重増加に加え，除脂肪量や運動耐容能も改善することが報告されている．エネルギー需要量に見合った十分なエネルギー供給を行い，過剰な肉類の摂取を控え，果物や野菜を十分に摂取するなど，バランスのとれた食事が必要である．軽症から中等症の呼吸不全の患者では特別な経腸栄養剤は不要であるが，患者の換気能力，抗炎症作用，アミノ酸組成などを考慮して，経腸栄養剤による栄養補給療法を検討する必要がある．また，栄養療法単独での効果は限定的であり，運動療法との併用が推奨されている．

はじめに

　慢性閉塞性肺疾患（chronic obstructive pulmonary disease：COPD）では高率に栄養障害を認め，栄養障害は予後と関連している．COPDでは体重減少に加え，除脂肪量の低下や分岐鎖アミノ酸の低下，骨塩量の低下を認める．そのため，栄養状態を評価し，栄養障害を認める場合は積極的に栄養療法を行う必要がある．そこで，本項ではまず，COPDの栄養障害の特徴や栄養療法のエビデンスを述べ，その後，食事指導や栄養補給療法のポイントを概説する．

栄養障害の特徴

　COPDは全身性の炎症性疾患としてとらえられており，さまざまな併存症を併発する．併存症には心血管障害や代謝性疾患などがあるが，栄養障害も重要な合併症の一つである．欧米の調査では，％標準体重（％ ideal body weight：％ IBW）＜90％の体重減少を呈する頻度はCOPD患者の約20〜50％と報告[1]されているが，日本人ではその頻度はさらに高いと考えられている．COPDの病期（閉塞性障害）が進行するほど体重減少の頻度は増加し，本邦では，対標準1秒量（％ FEV$_1$）が30％

未満の最重症患者では，約60%と高率な体重減少を認めていた[2]．体重減少は閉塞性障害の重症度とは独立した予後不良因子であり，COPDの日常診療ではbody mass index（BMI）の評価は必須である．低体重が予後不良であることはもちろんであるが，最近のメタ解析では，正常なBMIのCOPD患者より，過体重や肥満の患者の予後が良好である可能性が報告された[3]．

また，Copenhagen City Heart Studyにおける検討[4]では，BMIが正常であったCOPD患者の約26%で筋蛋白量の指標となる除脂肪量（fat-free mass：FFM）が低下していた．そして，BMIが正常でもFFMが低下している群では予後不良であり，FFMはBMIよりも予後に強く関連することが報告された．すなわち，COPDの栄養障害を評価するにあたっては，体重測定に加え，体組成を測定することも重要である．

BMIやFFMが低下しているCOPD患者では，筋蛋白の分解と利用が亢進しており，とくに血漿中の分岐鎖アミノ酸（branched-chain amino acids：BCAA）が低下している．BCAAは蛋白合成促進作用や分解抑制作用を有しており，とくにロイシンが中心的な役割を果たしている．

また，COPD患者では，さまざまな骨格筋の変化も報告されている[5]．加齢や喫煙，体重減少や身体活動性の低下などは，COPDの発症や増悪のリスク因子であると同時に，骨粗鬆症のリスクでもある．さらに，ビタミンD欠乏も骨粗鬆症の原因の一つであるが，COPDではビタミンD欠乏を高率（約40〜80%）に認め，1秒量や身体能力と関連している．対象の重症度により頻度は異なるが，COPDでは健常人と比較して，高率（4〜59%）に骨粗鬆症を合併している[6]．病期が重症になるほど，増悪にともなうステロイドの全身投与の機会が増加し，骨粗鬆症のリスクが高くなる．COPDの日常診療では，骨粗鬆症の評価も重要な項目の一つである．

骨格筋の変化

COPDでは大腿四頭筋などの筋萎縮や筋力低下を認め，筋量や筋力低下はCOPDの予後不良因子である．骨格筋では，ミトコンドリアの機能障害や酸化酵素の減少を認めており，それらは好気的代謝能力の低下につながる．筋線維では，Ⅰ型筋線維（遅筋）が減少し，Ⅱ型筋線維（速筋）が増加している．この筋線維タイプのシフトは，筋線維の酸化的代謝能力の低下をもたらす．このように，COPDでは骨格筋の量的・質的変化を認める．骨格筋機能障害は好気的代謝能力の低下をもたらし，労作時の乳酸アシドーシスや炭酸ガスの産生を引き起こし，息切れ・呼吸困難の増悪，身体活動性の低下につながる．そして，これらにより，骨格筋機能障害がさらに進行するという負のスパイラルがもたらされる（図1）[7]．

栄養療法のエビデンス

最近のメタ解析では，COPDに対する栄養療法は総エネルギーやたんぱく質の摂取量の増加をもたらし，体重増加を促進することが報告されている[8]．栄養療法による体重増加は，栄養障害を認める患者でより顕著であった．また，栄養療法により脂肪量に加え，わずかではあるがFFMも増加していた．呼吸機能や動脈血液ガス所見は改善しなかったが，身体機能として，運動耐容能の指標である6分間歩行距離や握力が改善していた．加えて，栄養障害を認めるCOPD患者では，呼吸筋力やSt.George's

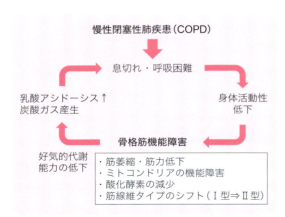

図1 COPDの骨格筋機能障害における負のスパイラル
(Donaldson AV, et al. Int J Chron Obstruct Pulmon Dis 2012 ; 7 : 523-35[7] より)

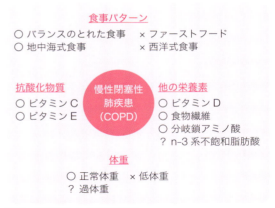

図2 COPDと食事の関係
(Berthon BS, et al. Nutrients 2015 ; 7 : 1618-43[13] より)

Respiratory Questionnaire (SGRQ) で評価した健康関連 QOL の改善も認めた．このように，栄養療法の有効性が報告されているものの，現時点では，栄養療法により予後が改善するかどうかは明らかではなく，長期的なデータの集積が必要である．

栄養療法と運動療法の併用

国内外の栄養関連学会のガイドライン[9, 10]では，栄養療法単独での効果は限定的であり，運動療法との併用が推奨されている．一方，栄養障害のある COPD 患者においては，運動により全身性炎症が増悪し，栄養障害がさらに進行する可能性が指摘されている．$BMI > 19\ kg/m^2$ の比較的栄養状態の保たれている患者では，運動療法と栄養療法の併用により，体重を増加させながら運動耐容能を向上させる効果が認められた[11]．また，運動療法に n-3 系不飽和脂肪酸の内服を併用することで，運動能が改善したことも報告されている[12]．しかし，適切な運動強度や栄養療法に用いるもっとも有効な栄養素材に関しては確立されておらず，今後，検証していく必要がある．

栄養療法の実際

栄養療法の適応

%IBW < 90% では栄養障害の存在が示唆され，栄養療法の適応となる．予期せず進行性に体重減少をきたす場合は要注意であり，6 カ月間に平常時の 10% 以上の体重減少，あるいは 1 カ月に平常時の 5% 以上の体重減少をきたす場合には，病態の適切な評価と積極的な栄養補給療法の適応となる．安定期の COPD 患者では，原則的には経口栄養摂取が主体となるが，食事摂取量を増やすことが困難な場合や体重減少が進行する場合には，経腸栄養剤による経口栄養補給を考慮する．

食事指導

COPD では気流閉塞や肺過膨張により呼吸筋のエネルギー消費量が増大し，蛋白質代謝回転も亢進するため，安静時エネルギー消費量 (resting energy expenditure : REE) が増加している．そのため，消費エネルギー量に見合った十分なエネルギー供給が必要である．摂取エネルギー量の増加には，高エネルギーの食事を少量ずつ頻回に摂取することを心がける．

表 経腸栄養剤の選択

	選択基準	処方例
換気能	・換気不全による高炭酸ガス血症をともなう場合は，呼吸商の小さい脂質を主体とする栄養剤を考慮する． ・著しい換気障害を認めなければ，脂質主体にこだわる必要はない．	・高炭酸ガス血症あり（→脂質主体の栄養剤） 　プルモケア®-Ex　375 kcal 　ライフロン®-QL　200～400 kcal ・高炭酸ガス血症なし 　エレンタール®　300～450 kcal 　エンシュア・リキッド®　250～500 kcal 　（エンシュア・H　375 kcal） 　エネーボ®　300 kcal
抗炎症効果	・n-3系不飽和脂肪酸は抗炎症効果を，コエンザイムQ_{10}は抗酸化作用を有する．	ラコール® NF　200～400 kcal/日 ライフロン®-QL　200～400 kcal/日
アミノ酸組成	・分岐鎖アミノ酸（BCAA）は蛋白合成促進と異化抑制作用を有し，侵襲下や運動時には骨格筋での利用が高まっている． ・COPDでは血中のBCAAが減少している．	エレンタール®　300～450 kcal/日＋BCAA 8～16 g （ただしリーバクト®は保険適応外） ヘパスⅡ®　300 kcal/日 エネーボ®　300 kcal

食事パターンやビタミン摂取は，COPDの発症リスクや呼吸機能の低下に関連する（図2）[13]．野菜，果物，豆類などの植物性食品とオリーブオイル，チーズなどの乳製品や新鮮な魚介類などを中心に食事が構成され，肉類を控えめにとる地中海式食事法は，COPDのリスクを低下させ，逆に，赤身肉や加工肉，飽和脂肪，糖分を多くとる西洋式食事法は，COPDのリスクを上げることが報告されている．果物や野菜にはビタミンCやビタミンE，フラボノイドやカロチノイドが豊富に含まれるが，ビタミンCやビタミンEにはCOPDの発症リスクを下げる可能性があり，ビタミンDはCOPDの呼吸機能低下と関連する．さらに，食物繊維はCOPDの発症リスクを低下させ，呼吸機能の改善と呼吸器症状を軽減させることが報告されている．

すなわち，COPD患者への食事指導では，食事パターンに加え，過剰な肉類を避け，野菜や果物を多く摂取するように指導することが必要と考えられる．また，COPDでは骨粗鬆症の合併頻度も高く，カルシウムの摂取も重要である．

栄養補給療法

❶経腸栄養剤

現在，さまざまな特徴をもった経腸栄養剤が開発されている．基本的にエネルギー源が脂質主体のものと炭水化物主体のものに大別される．軽症から中等症の呼吸不全の患者では，特別な栄養剤を選択することは不要と考えるが，患者の病態に合わせて経腸栄養剤を選択することが重要である．ここでは，換気能，抗炎症効果，アミノ酸組成の側面から経腸栄養剤を分類して概説する（表）．

a）換気能からみた選択

呼吸商から考えると，炭水化物は脂質に比べて酸化にともなう二酸化炭素産生が多い．そこで，換気不全による高炭酸ガス血症をともなう場合は，脂質を主体とする栄養剤を考慮する必要がある．プルモケア®-Exは脂質のエネルギー比率が54.8％，ライフロン®-QLは脂質が44％と高率に設定されている．しかし，脂質は胃内での停留時間が長いため，横隔膜運動を低下させる要因となり，労作時呼吸困難を悪化させる可能性が指摘されている．また，二酸化炭素の産生量には炭水化物の比率よりも総エ

ネルギーが過剰でないかどうかが重要であるとの報告もあり，適切なエネルギー量の投与を心がける必要がある．

b) 抗炎症効果からみた選択

青身の魚や植物油などに含まれるn-3系不飽和脂肪酸は，抗炎症効果，動脈硬化や血栓症を予防する作用を有する．n-3系不飽和脂肪酸を多く摂取していたCOPD患者では，炎症性サイトカインが低下していたとの報告もあるが，n-3系不飽和脂肪酸とCOPD発症や重症度との関連についての結論は出ていない[14]．しかし，n-3系不飽和脂肪酸を強化した栄養剤であるラコール®NF配合経腸用液の栄養状態や全身性炎症に対する有効性や，n-3系不飽和脂肪酸のサプリメントによる運動耐容能の改善促進効果の報告が散見される．

また，抗酸化作用を有しているコエンザイムQ_{10}を強化したライフロン®-QL（400 kcal/日）投与によるBMIとFFMの増加および呼吸筋力の改善が報告されている．

c) アミノ酸組成からみた選択

COPDでは血中BCAA濃度の低下がみられるため，BCAAを強化した栄養剤の効果が期待される．体重減少を認める重症COPDに対して，12週間必須アミノ酸を投与したところ，FFMや筋力に加え，身体活動や健康関連QOLが改善したとの報告がある[15]．

❷その他の栄養補給療法

a) ビタミン類

COPDでは高率にビタミンD欠乏を認め，ビタミンDはCOPDの重症度や増悪との関連も報告されている[16]．そこで，ビタミンD補充療法によるいくつかの研究が行われている．近年，ビタミンD欠乏を認めるCOPD患者に対してのビタミンD補充療法が，中等度から重症の増悪頻度を低下させたことが報告[17]されたが，呼吸機能や予後改善効果は確立されておらず，今後のデータ集積が必要である．また，長期間のビタミンEの補充が呼吸器疾患のリスクを軽減させる可能性も報告されている[13]．

b) クレアチン

クレアチンは健常人や神経筋疾患，心不全の患者では，運動時の筋力増強作用が報告されている．COPD患者を対象として，呼吸リハビリテーションにクレアチンを補給する併用療法が試みられているが，クレアチン補充療法の有用性は示されていない[18]．

c) グレリン

グレリンは胃から産生されるペプチドホルモンで，成長ホルモン分泌促進作用を有し，摂食亢進や体重増加をもたらすだけでなく，抗炎症作用や交感神経抑制作用などを認める．体重減少を認めるCOPD患者にグレリンを反復投与することで，食事摂食量，体重やFFMの増加に加え，呼吸筋力や運動耐容能の改善，交感神経活動の低下を認めたことが報告されている[19]．

d) 蛋白同化ホルモン

栄養療法を行っても体重増加を認めない患者に対し，蛋白同化ホルモンや成長ホルモンの単独投与や，栄養補給療法・運動療法と組み合わせる試みが行われてきた．これらは食欲増進や体重増加作用を有するが，呼吸筋力や運動耐容能に対する有効性は確立されていない．一方，テストステロン投与と下肢筋力トレーニングの併用が，FFMの増加と運動能の改善に有用との報告もある[20]．

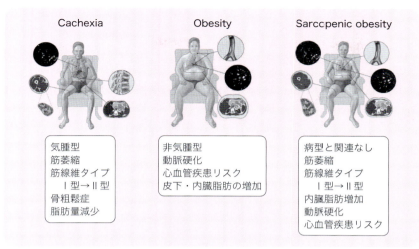

図3 メタボリックフェノタイプによる分類

(Schols AM, et al. Eur Respir J 2014；44：1504-20 [21] より)

メタボリックフェノタイプによる分類

近年，脂肪量（FM），除脂肪量（FFM），骨塩量（BMC）の変化と肺病変に基づいて，COPDの栄養障害をcachexia（気腫型），obesity（非気腫型），sarcopenic obesity（病型と関連なし）の3型に分類することが提唱されている（図3）[21]．COPDの栄養療法においては，これらの病型も考慮したうえで，患者個々で治療方針を検討する必要がある．

おわりに

COPDでは多様な栄養障害を認め，運動能やQOL，予後に影響を与えている．栄養補給療法の有用性も報告されているが，単独による効果は限定的である．また，さまざまな個別の栄養素や食事パターンも，COPD発症や病態と関連している．日常診療から栄養状態を的確に評価し，栄養障害が進行する前から積極的に栄養学的介入を行うことが必要である．COPD診療においては薬物療法に加え，栄養療法と運動療法の併用療法など包括的治療が重要である．さらに，今後はメタボリックフェノタイプを考慮した個別化治療を検討していく必要がある．

文献

1) King DA, Cordova F, Scharf SM. Nutritional aspects of chronic obstructive pulmonary disease. Proc Am Thorac Soc 2008；5：519-23.
2) 日本呼吸器学会COPDガイドライン第4版作成委員会，編．COPD（慢性閉塞性肺疾患）診断と治療のためのガイドライン 第4版：メディカルレビュー社；2013．
3) Cao C, Wang R, Wang J, et al. Body mass index and mortality in chronic obstructive pulmonary disease：a meta-analysis. PLoS One 2012；7：e43892.
4) Vestbo J, Prescott E, Almdal T, et al. Body mass, fat-free body mass, and prognosis in patients with chronic obstructive pulmonary disease from a random population sample：findings from the Copenhagen City Heart Study. Am J Respir Crit Care Med 2006；173：79-83.

5) Maltais F, Decramer M, Casaburi R, et al. An official American Thoracic Society/European Respiratory Society statement : update on limb muscle dysfunction in chronic obstructive pulmonary disease. Am J Respir Crit Care Med 2014 ; 189 : e15-62.
6) Lehouck A, Boonen S, Decramer M, Janssens W. COPD, bone metabolism, and osteoporosis. Chest 2011 ; 139 : 648-57.
7) Donaldson AV, Maddocks M, Martolini D, et al. Muscle function in COPD : a complex interplay. Int J Chron Obstruct Pulmon Dis 2012 ; 7 : 523-35.
8) Ferreira IM, Brooks D, White J, Goldstein R. Nutritional supplementation for stable chronic obstructive pulmonary disease. Cochrane Database Syst Rev 2012 ; 12 : CD000998.
9) 日本静脈経腸栄養学会，編．静脈経腸栄養ガイドライン 第3版：照林社；2014．p274-81．
10) Anker SD, John M, Pedersen PU, et al. ESPEN Guidelines on Enteral Nutrition : Cardiology and pulmonology. Clin Nutr 2006 ; 25 : 311-8.
11) Steiner MC, Barton RL, Singh SJ, Morgan MD. Nutritional enhancement of exercise performance in chronic obstructive pulmonary disease : a randomised controlled trial. Thorax 2003 ; 58 : 745-51.
12) Broekhuizen R, Wouters EF, Creutzberg EC, et al. Polyunsaturated fatty acids improve exercise capacity in chronic obstructive pulmonary disease. Thorax 2005 ; 60 : 376-82.
13) Berthon BS, Wood LG. Nutrition and respiratory health—feature review. Nutrients 2015 ; 7 : 1618-43.
14) Fulton AS, Hill AM, Williams MT, et al. Paucity of evidence for a relationship between long-chain omega-3 fatty acid intake and chronic obstructive pulmonary disease : a systematic review. Nutr Rev 2015 ; 73 : 612-23.
15) Dal Negro RW, Testa A, Aquilani R, et al. Essential amino acid supplementation in patients with severe COPD : a step towards home rehabilitation. Monaldi Arch Chest Dis 2012 ; 77 : 67-75.
16) Zhu M, Wang T, Wang C, Ji Y. The association between vitamin D and COPD risk, severity, and exacerbation : an updated systematic review and meta-analysis. Int J Chron Obstruct Pulmon Dis 2016 ; 11 : 2597-607.
17) Martineau AR, James WY, Hooper RL, et al. Vitamin D_3 supplementation in patients with chronic obstructive pulmonary disease (ViDiCO) : a multicentre, double-blind, randomised controlled trial. Lancet Respir Med 2015 ; 3 : 120-30.
18) Al-Ghimlas F, Todd DC. Creatine supplementation for patients with COPD receiving pulmonary rehabilitation : a systematic review and meta-analysis. Respirology 2010 ; 15 : 785-95.
19) Miki K, Maekura R, Nagaya N, et al. Ghrelin treatment of cachectic patients with chronic obstructive pulmonary disease : a multicenter, randomized, double-blind, placebo-controlled trial. PLoS one 2012 ; 7 : e35708.
20) Casaburi R, Bhasin S, Cosentino L, et al. Effects of testosterone and resistance training in men with chronic obstructive pulmonary disease. Am J Respir Crit Care Med 2004 ; 170 : 870-8.
21) Schols AM, Ferreira IM, Franssen FM, et al. Nutritional assessment and therapy in COPD : a European Respiratory Society statement. Eur Respir J 2014 ; 44 : 1504-20.

Part 3 病態別 低栄養マネジメント【慢性疾患】

糖尿病

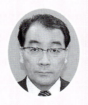

川﨑英二
Kawasaki, Eiji
新古賀病院　糖尿病センター

Keyword サルコペニア肥満，低栄養，たんぱく質，ビタミン，インスリン抵抗性

はじめに

糖尿病，とくに2型糖尿病は過食や運動不足によって肥満をきたし発症することが多いため，糖尿病患者に低栄養を合併するというイメージはあまり湧かないかもしれない．しかし，超高齢社会の現代においては，高齢者糖尿病患者が増えるとともに低栄養を有する糖尿病患者も増加傾向にある．

本項では，低栄養を合併する糖尿病患者の特徴やそれら患者における栄養管理の考え方，注意点を中心に解説する．

低栄養と耐糖能の関係

図1に示すように慢性的な栄養不足は，たんぱく質，エネルギーの栄養障害を引き起こし，その結果，膵ランゲルハンス島細胞の栄養不良，インスリン分泌細胞である膵β細胞の量と機能の低下をきたし，さらにはβ細胞機能不全を招く急性の負荷が加わることで耐糖能が低下し，糖尿病が悪化することが知られている[1]．また，低栄養により表1に示すようなビタミンや微量元素が不足すると，膵β細胞からのインスリン分泌が低下したり，インスリン抵抗性が増大することによって糖代謝が悪化する．逆に，糖尿病患者でクロムやマグネシウム

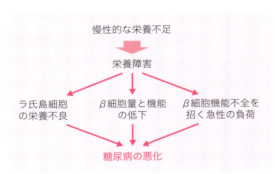

図1　慢性的な栄養不足と糖尿病の悪化の関係

表1　耐糖能障害をきたす栄養素欠乏

栄養素の欠乏	耐糖能異常の機序
ピリドキシン（ビタミンB$_6$）	インスリン分泌低下
チアミン（ビタミンB$_1$）	解糖系の代謝障害
ビタミンD	インスリン分泌低下・抵抗性増大
ビオチン	インスリン抵抗性の増大
マグネシウム	インスリン抵抗性の増大
クロム	インスリン抵抗性の増大

表2　高齢者糖尿病の特徴

- 筋肉量が減り体脂肪量が増加（サルコペニア肥満）
- 味覚の変化
- 嚥下障害や歯科的な問題による摂食量の減少
- 腎機能の低下
- 認知症の合併
- 基本的ADL，手段的ADLの低下
- 低血糖に対する脆弱性
- 動脈硬化性疾患（脳梗塞，虚血性心疾患）の合併
- 内服薬が多く薬剤相互作用が出やすい

などの欠乏状態を解消することによって，耐糖能が改善することも報告されている[2]．また，チアミン（ビタミンB_1）は，糖質が細胞内で分解されてエネルギーに変わるときに必要な酵素の働きを助ける役目をしているため，ビタミンB_1が不足すると正常な糖代謝が障害されて乳酸が蓄積し，命に危険を及ぼす乳酸アシドーシスを引き起こすおそれがある．したがって，糖尿病患者においては，表1に示すような耐糖能と深いかかわりをもつ栄養素の不足をきたさないように注意して栄養管理にあたることが大切である．

低栄養を合併する糖尿病患者の特徴

高齢者糖尿病患者では，糖尿病を有していない高齢者に比較してMNA®（Mini Nutritional Assessment）で低栄養と判定される割合が多いことが知られている[3]．欧州臨床栄養代謝学会（ESPEN）の「高齢者糖尿病における低栄養の新しい診断基準」[4]を用いて1,014名の高齢者糖尿病（65歳以上）入院患者において栄養状態を評価したスペインでの多施設共同研究では，37.4%が低栄養の高リスクと判定され，低栄養と判定されたのは22.8%であった[5]．性別では男性に比べて女性で低栄養が多く（55.3% vs. 65%），低栄養を合併した患者はそうでない患者に比べ在院日数が長く，死亡率が2.7倍高かったと報告されている．さらに，入院中の死亡と関係する因子を単変量解析で検討したところ，年齢・性別や糖尿病の罹病期間，血圧・血糖コントロール状況や糖尿病性血管合併症の有無とは関連を示さず，低栄養の有無だけが関連していた．このように，低栄養を合併した糖尿病患者はより多くの医療費を必要とし，予後が不良であることがわかる．

一方，高齢者糖尿病患者は，認知機能や身体機能が低下し，手段的ADL（IADL：買い物，洗濯，食事の準備，掃除などの家事全般，金銭管理，服薬管理，交通機関を使っての外出，電話の応対など）や基本的ADL（移動，階段昇降，入浴，トイレの使用，食事，着衣，排泄など）の低下，転倒・骨折，サルコペニア，フレイルを生じやすいことが知られており[6,7]，その結果，低栄養状態に陥りやすくなっている．また，味覚の変化や嚥下障害，歯科的問題により摂食量の減少がみられたり，栄養バランスの偏りによって，筋肉量が減り体脂肪量が増加する「サルコペニア肥満」をきたしやすくなる（表2）．

栄養管理の考え方・注意点

低栄養を合併した糖尿病患者の栄養管理においては，長期にわたる摂食量の減少や長い絶食期間がある症例では，refeeding症候群の発症予防を念頭に置いて栄養管理を開始することが大切である．一方，高齢者糖尿病のように低栄養状態が徐々に生じている症例では，下記に示すような①エネルギー量の設定，②栄養素のバランス，③ビタミン，ミネラルや微量元素への配慮が必要となる（表3）．さらに，食事・運動療法や薬物療法により良好な血糖コントロールをめざすが，その際，患者の年齢や罹病期間，

表3 高齢者糖尿病における栄養管理上の注意点

❶摂取エネルギー
標準体重1kg当たり25〜30kcalを基本とし，低栄養のリスクがある患者，あるいは低栄養を合併している患者では，30kcal/kg標準体重を目標に十分なエネルギー量を確保する．

❷栄養素のバランス
エネルギー比率を，炭水化物：たんぱく質：脂質＝50〜60％：15〜20％：20〜30％とし，重度の腎機能障害がなければ1.2〜1.5g/kg体重/日といった十分なたんぱく質を摂取する．

❸ビタミン，ミネラル，微量元素への配慮
高齢者では，歯が少なく咀嚼能力が低下するため，硬い野菜などが食べにくくなり，ビタミン，ミネラルや微量元素が不足しがちになる．

血管合併症，低血糖のリスクなどをもとに，2016年に日本糖尿病学会と日本老年医学会の合同委員会より提唱された「高齢者糖尿病の血糖コントロール目標」[8]に従って個別に治療目標を設定する必要性が近年強調されている（図2）．

❶摂取エネルギー

高齢者では，過栄養と低栄養が混在するため個人差が大きく，高齢者糖尿病の至適摂取エネルギーをどのくらいに設定すべきかについてのエビデンスは乏しいのが現状である．J-EDIT研究[9]では，高齢者糖尿病患者の摂取エネルギーが男性で31.0±6.8kcal/kg標準体重，女性で33.7±6.8kcal/kg標準体重であったと報告されている．そこで，高齢者糖尿病患者の摂取エネルギーは，標準体重1kg当たり25〜30kcalを基本とし，低栄養のリスクがある患者，あるいは低栄養を合併している患者では，30kcal/kg標準体重を目標に十分なエネルギー量を確保するなど，個別に対応する必要がある．

❷栄養素のバランス

高齢者は，炭水化物，たんぱく質，脂質のバランスが偏りやすいことが知られているが，栄養素のバランス（エネルギー比率）は，炭水化物：たんぱく質：脂質＝50〜60％：15〜20％：20〜30％とされている．前述のJ-EDIT研究では，高齢者糖尿病患者の炭水化物：たんぱく質：脂質のエネルギー比率は男性で59.5％：15.2％：25.4％，女性で58.6％：15.7％：25.8％であった[9]．また，たんぱく質の割合が少なく，脂質の割合が多いという結果であった．高齢者では，たんぱく質の摂取不足によるサルコペニアやフレイルの発症を予防するため，あるいは低栄養の改善のためにも，重度の腎機能障害がなければ1.2〜1.5g/kg体重/日といった十分なたんぱく質，とくに強い筋肉蛋白質同化作用を有するロイシンをとることが推奨されている[10,11]．また，食後の高血糖や高コレステロール血症への対策として，食物繊維の十分な摂取も推奨されている．

❸ビタミンや微量元素への配慮

高齢者では，歯が少なく咀嚼能力が低下するため，硬い野菜などが食べにくくなり，ビタミン，ミネラルや微量元素が不足しがちになる．とくにカルシウム，ビタミンD，ビタミンKは骨形成において重要な栄養成分であり，ビタ

糖尿病

患者の特徴・健康状態[注1]		カテゴリーⅠ ①認知機能正常 かつ ②ADL自立	カテゴリーⅡ ①軽度認知障害～軽度認知症 または ②手段的ADL低下, 基本的ADL自立	カテゴリーⅢ ①中等度以上の認知症 または ②基本的ADL低下 または ③多くの併存疾患や機能障害
重症低血糖が危惧される薬剤(インスリン製剤, SU薬, グリニド薬など)の使用	なし[注2]	7.0%未満	7.0%未満	8.0%未満
	あり[注3]	65歳以上75歳未満: 7.5%未満（下限6.5%） ／ 75歳以上: 8.0%未満（下限7.0%）	8.0%未満（下限7.0%）	8.5%未満（下限7.5%）

治療目標は，年齢，罹病期間，低血糖の危険性，サポート体制などに加え，高齢者では認知機能や基本的ADL，手段的ADL，併存疾患なども考慮して個別に設定する．ただし，加齢に伴って重症低血糖の危険性が高くなることに十分注意する．

注1) 認知機能や基本的ADL(着衣，移動，入浴，トイレの使用など)，手段的ADL(IADL：買い物，食事の準備，服薬管理，金銭管理など)の評価に関しては，日本老年医学会のホームページ(http://www.jpn-geriat-soc.or.jp/)を参照する．エンドオブライフの状態では，著しい高血糖を防止し，それに伴う脱水や急性合併症を予防する治療を優先する．

注2) 高齢者糖尿病においても，合併症予防のための目標は7.0％未満である．ただし，適切な食事療法や運動療法だけで達成可能な場合，または薬物療法の副作用なく達成可能な場合の目標を6.0％未満，治療の強化が難しい場合の目標を8.0％未満とする．下限を設けない．カテゴリーⅢに該当する状態で，多剤併用による有害作用が懸念される場合や，重篤な併存疾患を有し，社会的サポートが乏しい場合などには，8.5％未満を目標とすることも許容される．

注3) 糖尿病罹病期間も考慮し，合併症発症・進展阻止が優先される場合には，重症低血糖を予防する対策を講じつつ，個々の高齢者ごとに個別の目標や下限を設定してもよい．65歳未満からこれらの薬剤を用いて治療中であり，かつ血糖コントロール状態が図の目標や下限を下回る場合には，基本的に現状を維持するが，重症低血糖に十分注意する．グリニド薬は，種類・使用量・血糖値等を勘案し，重症低血糖が危惧されない薬剤に分類される場合もある．

【重要な注意事項】 糖尿病治療薬の使用にあたっては，日本老年医学会編「高齢者の安全な薬物療法ガイドライン」を参照すること．薬剤使用時には多剤併用を避け，副作用の出現に十分に注意する．

高齢者糖尿病の治療向上のための日本糖尿病学会と日本老年医学会の合同委員会

図2　高齢者糖尿病の血糖コントロール目標（HbA1c値）
（日本糖尿病学会編・著．糖尿病治療ガイド2018-2019：文光堂；2018．p103[8]）より）

ミンDは筋肉量の維持にも関係しているため，その摂取不足は骨粗鬆症やサルコペニアにつながりかねない．また，ビタミンB_{12}や葉酸の不足は認知機能の低下や認知症の悪化要因となることが報告されている[12]ため，表1に示す糖代謝に関係する栄養成分とともに，これらの不足に陥らないよう注意を払うことも重要である．

おわりに

　高齢者糖尿病は低栄養状態に陥りやすく，低栄養は耐糖能の悪化や生命予後をも左右することがある．低栄養を合併した糖尿病患者の栄養管理についてのエビデンスはまだ十分とはいえないが，日頃より低栄養や認知機能・ADLの評価を定期的に行い，予防的介入・指導を心がけることを期待する．

1) Francis NK, Pawar HS, Mitra A, Mitra A. Rising trend of diabetes mellitus amongst the undernourished : State -of- the -art review. Diabetes Metab Syndr 2016. doi : 10.1016/j.dsx.2016.12.027. [Epub ahead of print]
2) Via M. The malnutrition of obesity : micronutrient deficiencies that promote diabetes. ISRN Endocrinol 2012 ; 2012 : 103472.
3) Turnbull PJ, Sinclair AJ. Evaluation of nutritional status and its relationship with functional status in older citizens with diabetes mellitus using the mini nutritional assessment (MNA) tool—a preliminary investigation. J Nutr Health Aging 2002 ; 6 : 185-9.
4) Cederholm T, Bosaeus I, Barazzoni R, et al. Diagnostic criteria for malnutrition—An ESPEN Consensus Statement. Clin Nutr 2015 ; 34 : 335-40.
5) Sanz-París A, Gómez-Candela C, Martín-Palmero Á, et al. Application of the new ESPEN definition of malnutrition in geriatric diabetic patients during hospitalization : A multicentric study. Clin Nutr 2016 ; 35 : 1564-7.
6) Wong E, Backholer K, Gearon E, et al. Diabetes and risk of physical disability in adults : a systematic review and meta-analysis. Lancet Diabetes Endocrinol 2013 ; 1 : 106-14.
7) Park SW, Goodpaster BH, Strotmeyer ES, et al. Decreased muscle strength and quality in older adults with type 2 diabetes : the health, aging, and body composition study. Diabetes 2006 ; 55 : 1813-8.
8) 日本糖尿病学会編・著．糖尿病治療ガイド 2018-2019：文光堂；2018．p103．
9) Kamada C, Yoshimura H, Okumura R, et al. Optimal energy distribution of carbohydrate intake for Japanese elderly patients with type 2 diabetes : the Japanese Elderly Intervention Trial (J-EDIT). Geriatr Gerontol Int 2012 ; 12 (Suppl. 1) : 41-9.
10) Deutz NE, Bauer JM, Barazzoni R, et al. Protein intake and exercise for optimal muscle function with aging : recommendations from the ESPEN Expert Group. Clin Nutr 2014 ; 33 : 929-36.
11) Katsanos CS, Kobayashi H, Sheffield-Moore M, et al. A high proportion of leucine is required for optimal stimulation of the rate of muscle protein synthesis by essential amino acids in the elderly. Am J Physiol Endocrinol Metab 2006 ; 291 : E381-7.
12) Riggs KM, Spiro A 3rd, Tucker K, Rush D. Relations of vitamin B_{12}, vitamin B_6, folate, and homocysteine to cognitive performance in the Normative Aging Study. Am J Clin Nutr 1996 ; 63 : 306-14.

Part 3 病態別 低栄養マネジメント【慢性疾患】

慢性肝疾患

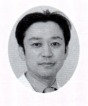

白木　亮
Shiraki, Makoto
岐阜大学大学院医学系研究科
消化器病態学

Keyword　たんぱく質・エネルギー低栄養（PEM），分岐鎖アミノ酸（BCAA），就寝前エネルギー投与（LES），非アルコール性脂肪性肝炎（NASH），サルコペニア

栄養障害の頻度

　肝臓は，栄養素の代謝および貯蔵において中心的な役割を果たしている．それゆえ肝機能の低下した肝硬変では，高頻度に栄養障害が出現する．高度進行肝硬変患者では50〜90%が低栄養状態にあり，Child B, Cではそれぞれ84%，95%が，さらにはChild Aにおいても45%が低栄養状態であることが報告されており[1]，たとえ早期の肝硬変であっても低栄養は無視することのできない病態である．2013年に181人の本邦の肝硬変患者における栄養障害について，エネルギー低栄養を間接熱量計で非蛋白呼吸商0.85未満，ならびにたんぱく質低栄養を血清アルブミン値3.5 g/dL未満の基準で評価すると，48%の患者がエネルギー低栄養状態，67%の患者がたんぱく質低栄養状態で，その両者を有するたんぱく質・エネルギー低栄養（protein-energy malnutrition：PEM）は30%と報告されている（図1）[2]．

栄養障害の特徴

　肝硬変患者において間接熱量計を用いてエネルギー代謝を測定すると，安静時エネルギー消費量の亢進がみられる．さらにエネルギー基質の燃焼比率をみると，糖質の燃焼低下，ならびに脂肪の燃焼亢進を認める（図2）[3]．これは肝臓の萎縮によるグリコーゲン貯蔵量の低下に加え，インスリン抵抗性と高グルカゴン血症，カテコラミンやコルチゾールの血中濃度の増加などにより，生理的なエネルギー基質としての糖質の利用効率が低下することに起因する．この

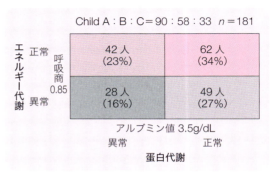

図1　肝硬変患者におけるたんぱく質・エネルギー低栄養状態の頻度
（Shiraki M, et al. Hepatol Res 2013；43：106-12[2] より）

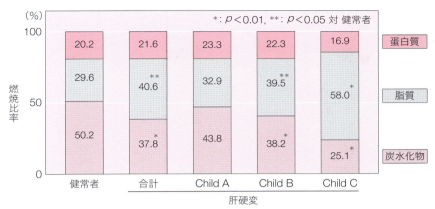

図2　肝硬変患者の間接熱量計による代謝評価
(Shiraki M, et al. Nutrition 2010 ; 26 : 269-75[3] より)

ような栄養代謝パターンは，肝硬変の重症度の進展とともにより顕著に認められ，予後に影響を与える[4]．

アミノ酸代謝では，分岐鎖アミノ酸（branched-chain amino acids：BCAA）の低下と芳香族アミノ酸（aromatic amino acids：AAA）の増加，およびこれらのモル比である Fischer 比（Fischer's ratio：BCAA/AAA モル比）が著明に低下し[5]，これを臨床的にアミノ酸インバランスと呼ぶ[6]．アミノ酸インバランスの機序は，「肝硬変にともなう高アンモニア血症を代償するためにBCAAが消費されるため」という説[7]や「肝硬変患者で障害されるエネルギー代謝を代償するためBCAAをエネルギー源として燃焼する」という説などがある．いずれもその主たる場は骨格筋であり，血中からBCAAを積極的に取り込むことになる．アンモニアは，生理的条件では肝の尿素サイクルによって解毒されるが，肝硬変ではこの代謝経路が障害されるため，骨格筋でグルタミン酸からグルタミンを合成する過程でアンモニアを取り込むことにより処理される．この経路が円滑に進むためには，グルタミン酸の供給が不可欠であり，その前段階でBCAAが必要である．よって，肝硬変患者の骨格筋は，アンモニア解毒のためBCAAを血液から汲み上げることになる．

また，アミノ酸の不均衡が長期間持続すれば，蛋白（アルブミン）合成の転写・翻訳レベルでの異常により肝での蛋白合成能が低下し，予後に影響を与える[6]．翻訳レベルでのアミノ酸バランスを感知する細胞内シグナル伝達経路として，mTOR（mammalian target of rapamycin）-p70S6 キナーゼ系が解明されつつあり，BCAA のなかでもとくにロイシンがアルブミン合成の律速となっていることが明らかとなっている[8]．

栄養療法

肝硬変患者では小腸機能の低下を認め，とくに重度の肝硬変患者では腸管内細菌の bacterial translocation をともなう頻度が高く，生体網内系機能の低下とともに内因性感染症の原因になる．このような状況下で腸管の機能を保つため，原則的には経口・経腸栄養を優先すべきである．2003年の日本病態栄養学会で，肝硬変患者の栄養基準が具体的に示されている（表）[9]．日本消化器病学会の『肝硬変診療ガイドライン2015』（改訂第2版）においても，栄養療法を行うよう強く推奨されている[10]．

慢性肝疾患

表　肝硬変患者の栄養基準

1. エネルギー必要量
   栄養所要量（生活活動強度別）[*1]を目安にする
   耐糖能異常のある場合
   25～30 kcal/kg[*2]/日
2. たんぱく質必要量
   蛋白不耐症がない場合[*3]
   1.0～1.5 g/kg/日
   蛋白不耐症がある場合
   低たんぱく質（0.5～0.7 g/kg/日）
   ＋肝不全用経腸栄養剤
3. 脂質必要量
   エネルギー比　20～25%
4. 食塩
   腹水・浮腫（既往歴も含む）がある場合
   5～7 g/日
5. 分割食（4～6回/日）
   あるいは夜食（約200 kcal相当[*4]）

[*1]：第六次改定 日本人の栄養所要量（厚生労働省，2000）．
[*2]：標準体重 kg．
[*3]：低アルブミン 3.5 g/dL 以下，Fischer 比 1.8 以下，BTR（総分岐鎖アミノ酸/チロシンモル比）3.0 以下の場合には分岐鎖アミノ酸顆粒製剤を投与することがある．
[*4]：肥満例では，夜食を給与する場合には，1日の食事総量を変化させないか減量する必要がある．また，やせ例では，夜食も含めて1日の食事総量の増加を検討する．夜食などはバランス食であることが望ましい．
（森脇久隆，ほか．日本病態栄養学会誌 2002；5：83[9])より）

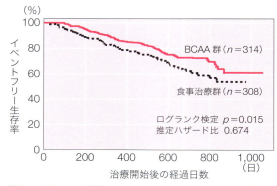

図3　BCAA長期投与によるイベントフリー生存率
イベント：肝不全の病態悪化，食道・胃静脈瘤の破裂，肝癌発生，および原因にかかわらずすべての死．
(Muto Y, et al. Clin Gastroenterol Hepatol 2005；3：705-13[11]）より）

たんぱく質低栄養状態の栄養療法

肝硬変患者のたんぱく質低栄養状態の評価には血清アルブミン値が有用であり，また血清アルブミン値はBCAA濃度と相関し，BCAA補充療法の根拠となっている．近年，肝硬変患者への経口BCAA製剤投与の臨床研究において，さまざまな有効性が報告されている．2005年，本邦の非代償性肝硬変患者646例を対象に行われた多施設無作為化試験において，2年間のBCAA製剤投与が食事治療と比較して，血清アルブミン値の有意な上昇，イベントフリー（死亡，肝癌の発生，食道・胃静脈瘤破裂，肝不全病態の悪化がない）生存率の有意な改善，QOLの改善に効果を示すことが報告されている（図3）[11]．

エネルギー低栄養状態の栄養療法

肝臓に貯蔵されたグリコーゲンは空腹時のエネルギー源として供給されるが，肝硬変では肝臓の萎縮によりグリコーゲン貯蔵量が激減する．そのため朝の空腹時には，前述のごとくエネルギーの燃焼源としての糖質比率の低下・脂肪比率の上昇がみられ，呼吸商が低下する．肝硬変患者は，健常者の3日間の絶食時に近い代謝状態にわずか半日の絶食で陥る．このエネルギー低栄養状態にある肝硬変患者には，分割食や就寝前エネルギー投与（late evening snack：LES）が推奨される．エネルギー低栄養状態の評価およびLES導入の指標として，間接熱量計で測定した非蛋白呼吸商[4]，上腕筋周囲長・上腕周囲長[12]，血清遊離脂肪酸値[13]が有用である．肝不全用経腸栄養剤を用いた就寝前エネルギー投与によって，窒素バランス・間接熱量計でのエネルギー代謝パターン・QOLの改善が報告されている[14]．LESを行う際の留意点は，肥満・耐糖能異常の悪化である[15]．また後述のとおり，肥満・インスリン抵抗性と肝不全の進行や肝発癌との関連が問題になっている．したがってLESを行う場合，いままでの食事に200 kcal程度のエネルギー

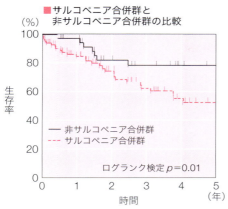 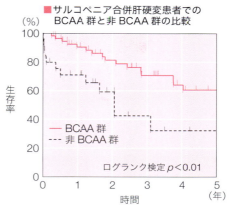

図4 肝硬変患者の予後

(Hanai T, et al. Nutrition 2015 ; 31 : 193-9[20] より)

を単純に上乗せすると，肥満や耐糖能異常悪化のリスクとなるため，あくまで1日当たりの必要総エネルギーのなかから分割し，定期的な栄養指導を行うことが重要である．

肥満合併患者の栄養療法

生活習慣の変化にともない，肝硬変患者においても日本肥満学会が肥満と規定する体格指数（body mass index：BMI）が$25\,kg/m^2$以上の患者は約3分の1存在し[3]，脂肪肝も近年増加している．脂肪肝の患者のなかには，非アルコール性脂肪肝患者が多数存在し，その一部は非アルコール性脂肪性肝炎（non-alcoholic steatohepatitis：NASH）や肝硬変に進展する危険性を有する．

また，本邦での肝硬変患者を1,000日追跡した際の肝癌の発症率は，BMI $25\,kg/m^2$未満では12.8%に対し，BMI $25\,kg/m^2$以上では27.3%と，2倍以上有意に高率であることが報告されている[16]．ゆえに，肥満合併肝硬変患者に対する食事・運動によるマネジメントも重要である．また，肥満合併肝硬変患者にて上昇した肝発癌リスクを，BCAAは抑制するとの報告もある[16]．BCAAが骨格筋におけるグルコースの取り込みを向上させるとの肝硬変ラットでの報告[17]や，糖尿病合併肥満マウスにおいて，BCAAの経口投与はインスリン抵抗性の改善作用を介して肝発癌を抑制するとの報告がなされている[18]．

サルコペニア合併患者の栄養療法

1989年にRosenbergが，年齢と関連する筋肉量の低下をサルコペニアとして提唱した[19]．サルコペニアの発病や進行には，蛋白質の合成や分解，神経と筋の統合性および筋肉内脂肪含有量の変化などのさまざまなメカニズムが関与している．また，サルコペニアと，生命予後の悪化，生活機能障害の発生，骨折の発生，認知機能の低下などの関連が報告されている．

肝硬変患者におけるサルコペニア合併の頻度は，約40〜70%と報告されている[20]．肝臓は栄養・代謝制御の中心的な役割を担う臓器であり，肝硬変患者はPEMに陥りやすい．また，BCAA濃度の低下により蛋白質合成が低下することも，サルコペニア発症メカニズムの重要な原因と考えられている．

本邦での肝疾患におけるサルコペニアと予後との関連については，肝細胞癌を合併していない肝硬変患者130例を対象とし，CTにおける第3腰椎レベルの骨格筋断面積（cm^2）を画像

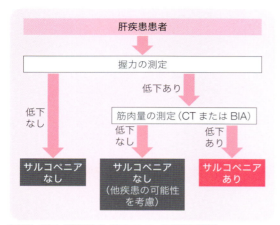

図5 日本肝臓学会 サルコペニア判定基準
BIA：生体電気インピーダンス法．
（Nishikawa H, et al. Hepatol Res 2016；46：951-63[21] より）

解析ソフト（sliceOmatic V4.3）で計測し，検討した報告がある[20]．予後因子を解析すると，単変量解析ではChild-Pugh分類の悪化，BCAA製剤内服なし，血清アルブミン低値，血清アンモニア高値，プロトロンビン時間延長，サルコペニアの合併が，多変量解析ではChild-Pugh分類の悪化，BCAA製剤内服なし，サルコペニアの合併が有意な因子であった（図4）[20]．また，肝癌患者のサルコペニア合併例では生命予後が不良であり，術後の再発率も有意に高率であること，移植例ではサルコペニア合併例で敗血症などの感染症のリスクやその他の術後合併症のリスクが高いために，移植後の予後が不良であることが報告されている．

一方，近年，従来の筋肉量に加え，握力による筋力や歩行速度によるADLも，European Working Group on Sarcopenia in Older People（EWGSOP）やAsian Working Group for Sarcopenia（AWGS）のサルコペニア診断アルゴリズムに含まれている．そこで，AWGSが提唱する一次性のサルコペニアの診断基準を参考に，2016年に日本肝臓学会が肝疾患におけるサルコペニア判定基準を作成した（図5）[21]．この判定基準では，肝疾患におけるサルコペニアは疾患・栄養に関係する二次性のサルコペニアが中心であり，65歳未満の非高齢者にもサルコペニアの合併が認められるため，年齢制限が除かれた．最初に筋力を握力で評価し，筋力の低下を認める場合は，生体電気インピーダンス法（BIA）あるいはCT法にて骨格筋量を測定する．その値を身長（m）の2乗で除した骨格筋指数を算出・評価し，筋力・筋量の両者の低下を認めるものをサルコペニアと判定する．なお，握力や骨格筋指数のカットオフ値についてもそれぞれ定められており，詳細については日本肝臓学会のホームページを参照されたい．

一般に一次性のサルコペニアに対する治療は，運動やBCAAなどの栄養補助が有用とされている[22]．サルコペニアをともなう肝硬変患者を対象にした後方視的検討において，BCAA製剤内服群のほうが非内服群と比較して有意に予後が良好であると報告されている（図4）[20]．今後，肝硬変患者において，多数例での前向きな試験による検討が必要である．

文献

1) Cheung K, Lee SS, Raman M. Prevalence and mechanisms of malnutrition in patients with advanced liver disease, and nutrition management strategies. Clin Gastroenterol Hepatol 2012；10：117-25.
2) Shiraki M, Nishiguchi S, Saito M, et al. Nutritional status and quality of life in current patients with liver cirrhosis as assessed in 2007-2011. Hepatol Res 2013；43：106-12.
3) Shiraki M, Terakura Y, Iwasa J, et al. Elevated serum tumor necrosis factor-alpha and soluble tumor necrosis factor receptors correlate with aberrant energy metabolism in liver cir-

4) Tajika M, Kato M, Mohri H, et al. Prognostic value of energy metabolism in patients with viral liver cirrhosis. Nutrition 2002 ; 18 : 229-34.
5) Fischer JE, Yoshimura N, Aguirre A, et al. Plasma amino acids in patients with hepatic encephalopathy. Effects of amino acid infusions. Am J Surg 1974 ; 127 : 40-7.
6) Moriwaki H, Miwa Y, Tajika M, et al. Branched-chain amino acids as a protein- and energy-source in liver cirrhosis. Biochem Biophys Res Commun 2004 ; 313 : 405-9.
7) Usui T, Moriwaki H, Hatakeyama H, et al. Oral supplementation with branched-chain amino acids improves transthyretin turnover in rats with carbon tetrachloride-induced liver cirrhosis. J Nutr 1996 ; 126 : 1412-20.
8) Ijichi C, Matsumura T, Tsuji T, Eto Y. Branched-chain amino acids promote albumin synthesis in rat primary hepatocytes through the mTOR signal transduction system. Biochem Biophys Res Commun 2003 ; 303 : 59-64.
9) 森脇久隆, 加藤章信, 寺本房子. consensus I 治療食と栄養教育 1. 肝硬変. 日本病態栄養学会誌 2002 ; 5 : 83.
10) 日本消化器病学会, 編. 肝硬変診療ガイドライン 2015（改訂第2版）: 南江堂 ; 2015.
11) Muto Y, Sato S, Watanabe A, et al. Effects of oral branched-chain amino acid granules on event-free survival in patients with liver cirrhosis. Clin Gastroenterol Hepatol 2005 ; 3 : 705-13.
12) Terakura Y, Shiraki M, Nishimura K, et al. Indirect calorimetry and anthropometry to estimate energy metabolism in patients with liver cirrhosis. J Nutr Sci Vitaminol (Tokyo) 2010 ; 56 : 372-9.
13) Hanai T, Shiraki M, Nishimura K, et al. Free fatty acid as a marker of energy malnutrition in liver cirrhosis. Hepatol Res 2014 ; 44 : 218-28.
14) Miwa Y, Shiraki M, Kato M, et al. Improvement of fuel metabolism by nocturnal energy supplementation in patients with liver cirrhosis. Hepatol Res 2000 ; 18 : 184-9.
15) Aoyama K, Tsuchiya M, Mori K, et al. Effect of a late evening snack on outpatients with liver cirrhosis. Hepatol Res 2007 ; 37 : 608-14.
16) Muto Y, Sato S, Watanabe A, et al. Overweight and obesity increase the risk for liver cancer in patients with liver cirrhosis and long-term oral supplementation with branched-chain amino acid granules inhibits liver carcinogenesis in heavier patients with liver cirrhosis. Hepatol Res 2006 ; 35 : 204-14.
17) Nishitani S, Takehana K, Fujitani S, Sonaka I. Branched-chain amino acids improve glucose metabolism in rats with liver cirrhosis. Am J Physiol Gastrointest Liver Physiol 2005 ; 288 : G1292-300.
18) Iwasa J, Shimizu M, Shiraki M, et al. Dietary supplementation with branched-chain amino acids suppresses diethylnitrosamine-induced liver tumorigenesis in obese and diabetic C57 BL/KsJ-db/db mice. Cancer Sci 2010 ; 101 : 460-7.
19) Rosenberg IH. Summary comments. Am J Clin Nutr 1989 ; 50 : 1231-3.
20) Hanai T, Shiraki M, Nishimura K, et al. Sarcopenia impairs prognosis of patients with liver cirrhosis. Nutrition 2015 ; 31 : 193-9.
21) Nishikawa H, Shiraki M, Hiramatsu A, et al. Japan Society of Hepatology guidelines for sarcopenia in liver disease (1st edition) : Recommendation from the working group for creation of sarcopenia assessment criteria. Hepatol Res 2016 ; 46 : 951-63.
22) Kim HK, Suzuki T, Saito K, et al. Effects of exercise and amino acid supplementation on body composition and physical function in community-dwelling elderly Japanese sarcopenic women : a randomized controlled trial. J Am Geriatr Soc 2012 ; 60 : 16-23.

Part 3 病態別 低栄養マネジメント【慢性疾患】

慢性腎臓病

山田康輔[1,2]（写真） 山田とも子[3]
Yamada, Kohsuke　　　　Yamada, Tomoko
1) 鎌倉女子大学家政学部　管理栄養学科　栄養アセスメント学
2) 医療法人財団倉田会　えいじんクリニック
3) 共立蒲原総合病院　栄養管理科

Keyword　PEW早期発見，上腕周囲長（AC），MIA症候群，GNRI

はじめに

慢性腎臓病（chronic kidney disease：CKD）患者一人ひとりをみていると，一見，低栄養など無関係と思えてしまう患者も多いといえよう．実際，生活習慣病の重症化によってCKDに至る患者も多く，生活習慣の乱れがCKD重症化に大きな影響を与えている．しかし，CKD患者は体蛋白質異化亢進状態にあるため，長期にわたってみていくと，栄養状態の低下は避けられず，患者の予後にも大きくかかわってくる課題である．なお，本項では，成人期から高齢期のCKD患者を対象として述べる．

CKD患者のPEW

CKD患者の栄養障害は，体蛋白質の損失と貯蔵エネルギーの消耗を主たる症状とすることから，国際腎臓栄養代謝学会（ISRNM）により，protein-energy wasting（PEW：蛋白質・エネルギー栄養消耗）という用語で表現することが推奨されている[1]．PEWの診断基準を表1に示す．CKD患者のPEWの原因は，たんぱく質とエネルギー摂取量の減少，代謝亢進，代謝性アシドーシスおよび身体活動量の減少などがあげられる（表2）[2]．とくにCKDステージG3b，G4およびG5での合併症発症率および死亡率は，PEWと大きく関連する（図1）[3]．

CKD患者とフレイル

CKD患者において，フレイルは一般的にみられる．CKD患者のフレイルは，PEWと密接に関連し，合併症発症率および死亡率と関連している[4,5]．CRIC研究によれば，CKDステージG2〜G4でのフレイルとフレイル予備軍の発症率は，それぞれ7％と43％であり，腎機能低下はフレイルと関連していることが報告されている[6]．CKD患者のフレイルはPEWと同様に，CKDステージの進行とともに重症化する．
CKDステージG5以降の維持透析患者では，体蛋白質異化亢進などにより体重，筋肉量および脂肪量が減少する一方で，C反応性蛋白質（CRP）およびIL-6などの炎症性サイトカインは，透析歴の長期化とともに増加する[7]．PEWに関連する低栄養と炎症は，フレイルの

表1 CKD患者のPEW診断基準

次の1～4のうち3つ以上が該当する場合はPEWと診断する

1. 血液生化学検査
   ① 血清アルブミン：3.8 g/dL 未満
   ② 血清プレアルブミン（トランスサイレチン）：30 mg/dL 未満（維持透析患者）
      CKDステージG2～G5の患者のGFRレベルによって異なる
   ③ 血清総コレステロール：100 mg/dL 未満
2. 体重
   ① BMI：23.0 kg/m² 未満（日本人ではこれより低い可能性あり）
   ② 意図的でない体重減少：3カ月間で5%以上または6カ月間で10%以上の減少
   ③ 体脂肪率：10%未満
3. 筋肉量
   ① 筋肉量の減少：3カ月間で5%以上または6カ月間で10%以上の筋肉量減少
   ② 上腕筋囲長の減少：母集団の50パーセンタイルから10%以上の減少
   ③ クレアチニンの増加
4. 食事摂取量
   ① たんぱく質摂取量
      維持透析患者：0.8 g/kg 体重/日未満が2カ月以上続いている
      CKDステージG2～G5の患者：0.6 g/kg 体重/日未満が2カ月以上続いている
   ② エネルギー摂取量の不足：25 kcal/kg 体重/日未満が2カ月間以上続いている

（Fouque D, et al. Kidney Int 2008；73：391-8[1] より）

表2 CKD患者におけるPEWの原因

1. たんぱく質とエネルギー摂取量の減少
   a 食欲不振
   b 食事制限
   c 栄養摂取に起因する代謝の変化
   d うつ状態
   e 食生活，食品の入手または調理に起因する問題
2. 代謝亢進
   a エネルギー消費の増加
      ⅰ 炎症
      ⅱ 炎症性サイトカインの増加
      ⅲ 肥満によるインスリン抵抗性
      ⅳ アディポネクチンおよび代謝の抵抗性
   b ホルモン障害
      ⅰ CKDによるインスリン抵抗性
      ⅱ グルココルチコイド活性の増加
3. 代謝性アシドーシス
4. 身体活動量の減少
5. 体蛋白質同化の減少
   a 栄養摂取の減少
   b GH/IGF-1に対する耐性
   c テストステロン欠乏症
   d 甲状腺ホルモン濃度低下
6. 合併症と生活習慣
   a 合併症（糖尿病，うっ血性心不全，うつ病，冠動脈疾患，末梢血管疾患）
7. 透析
   a 透析液への栄養損失
   b 透析に起因する炎症
   c 透析に起因する代謝亢進
   d 残腎機能の喪失

（Carrero JJ, et al. J Ren Nutr 2013；23：77-90[2] より）

危険因子であり，エリスロポエチン抵抗性やQOLの低下，入院率および死亡率の上昇と関連する[7, 8].

CKDステージごとのポイント

CKDの重症化予防は，糖尿病の有無，CKDステージおよび症状により個別に実施される．CKDの初期ステージ（G1～G3）では，かかりつけ医（非専門医）のもとで生活・食事指導が行われることになるが，『医師・コメディカルのための慢性腎臓病生活・食事指導マニュアル』（日本腎臓学会）を参考にするとよい．CKDステージが進行して腎専門医への紹介が

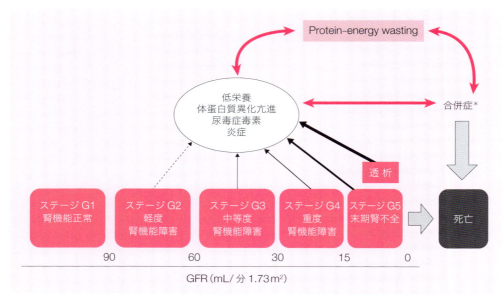

図1 CKD進行とPEWの関係概念モデル
＊：合併症には，高血圧，貧血，栄養失調，骨およびミネラル障害，感染症およびQOLの低下ならびに心血管疾患が含まれる．

（Obi Y, et al. Curr Opin Clin Nutr Metab Care 2015：18：254-62[3]）より）

必要になった場合は，かかりつけ医と腎専門医との併診のなかで生活・食事指導を行うことが望ましいとされている．腎専門医では『慢性腎臓病に対する食事療法基準2014年版』（日本腎臓学会）を用いて食事療法を実施する．末期腎不全により透析導入に至った場合には，透析療法に応じた栄養ケアマネジメントが行われる．透析患者の栄養アセスメントについては，米国のK/DOQIガイドラインを参考にするとよい．

CKDステージG1～G2における腎疾患重症化予防と栄養ケアマネジメント

❶ CKDステージG1～G2における腎疾患重症化予防

CKDのリスク要因となる疾患や是正すべき生活習慣がある場合には，それらの治療や生活習慣の改善を行う．生活習慣に関連して腎疾患の重症化につながる主な疾患は，2型糖尿病，高血圧症，メタボリックシンドローム，高尿酸血症および脂質異常症などがあげられる．これらの疾患では，肥満の予防・改善を目的とした一般的な生活習慣病対策を行う．また，これらのステージでは，食事指導に関連して禁煙や運動不足改善などの生活習慣の改善にも取り組む．

❷ CKDステージG1～G2における栄養ケアマネジメント

CKDステージG1～G2では，肥満の是正が課題となりうる．これらのステージでは，健常者ならびに保健指導レベルにある者と同じく『日本人の食事摂取基準』（厚生労働省）に準じた食事を行う．患者の身体活動量に応じて適切なエネルギー摂取量（25～35 kcal/kg標準体重/日）を個別に設定したのち，体重変化量とBMIをモニタリングしながら適正エネルギー

量を決定していく．BMIの目標値は，全ステージを通じて25 kg/m² 未満とする．たんぱく質は，『日本人の食事摂取基準』に準じた適切な摂取量とする．食塩摂取量は，『日本人の食事摂取基準』における目標量を目安とする．これらのステージにおける食塩過剰摂取は，腎血流量を増加させるおそれがある．高血圧の症状がある場合には，高血圧症治療に応じた減塩（食塩3 g以上6 g未満/日）が必要となる．高LDLコレステロール血症がある場合では，動脈硬化予防を目的とした適切な脂質摂取（脂質異常症の食事療法）が必要となる．とくにn-3系多価不飽和脂肪酸の習慣的摂取が推奨される．

■ CKDステージG3～G5における腎疾患重症化予防と栄養ケアマネジメント

❶ CKDステージG3～G5における腎疾患重症化予防

これらのステージでは，腎血流量増加と糸球体内圧上昇による糸球体過剰濾過を改善して残腎機能を可能なかぎり維持させることを目的として，食塩制限（食塩3 g以上6 g未満/日）と，必要に応じてたんぱく質制限（CKDステージG3a：0.8～1.0 g/kg標準体重/日，G3b～G5：0.6～0.8 g/kg標準体重/日）を行う．エネルギーは，適切な摂取量（25～35 kcal/kg標準体重/日）とする．24時間蓄尿により，食塩摂取量とたんぱく質摂取量を評価できる．コンプライアンスの高い患者が「食事療法が正しくできているか知りたい」と申し出てきた際などに提案するとよい．

> 推定食塩摂取量（g/日）
> ＝ 24時間蓄尿中尿Na濃度（mEq/L）
> 　× 24時間尿量（mL）/17,000
> 1日のたんぱく質摂取量（g/日）Maroni式
> ＝{1日尿中尿素窒素排泄量（g）
> 　＋ 0.031（g/kg）× 体重（kg）}× 6.25

また，ステージが進むと，高カリウム血症や高リン血症といった電解質異常が現れることがある．この場合，食事調査を実施しながら，必要に応じてカリウム制限やリン制限を行う．この際，RAS系阻害薬の副作用による高カリウム血症についても精査しておく必要がある．

❷ CKDステージG3～G5における栄養ケアマネジメント

CKDステージG3a以降では必要に応じてたんぱく質制限を行うが，たんぱく質の制限にともなう低栄養にとくに気をつける必要がある．たんぱく質は体蛋白質合成に欠かせない栄養素である．エネルギーが十分に摂取されていない場合，食事中のたんぱく質は体蛋白質合成に回されず，エネルギー源として燃焼される．その結果，体蛋白質合成に必要なたんぱく質が不足して，窒素出納が負に傾く．たんぱく質制限を行う場合，総エネルギー量に対するたんぱく質量（窒素量）のバランスに注意する必要がある．その指標としてNPC/N（非たんぱく質カロリー/窒素）比を算出して，比率が高くなり過ぎないようにモニタリングすることが望ましい（おおむね200程度まで）．

> NPC/N比＝{総エネルギー量（kcal）
> 　－ たんぱく質由来のエネルギー量（kcal）*}
> 　÷{たんぱく質（g）× 0.16}
> 　　　　　　＊：たんぱく質（g）×4 kcal/g.

慢性腎臓病

また、アミノ酸スコアが高い「良質なたんぱく質」の摂取割合を高める必要がある。たんぱく質制限では、動物性食品を可能な範囲で多く摂取させることが肝腎である。

CKD 患者は、ステージの進行にともなって PEW の発生率が高くなる[6]。また、CKD 患者は、透析導入時の体重が低いほど生命予後が悪くなることが知られている[9,10]。CKD 患者の栄養状態は、透析導入後の生命予後に大きな影響を与えるということを念頭に入れた栄養ケアマネジメントが重要である。CKD 患者のエネルギー不足は、たんぱく質制限失敗の要因であり、PEW の一因になりうる。また、ISRNM によれば、エネルギー摂取量が 25 kcal/kg 体重/日、または、たんぱく質摂取量が 0.6 g/kg 体重/日を継続的に下回っている場合は、PEW の原因になりうるとされている[1]。

体重の減少はエネルギー不足により起こることから、体重変化量と BMI を毎月モニタリングする必要がある。エネルギー不足の徴候としては、筋肉量の減少が最初に現れやすい。したがって、上腕測定による筋肉量評価を継続的に行うことが望ましい。上腕測定値は基準とすべき疫学データに乏しいが、継続的に測定することにより、筋肉量の増減をモニタリングすることができる。上腕周囲長（AC）と上腕三頭筋部皮下脂肪厚（TSF）を測定して、上腕筋囲（AMC）と上腕筋面積（AMA）を算出する。

AMC (cm) = AC (cm)
　　　　　− {TSF (mm)/10} × 3.14
AMA (cm^2) = {AMC (cm)}^{2} ÷ (4 × 3.14)

なお、TSF は測定者の熟練度が必要なことから、TSF 測定にハードルがある場合には、AC のみのモニタリングでも有用である。

エネルギー摂取量は、24 時間思い出し法や食事記録法により評価できる。体重変化量と BMI をモニタリングする際、尿蛋白漏出に起因した低アルブミン血症による浮腫の存在に注意する。この場合、治療にともなって栄養状態にかかわらず体重（水分）が増減する。

■ CKD ステージ G5D（透析療法期）における栄養ケアマネジメント

維持透析期では、尿毒症による食欲低下、透析中の体蛋白質や遊離アミノ酸の透析液への漏出および代謝性アシドーシスなどにより、体蛋白質異化亢進状態となる。また、腎臓からのエリスロポエチン分泌低下による腎性貧血が起こる。低栄養の透析患者では、エリスロポエチンの抵抗性が低下する[11]。維持透析患者では、低栄養（malnutrition）、炎症（inflammation）および動脈硬化（atherosclerosis）の 3 つがお互いに悪影響を及ぼす MIA 症候群が発生する[12]。

❶ 透析患者の栄養アセスメントツール

透析患者の栄養スクリーニングには、GNRI（geriatric nutritional risk index）が使用される[13,14]。GNRI は、簡便性と正確性が調和したツールとして世界中で広く使われている[3]。

GNRI = 1.489 × 血清 Alb 値 (g/dL) ×10
　　　 + 41.7 × (現体重 / 理想体重)*

＊：理想体重は BMI＝22 を用いる。現体重＞理想体重の場合、現体重 / 理想体重 ＝ 1 とする。

算出値 92 未満で栄養障害リスクあり、92 以上で栄養障害リスクなしと判定する。

透析患者は全員に PEW となるリスクがあるため、GNRI を定期的にモニタリングすることにより、PEW 早期発見・早期栄養介入に役立つ。

ここで、GNRI について整理しておく。GNRI とは、もともと一般高齢者向けの栄養スクリー

ニングツールとしてBouillanneらにより開発された[15]．BouillanneらのGNRIは，対象者を65歳以上の一般高齢者とし，理想体重の算出にLorentz式を用い，カットオフ値をGNRI 82未満：重度栄養障害リスク，GNRI 82～92未満：中等度栄養障害リスク，GNRI 92～98未満：軽度栄養障害リスク，GNRI 98以上：栄養障害リスクなし，として判定する．一方，透析患者用のGNRIは，BouillanneらのGNRI式を用いて，Yamada（筆者）らにより改変されたものである[13]．透析患者用のGNRIは，対象者を透析患者（年齢制限なし，血液透析・腹膜透析いずれも可）とし，理想体重の算出にBMI=22を用い，カットオフ値をGNRI 92未満で栄養障害リスクあり，GNRI 92以上で栄養障害リスクなし，と判定する．なお，透析導入後間もない患者で尿蛋白が出ているケースでは，血清アルブミン値の低下によるGNRIの過小評価が起こることに留意する．

❷透析患者のPEW早期発見

透析患者のドライウェイトは，透析導入後は横ばいであるが，11年目を過ぎた頃から低下していく傾向にある[16]．PEWの最初の徴候として，筋肉量の低下があげられる．血液透析患者では，体重の増減は塩分と水分の貯留によるものであり，短期目標としての体重評価は栄養アセスメントには用いにくいことからも，身体構成成分の評価が重要となる．身体構成成分の測定は，上腕測定とBIA法が簡便かつ安価な方法である．BIA法は，電気抵抗による測定であることから体内の水分量の影響を受けるため，血液透析では透析後の測定が望ましい．BIA法による血液透析患者の栄養アセスメントも見直されて，最近，注目されている[3]．

❸血液透析患者の栄養ケア

透析導入後，やがて尿閉する．尿閉により，老廃物・水分・電解質などの排泄障害が顕著に起こり，尿毒症，塩分・水分貯留による体重増加および電解質異常などの症状が出現する．食事からたんぱく質をとり過ぎれば，高BUN血症と高リン血症が起こる．カリウムやリンをとり過ぎれば，高カリウム血症や高リン血症が起こる．高カリウム血症は頻脈や心停止などのリスクがあり，たいへん危険である．高リン血症が長期間続くと，二次性副甲状腺機能亢進症や腎性骨異栄養症が起こる．

これらのことから，血液透析患者の食事療法は，日々の透析を滞りなく実施するためのいわば対症療法となるため，特定の栄養素を強化するなどの積極的な栄養療法は行いにくい．前述のとおり，透析導入時の栄養状態が生命予後に影響を与えることから，透析導入までにいかに栄養状態を保持・増進させておくかが重要となる．

透析導入後は，PEWを予防するためにエネルギーは十分に摂取（25～35 kcal/kg標準体重/日）する．たんぱく質は適切な摂取量とする（0.9～1.2 g/kg標準体重/日）．標準化蛋白質異化率（nPCR）により体重1 g当たりのたんぱく質摂取量を評価できる[17]．実際，透析患者では，たんぱく質摂取量が推奨レベルに達していないケースが多く，予後に悪影響を与えている[18]．まずは，エネルギーとたんぱく質の摂取量が推奨レベルに達しているかを食事調査によりモニタリングすることが望ましい．また，維持透析期に限らないが，PEWにともなう免疫力低下による感染症にも十分気をつけるべきである．感染症をきっかけとして，栄養状態を大幅に低下させる症例も多い．この場合，栄養状態の回復はむずかしく，回復にも時間がかかる．

標準的な栄養サポートを受けていても低栄養の徴候を示す場合，経口または非経口の栄養補給が処方されるべきである．経口栄養補助食品の適切な使用は，透析患者の入院率と死亡率を低下させる[19]．

また，透析方法の違いは血中蛋白濃度に影響を与える．透析効率がよいとして用いられるポリスルフォン膜などのいわゆるハイパフォーマンス膜は，透析中に血液から多くのアルブミンや遊離アミノ酸を老廃物とともに除去してしまう．最近用いられるようになってきたオンラインHDFについても，同様のリスクの可能性がある．可能であれば，血清アルブミン値の測定だけでなく，半減期の短いトランスサイレチンについても季節ごとに測定するとよい．

❹透析患者のMIA症候群

透析患者では，低栄養・炎症および動脈硬化が互いに悪影響を及ぼすMIA症候群が発生する（図2）．とくに微弱な慢性炎症の影響により，食欲の低下と体蛋白質異化亢進が時間をかけて少しずつ進行する．また，炎症性サイトカインの放出が続くことにより，動脈硬化が進展する．炎症マーカーである血中CRP濃度は微増するため，モニタリングが必要である．炎症の存在は，血液透析患者の生命予後に影響を与える[20]．MIA症候群の予防と重症化予防のためには，日々の栄養サポートが重要である．

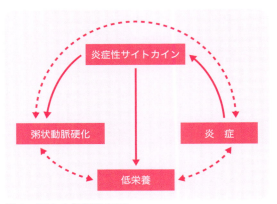

図2　MIA症候群概念図
(Stenvinkel P, et al. Nephrol Dial Transplant 2000；15：953-60[12]より)

まとめ

CKDの栄養ケアマネジメントは，長期的な展望が必要である．CKDの早期ステージでは，腎疾患重症化予防・生活習慣病予防のための生活・食事管理が重要となる．CKDステージの進行とともに，低栄養対策の優先順位を上げていく必要がある．CKDステージが進行して透析導入も視野に入ってきた場合には，透析導入後の予後を考えて栄養状態の保持・改善が重要となる．透析導入後の栄養状態改善は容易ではない．透析導入後は，栄養状態の保持に努めていくことになる．

　文献

1) Fouque D, Kalantar-Zadeh K, Kopple J, et al. A proposed nomenclature and diagnostic criteria for protein-energy wasting in acute and chronic kidney disease. Kidney Int 2008；73：391-8.
2) Carrero JJ, Stenvinkel P, Cuppari L, et al. Etiology of the protein-energy wasting syndrome in chronic kidney disease：a consensus statement from the International Society of Renal Nutrition and Metabolism (ISRNM). J Ren Nutr 2013；23：77-90.
3) Obi Y, Qader H, Kovesdy CP, et al. Latest consensus and update on protein-energy wasting in chronic kidney disease. Curr Opin Clin Nutr Metab Care 2015；18：254-62.

4) Walker SR, Gill K, Macdonald K, et al. Association of frailty and physical function in patients with non-dialysis CKD : a systematic review. BMC Nephrol 2013 ; 14 : 228.
5) McAdams-DeMarco MA, Law A, Salter ML, et al. Frailty as a novel predictor of mortality and hospitalization in individuals of all ages undergoing hemodialysis. J Am Geriatr Soc 2013 ; 61 : 896-901.
6) Reese PP, Cappola AR, Shults J, et al. Physical performance and frailty in chronic kidney disease. Am J Nephrol 2013 ; 38 : 307-15.
7) den Hoedt CH, Bots ML, Grooteman MP, et al. Clinical predictors of decline in nutritional parameters over time in ESRD. Clin J Am Soc Nephrol 2014 ; 9 : 318-25.
8) Rattanasompattikul M, Molnar MZ, Zaritsky JJ, et al. Association of malnutrition-inflammation complex and responsiveness to erythropoiesis-stimulating agents in long-term hemodialysis patients. Nephrol Dial Transplant 2013 ; 28 : 1936-45.
9) Leavey SF, McCullough K, Hecking E, et al. Body mass index and mortality in 'healthier' as compared with 'sicker' haemodialysis patients : results from the Dialysis Outcomes and Practice Patterns Study (DOPPS). Nephrol Dial Transplant 2001 ; 16 : 2386-94.
10) 日本透析医学会統計調査委員会，編．図説 わが国の慢性透析療法の現況（2007年12月31日現在）：日本透析医学会；2008．p64.
11) Locatelli F, Andrulli S, Memoli B, et al. Nutritional-inflammation status and resistance to erythropoietin therapy in haemodialysis patients. Nephrol Dial Transplant 2006 ; 21 : 991-8.
12) Stenvinkel P, Heimbürger O, Lindholm B, et al. Are there two types of malnutrition in chronic renal failure? Evidence for relationships between malnutrition, inflammation and atherosclerosis (MIA syndrome). Nephrol Dial Transplant 2000 ; 15 : 953-60.
13) Yamada K, Furuya R, Takita T, et al. Simplified nutritional screening tools for patients on maintenance hemodialysis. Am J Clin Nutr 2008 ; 87 : 106-13.
14) Kang SH, Cho KH, Park JW, et al. Geriatric Nutritional Risk Index as a prognostic factor in peritoneal dialysis patients. Perit Dial Int 2013 ; 33 : 405-10.
15) Bouillanne O, Morineau G, Dupont C, et al. Geriatric Nutritional Risk Index : a new index for evaluating at-risk elderly medical patients. Am J Clin Nutr 2005 ; 82 : 777-83.
16) Chazot C, Laurent G, Charra B, et al. Malnutrition in long-term haemodialysis survivors. Nephrol Dial Transplant 2001 ; 16 : 61-9.
17) National Kidney Foundation. Kidney Disease Outcomes Quality Initiative Clinical Practice Guidelines for Nutrition in Chronic Renal Failure. Am J Kidney Dis 2000 ; 35 : S28-9.
18) Ravel VA, Molnar MZ, Streja E, et al. Low protein nitrogen appearance as a surrogate of low dietary protein intake is associated with higher all-cause mortality in maintenance hemodialysis patients. J Nutr 2013 ; 143 : 1084-92.
19) Cheu C, Pearson J, Dahlerus C, et al. Association between oral nutritional supplementation and clinical outcomes among patients with ESRD. Clin J Am Soc Nephrol 2013 ; 8 : 100-7.
20) Stenvinkel P, Gillespie I, Tunks J, et al. Inflammation Modifies the Paradoxical Association between Body Mass Index and Mortality in Hemodialysis Patients. J Am Soc Nephrol 2016 ; 27 : 1479-86.

Part 3 病態別 低栄養マネジメント【慢性疾患】

慢性心不全

宮島　功
Miyajima, Isao
社会医療法人近森会 近森病院 臨床栄養部

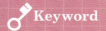 Keyword　ハート・ニュートリション（Heart Nutrition），身体体構成成分，肥満の矛盾（obesity paradox），適塩

はじめに

　高齢者，超高齢者を中心に心不全患者が著明に増加傾向であることを受け，日本心不全学会では，2016年に75歳以上の高齢心不全患者の治療に関するステートメントを示し[1]，高齢者の心不全診療に関しての提言を行った．限りある医療資源を有効に活用するという視点からも，高齢者の心不全診療は社会的に重要なテーマであるとしている．

　従来の心不全患者に対する栄養療法は，「食塩制限」，「水分制限」，肥満の場合は「減量」を中心とした"制限をする食事療法"が進められてきた．しかし，高齢心不全患者の低栄養状態は予後不良であり[2]，心不全の低栄養患者に対応するためには，制限をする食事療法だけではなく心不全の病態を理解し，病期・ステージ，症状に応じた栄養サポートを行うことが重要である．

心不全の病態の変化と栄養サポート

心不全患者の時間経過と身体活動

　心不全の病期は，急性発症期，慢性期，増悪・回復期，緩和ケア，終末期に分類できる（図1）[3]．まず心不全を発症すると，初期症状に対して治療が開始される．急性発症期では，一時的に患者の身体活動は大きく低下する．初期治療により身体活動は改善し，その後，症状は小康状態が継続し，慢性期となる．そして，何らかの原因により，慢性心不全の増悪が生じることで，再度身体活動が低下し，増悪と回復を繰り返すようになる．次第に治療効果は低下し，身体活動も徐々に低下する．難治性の症状をともない緩和ケアが必要となり，最終的には身体機能の制限が生じ，終末期へ移行する．

病態に応じた栄養サポート

❶急性発症期

　心不全の発症を予防することは大前提であるが，心不全の急性発症期では大きな侵襲が患者に加わるため，身体活動が著しく低下し，急性

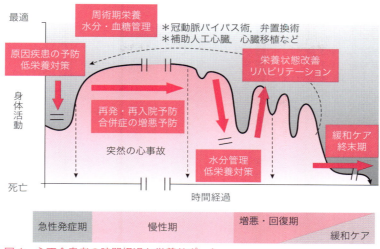

図1 心不全患者の時間経過と栄養サポート
(Goodlin SJ. J Am Coll Cardiol 2009；54：386-96[3])より)

の栄養障害が生じる．栄養アセスメントと早期介入が必要であり，循環動態に応じた適正な水分管理と十分な栄養摂取による低栄養対策が重要である．

❷慢性期

慢性期では，心不全の再発・再入院予防が治療の中心となる．再入院は患者のQOLを著しく低下させる．心不全の増悪の要因でもっとも多いのが，食塩・水分制限の不徹底であり，約3割を占めるとされている[4]．食塩制限や水分制限は非常に重要であるが，患者や家族に対して，必要性と厳しい制限によるリスクや対策についても理解できるよう指導を行う．厳しい食塩制限は食欲を減退させ，低栄養を進行させ，極端な水分制限は脱水の引き金となり，腎機能障害の悪化や電解質異常をきたす．患者の年齢や家族構成，ADL，食事指導に対する理解度，利尿剤の内容などを考慮したうえで，食事療法を進めていく必要がある．

❸増悪・回復期

増悪・回復期では，急性発症期と同様，適切な水分管理と低栄養対策が重要である．慢性心不全患者では，もともと悪液質が存在し低栄養状態である患者が多いため，慢性心不全の急性増悪では，悪液質と侵襲が合併し急速に栄養状態は低下する．低栄養の予防，さらには栄養状態の維持・改善には，早期からの栄養サポートとともにリハビリテーションが重要である．

❹周術期

心不全患者は，冠動脈バイパス術や弁置換術などの外科的治療を行うことがある．周術期の栄養サポートも重要であり，術後の免疫力の維持や創傷治癒，合併症予防に重点を置き，徹底した水分・血糖管理を行う．また，術後早期からの食事とリハビリテーションの開始も大切である．

❺緩和ケア，終末期

心不全の病態は，増悪と改善を繰り返しながら患者の身体活動が徐々に低下するため，予後を予測することがむずかしいことが特徴である．緩和ケアは，患者の身体活動が低下し，治療に対する効果が低下しはじめる時期から介入

慢性心不全

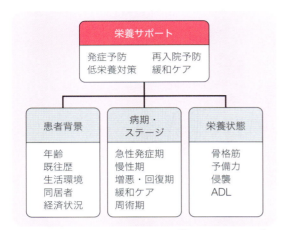

図2　ハート・ニュートリション（Heart Nutrition）

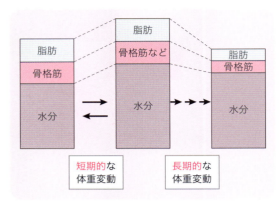

図3　体重と体構成成分の推移（模式図）

することが必要である．患者の症状を理解し，治療の方向性や患者，家族の希望や意向を考慮しながら緩和ケアおよび終末期の栄養サポートを行う．

ハート・ニュートリション（Heart Nutrition）（図2）

年齢や既往歴，生活環境などの患者背景に加え，患者の栄養状態により，患者個々の栄養サポートは異なる．これはどんな疾患でも共通することであるが，心不全患者に対して適正な栄養サポートを行うためには，心不全の病態や病期（ステージ）による治療や内服を理解し，多職種の介入を把握することが必要である．

心不全患者個々の患者背景，病期・ステージ，さらに栄養状態を適正に評価したうえで，患者個々に応じた目標を掲げ栄養サポートを行うことをハート・ニュートリション（Heart Nutrition）とし，その概念の理解が重要である．

体重と身体体構成成分

心不全患者にとって体重の変動は，低栄養状態の指標とともに病態の増悪を予測するうえで重要である．短期的な体重増加は体液貯留の指標として有用であり，日の単位で体重が2kg以上増加するような場合は，心不全の急性増悪を強く示唆する[5]．

身体を構成する成分は，水分，脂肪，その他（筋肉，骨，内臓など）に分けることができる．筋肉量は栄養状態を把握するうえで重要であるため，体構成成分を評価する方法に体脂肪率を指標とする方法がある．しかし，心不全は症状として浮腫をともなうことが多く，体脂肪率のみでは筋肉量を正確に評価することが困難であり，浮腫の有無や尿量，水分摂取量，身体計測値の変化など，多角的に体構成成分の把握を行う．

心不全患者の体構成成分の変化

心不全患者の体構成成分の推移は，短期間と長期間の変化でそれぞれ異なる（図3）．短期的な体重変動の場合は多くは体液量の変動であり，急激に増加した際は浮腫や呼吸苦，倦怠感などの症状がともなうかを観察する．患者に対しても，急激な体重の変動は体液貯留によるものの可能性があることを十分に理解させることも重要である．

一方，数カ月から数年単位の長期的な体重減

少の場合は，脂肪および骨格筋の減少がないかの評価を行う．12カ月以内に5％以上の体重減少がある場合は，悪液質を疑う．体重減少を認めた場合は，食欲不振やADLの変化の有無を把握し，低栄養による変化が疑われた場合は早期に介入する．

患者や家族に対して，体重の変動や体構成成分の変化について十分に教育する．「体重増加＝体液貯留」とだけ伝えると，体重が増加することで心不全が増悪すると認識し，食事摂取量を控えるケースがある．長期的な食事摂取不良は，低栄養を進行させ，結果的に脂肪や筋肉量を減少させるため，体重測定を習慣づけるとともに，体重の変化に対する正しい知識の獲得が低栄養予防の第一歩である．

■心不全患者と体重

5,881名を対象とした研究では，体重が多いほど心不全の発症率は増加するとの報告がある[6]．心不全の発症予防には体重コントロールが重要であり，肥満者には減量が必要である．しかし，心不全患者を対象とした研究では，肥満患者では死亡率が低かったことが報告された[7, 8]．つまり，肥満は心不全の発症リスクとなるが，心不全患者では肥満患者のほうが予後がよいとされ，肥満の矛盾（obesity paradox）の概念が広まった．メタ分析でも，やせの死亡率と再入院率が高いことが示された[9]．しかし，心不全患者が体重減少を呈した場合，肥満患者（$30\,kg/m^2$ 以上）は，肥満ではない患者に対して死亡率が高い[10]ことが示された．つまり肥満患者の場合，やせ患者に比べ予後はよいが，体重減少を認める場合はより注意が必要である．心不全患者では，体重を減少させないよう十分なエネルギー量の確保が重要である．

心不全の低栄養のリスクと対策

心不全患者の低栄養のリスクはさまざまであり，その原因を多角的に評価する必要がある．まず，心不全の自覚症状および他覚症状は，「左心不全による肺うっ血」，「右心不全による体静脈うっ血」，「心拍出量減少による臓器灌流低下」によるものに分けられる（図4）[11]．左心不全による肺うっ血の存在が，易疲労感や息切れ，呼吸困難の原因となり，活動が制限されたり，食欲不振が生じたりする．右心不全による腸管浮腫が原因で下痢や腹部膨満を生じ，栄養吸収障害のリスクとなる．さらに，心不全は神経内分泌の不均衡や炎症性サイトカインの上昇により，食欲低下や異化亢進，筋蛋白質の減少を招き，低栄養を進行させる．

■低栄養の対策

心不全患者に対する栄養療法としては，"減塩"がもっとも一般的であり，患者自身も多くの医療従事者から指導，教育を受けている．しかし，単に"食塩を多くとってはダメ！"と一方的に押し付けるのではなく，なぜ減塩が必要なのか，食塩を多くとるとどんな症状が生じるのかを説明し，その必要性を理解させることが重要である．患者に対して，心不全の病態や利尿剤の機序などを教育することで，退院後の死亡率や再入院率が抑えられる[12]．

また，事前に医療者間で，食欲がないときや十分な食事がとれない場合に，一時的に食塩制限を緩めてもよいか，それはどの程度なのかをディスカッションし，患者に伝えておく．厳しすぎる減塩食よりも，まずは十分な食事摂取を行い，必要な栄養量を確保することの重要性を患者や家族に理解してもらうことが大切である．これからは，一方的に食塩制限を行う減塩だけではなく，患者の食事摂取状況や食欲，体

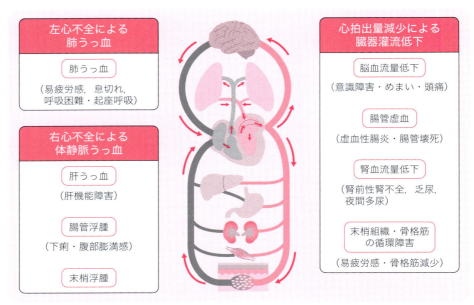

図4　心不全の自覚症状と他覚症状　　（宮島　功, ほか. Heart 2013；9：76-81[11] より）

重の変化に応じた"適塩"の理解と指導が重要と考える.

症例：男性

2010年に心不全により入院をしてから，心不全の増悪により6年間で合計8回の入退院を繰り返した．心不全の増悪の原因は食塩制限の不徹底であり，毎回入院時は体重増加と肺うっ血，BNPの上昇が認められた．入院のたびに栄養指導を行ったが，コンプライアンスは不良であった．

・初回入院 2001年（68歳）

主病名：発作性心室頻拍，急性心筋梗塞，完全右脚ブロック

入院経過：上記診断にて近隣病院より紹介．当院到着時VT（心室頻拍）であり，DC（電気的除細動）施行，緊急CAG（冠動脈造影）を施行し，LCX#14に75〜90％の狭窄を認めPCI（経皮的冠動脈形成術）を行った．10日間の入院となり，以後，当院循環器内科に外来通院となった．

・循環器外来時 2009年（75歳）

タケノコ狩りに行くほど元気で食欲もある．時々軟らかい便が出る．外来時BNP 240 pg/mL．胸部X線写真ではCTR（心胸郭比）は53％，肺うっ血や胸水はなかった．

・心不全入院1回目 2010年（77歳）

主訴：息苦しさ

現病歴：深夜0時頃より息苦しさがあり，だんだんひどくなり，朝方我慢ができなくなり救急要請し，来院した．

BNP 1,070 pg/mL，胸部X線写真ではCTR 60％，両肺野にややうっ血があった．

15日間の入院で，体重は入院時49 kgから退院時45.8 gと，3.2 kgの減量あり，胸部X線写真では肺うっ血の改善を認め，入院時の体液貯留が疑われた（図5）．その後，2年4カ月間は再入院なく経過した．

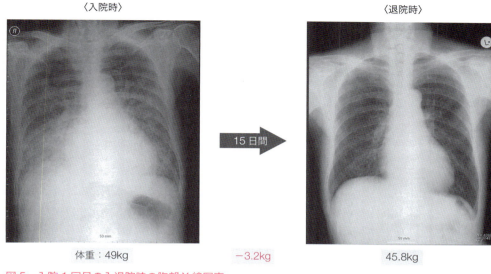

図5 入院1回目の入退院時の胸部X線写真

表 3～8回目の入退院時の指標

入院	入院期間（日）	在宅日数（日）	入院時BNP（pg/mL）	体重（kg）		
				入院時	退院時	体重変化
		222				
3回目	15		1,328	45.9 →	42.6	−3.3
		151				
4回目	18		546	44.0 →	41.1	−2.9
		156				
5回目	17		1,525	43.0 →	42.2	−0.8
		68				
6回目	10		1,305	43.0 →	40.0	−3.0
		79				
7回目	16		1,135	41.1 →	39.2	−1.9
		13				
8回目	23		1,211	42.8 →	40.0	−2.8

・心不全入院2回目 2013年（79歳）

主訴：労作時息切れ，全身倦怠感

現病歴：1週間前から息切れ，倦怠感があったが，外来受診日まで我慢していた．

BNP 763 pg/mL，胸部X線写真で肺うっ血を認める．入院中に，徐脈に対してペースメーカー植込み術を施行した．

32日間の入院で，体重は46 kgから退院時42.6 kgと，3.4 kgの減量あり，胸部X線所見は改善．

・心不全入院3～8回目（表）

入院期間は10～23日程度であった．徐々に在宅で過ごす日数が短くなり，再入院までの期間が短縮化した．入院時のBNPは，500～1,000 pg/mL以上と著明な上昇を認めた．体重は，入院時に比べ退院時で約2～3 kg程度の減量があり，2～3週間の入院中に体液量の減

慢性心不全

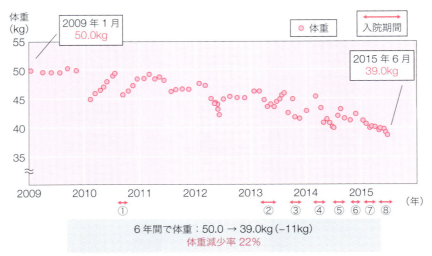

図6　6年間の体重の推移

量を認めた．

●管理栄養士による聞き取り（4回目の入院）

自宅では，とくに食欲の低下はなかった．普段から減塩に気をつけているが，外食や麺類などを好み，入院2〜3日前に漬け物を多めに食べてしまった．

自宅での食塩摂取過剰が考えられたため，退院時に本人と妻に対して，食塩の多い食品を確認し，減塩の工夫と体重測定の習慣について話をした．

●入院中のBNP，胸部X線所見の推移

BNPは入院時に高値を認めるものの，退院時には低下している傾向があった．また，胸部X線写真でも，入院時には肺うっ血を認めるものの，退院時には改善していた．さらに，体重はそれぞれ入院中に2〜3kgの減量を認め，CTRも入院時に比べ退院時に低下傾向であった．

これらから，自宅での食塩制限の不徹底による体液貯留により心不全が増悪し，入院時には体液量が過剰となっているが，入院治療により体液は減量し，肺うっ血，CTRが改善していることが考えられる．

●体重の推移

2009〜2015年の体重の推移をみると，当初50.0kgあった体重は，2015年には39.0kgとなっており，6年間で11kgの減量があることがわかった．体重減少率は22%であった（図6）．骨格筋量（上腕筋囲長）も著明な減少を認めた．

入院8回目（2015年）の管理栄養士の聞き取りでは，最近，腰痛がひどくなり，散歩は庭を歩く程度と，活動性は低下した．また，「体重が増えると調子が悪くなる」と医師や医療従事者から指摘を受けるため，食欲はあるが体重が増えないように食事摂取量を制限していた．患者は，腰痛があり活動性が低下しており，体重増加を恐れ食事摂取量を控えていた．

●症例のまとめ

患者は，自宅での食塩制限の不徹底による体液貯留からの心不全増悪が，入院の契機であったと考えられた．食塩制限を行い，体重が増加

しないよう患者教育を進めていた．しかし，長期的な体重変動を評価したところ，6年間に11 kgの体重減少を認めた．患者の体重変動の認識の誤りと適正な患者教育ができておらず，誤った食事療法が続けられていた．患者は，食事摂取量が減少し活動性が低下し，骨格筋および脂肪量の減少による低栄養状態が進行していた．

る食事療法や短期的な体重変動だけではなく，長期的な体重の推移を評価することが重要であり，患者や家族にも体構成成分の変化について正しい知識を伝える必要がある．減塩指導が必要であることはもちろんであるが，骨格筋や脂肪量の減量が認められる場合は，適塩を考慮し，食事摂取を促し栄養摂取を優先させることが重要である．

患者個々の病態・病期，患者背景，栄養状態を適正に評価し，その変化を把握したうえでの患者個々に応じた栄養サポート（ハート・ニュートリション）が，これからの超高齢社会に向けて心不全患者の低栄養対策に重要である．

おわりに

心不全患者は，悪液質，食欲低下，長期的な食事摂取不良や活動量の低下から，低栄養状態となるリスクが高い．医療従事者は，制限をす

文献

1) 日本心不全学会ガイドライン委員会，編．高齢心不全患者の治療に関するステートメント：ライフサイエンス出版；2016.
2) Anker SD, Laviano A, Filippatos G, et al. ESPEN Guidelines on Parenteral Nutrition: on cardiology and pneumology. Clin Nutr 2009; 23: 455-60.
3) Goodlin SJ. Palliative care in congestive heart failure. J Am Coll Cardiol 2009; 54: 386-96.
4) Tsuchihashi M, Tsutsui H, Kodama K, et al. Clinical characteristics and prognosis of hospitalized patients with congestive heart failure—a study in Fukuoka, Japan. Jpn Circ J 2000; 64: 953-9.
5) 日本循環器学会，日本移植学会，日本胸部外科学会，ほか．循環器病の診断と治療に関するガイドライン（2009年度合同研究班報告）慢性心不全治療ガイドライン（2010年改訂版）．http://www.j-circ.or.jp/guideline/pdf/JCS2010_matsuzaki_h.pdf
6) Kenchaiah S, Evans JC, Levy D, et al. Obesity and the risk of heart failure. N Engl J Med 2002; 347: 305-13.
7) Kenchaiah S, Pocock SJ, Wang D, et al. Body mass index and prognosis in patients with chronic heart failure: insights from the Candesartan in Heart failure: Assessment of Reduction in Mortality and morbidity (CHARM) program. Circulation 2007; 116: 627-36.
8) Komukai K, Minai K, Arase S, et al. Impact of body mass index on clinical outcome in patients hospitalized with congestive heart failure. Circ J 2012; 76: 145-51.
9) Sharma A, Lavie CJ, Borer JS, et al. Meta-analysis of the relation of body mass index to all-cause and cardiovascular mortality and hospitalization in patients with chronic heart failure. Am J Cardiol 2015; 115: 1428-34.
10) Zamora E, Díez-López C, Lupón J, et al. Weight Loss in Obese Patients With Heart Failure. J Am Heart Assoc 2016; 5: e002468.
11) 宮島 功，宮澤 靖．チーム医療で心不全の再入院を回避する!! 管理栄養士の役割．Heart 2013; 9: 76-81.
12) Koelling TM, Johnson ML, Cody RJ, Aaronson KD. Discharge education improves clinical outcomes in patients with chronic heart failure. Circulation 2005; 111: 179-85.

Part 3 病態別 低栄養マネジメント【慢性疾患】

がん悪液質

髙木久美[1]（写真） 峯　真司[2]
Takagi, Kumi　　　 Mine, shinji

熊谷厚志[1,3] 井田　智[1,3]
Kumagai, Kohshi　 Ida, Satoshi

松尾宏美[1] 中濱孝志[1]
Matsuo, Hiromi　　Nakahama, Takashi

比企直樹[4]
Hiki, Naoki

1）がん研究会有明病院　栄養管理部
2）順天堂大学医学部附属病院順天堂医院　食道胃外科
3）がん研究会有明病院　消化器センター
4）北里大学　上部消化管外科

Keyword　食欲不振，筋肉量減少，代謝異常

はじめに

　がん悪液質の特徴は，食欲不振，筋肉量減少，代謝異常である．がん治療による食欲不振や消化管の閉塞による栄養摂取不良などによる体重減少では，栄養治療による栄養指標の改善が図れる．しかし，がんの終末期では，がんに起因した栄養摂取不良による体重減少だけでは説明できない，代謝異常をともなう治療抵抗性の栄養障害を認める．本項では，がん悪液質の定義，診断基準，病態，症状，ステージ分類，治療について記述する．

がん悪液質の定義

　悪液質はがんのほか，自己免疫性疾患，慢性閉塞性肺疾患，心不全，肝不全，腎不全，慢性の感染症など，さまざまな疾患でみられる．2006年に米国ワシントンで行われたコンセンサス会議で，「悪液質は基礎疾患に関連して生ずる複合的代謝異常の症候群で，脂肪量の減少の有無にかかわらず筋肉量の減少を特徴とする．臨床症状として，成人では体重減少，小児では成長障害がみられる」と定義された（以下，ワシントン定義）．しかし，このワシントン定義はがんに限らず慢性疾患全般の悪液質を対象としていたため，他の慢性疾患に比べ，進行の経過が速く不可逆的であるがんの特性を考慮した悪液質の定義の確立が求められた．2011年に発表されたEuropean Palliative Care Research Collaborative（以下，EPCRC）のがん悪液質に対するガイドラインでは，「がん悪液質とは，栄養療法で改善することは困難であり，進行性の機能障害をもたらし，（脂肪量の減少の有無にかかわらず）著しい筋肉量の減少を特徴とする複合的な代謝障害症候群である．病態生理学的には，栄養摂取量の減少と代謝異常によってもたらされる蛋白およびエネルギーの喪失状態である」と，がんの特性を考慮したがん悪液質について定義された（以下，EP-CRC定義）．この定義は，ステージ分類（後述）とともに広く利用され，がん悪液質の標準的な定義として用いられつつある．

　わが国でも，2007年に日本緩和医療学会から発刊された『終末期癌患者に対する輸液治療のガイドライン』では，「悪性腫瘍の進行に

表1　悪液質の診断基準（ワシントン定義）

12カ月以内に5%以上の体重減少（あるいはBMI + 20 kg/m² 未満）	a. 筋力低下 b. 疲労感 c. 食欲不振 d. 除脂肪体重低値 e. 生化学データの異常値*
	5項目中3項目以上

*：① CRP > 0.5 mg/dL あるいは IL6 > 4.0 pg/mL，
　② Hb < 12 g/dL，③ Alb < 3.2 g/dL．
（Evans WJ, et al. Clin Nutr 2008；27：793-9[4]）より）

表2　がん悪液質の診断基準（EPCRC定義）

a. 6カ月間に5%以上の体重減少
b. BMI < 20 kg/m² かつ2%以上の体重減少
c. 筋肉減少（サルコペニア）かつ2%以上の体重減少

3つのうちいずれか

（Fearon K, et al. Lancet Oncol 2011；12：489-95[5]）より）

伴って，栄養摂取の低下では十分に説明されない，るいそう，体脂肪や筋肉量の減少が起こる状態」と記載されている[1]．

悪液質の診断基準

いくつかのがん悪液質の定義や診断基準が提唱され，2006年に Fearon らは，① 10％以上の体重減少，② 1,500 kcal/日未満の経口摂取，③ 全身の炎症反応，CRP > 1.0 mg/dL の3項目をあげており[2]，2009年に Bozzetti らは，10％以上の体重減少の有無と食欲不振，早期膨満感あるいは倦怠感の有無による悪液質の状態の分類が，がんのステージや performance status（以下，PS）や栄養状態と関連していたことを報告している[3]．

慢性消耗性疾患における悪液質の診断基準として，ワシントン定義では12カ月以内に5％以上の体重減少（あるいはBMI 20 kg/m² 未満）に（a）筋力低下，（b）疲労感，（c）食欲不振，（d）除脂肪体重低値，（e）生化学データの異常値（① CRP > 0.5 mg/dL あるいは IL6 > 4.0 pg/mL，② Hb < 12 g/dL，③ Alb < 3.2 g/dL）の5項目中3項目以上がある場合としている（表1）[4]．また，2011年のEPCRC定義によるがん悪液質の診断基準では，（a）6カ月間に5％以上の体重減少，（b）BMI < 20 kg/m² かつ2％以上の体重減少，（c）筋肉減少（サルコペニア）かつ2％以上の体重減少のいずれかとしている（表2）[5]．

がん悪液質の病態

糖代謝異常

がんでは糖輸送蛋白 glucose transporter-1（以下，GLUT-1）が高発現しており，糖の細胞内取り込みが亢進している．GLUT-1 は摂食にかかわらず，糖を無制限に取り込める[6]．取り込まれた糖は，解糖系酵素によりピルビン酸に変換される．一般に，好気的条件ではピルビン酸は，アセチル CoA に変換され TCA 回路に入ることで酸素を利用した ATP 産生へとつながるが，がんではピルビン酸脱水素酵素が抑制されており，ピルビン酸は最終代謝産物である乳酸へと変えられる．産生された乳酸は，肝臓へと運ばれ ATP を用いて乳酸からの糖新生が行われる．一方，骨格筋や脂肪組織など多くの組織では，糖の取り組みに糖輸送蛋白 glucose transporter-4（以下，GLUT-4）を利用している．GLUT-4 は，インスリンにより細胞内から細胞膜へと輸送することで糖の取り込みを担っている．すなわち，骨格筋や脂肪組織では，食後，血糖が上昇しインスリンが分泌されないと糖を利用することができない．担がん生体では，骨格筋や脂肪組織でのインスリン感受性が低下していることが知られている[7]．

■蛋白質代謝異常

　担がん生体の骨格筋では，インスリンに対する感受性低下のため，蛋白合成が減少するとともに，分解が亢進している．骨格筋分解によりアラニンとグルタミンが放出される．アラニンは肝臓での糖新生に利用される[8]．グルタミンはがんに取り込まれ，エネルギー源となる[9]．

　Proteolysis-inducing factor（以下，PIF）は，体重減少が1.5 kg/月以上となったがん患者の尿中に出現する蛋白である．PIFは骨格筋に直接作用することで，骨格筋蛋白を分解させる腫瘍壊死因子α（以下，TNF-α）やインターロイキン6（以下，IL-6）もまた骨格筋に作用し，骨格筋蛋白を分解させることが知られている．

■脂質代謝異常

　担がん生体の脂肪組織では，インスリンに対する感受性低下のため，脂肪分解の増加により脂肪が減少する．脂肪分解により生じたグリセロールは肝臓での糖新生に利用される．Lipid mobilizing factor（以下，LMF）は脂肪の分解を促進し，脂肪細胞からのグリセロールの放出を促進する．TNF-αも脂肪組織の崩壊に関与すると推測されている．

■炎症性サイトカインの活性化

　食欲不振や代謝異常は，炎症性サイトカインの活性化と関連がある．食欲低下の原因として，悪液質の状態ではマクロファージやリンパ球から分泌されるTNF-α，インターロイキン1（IL-1），IL-6などの炎症性サイトカインが，食欲を促すneuropeptide Y（NPY）や副腎皮質刺激ホルモン放出ホルモン（CRH）の分泌を障害し，これにより食欲不振が惹起されていると考えられている[10]．

がん悪液質の症状

■体重減少

　担がん状態でみられる体重減少は，cancer associated weight loss（以下，CAWL：がん関連体重減少）と，cancer induced weight loss（以下，CIWL：がん誘発性体重減少）に大別される．CAWLは消化管の狭窄や閉塞，治療による食欲不振，告知による精神的ストレスなどによる食事摂取量の低下が原因である．CAWLに対しては，十分なエネルギーとたんぱく質の補給により体重減少の改善が期待できる．一方，CIWLは，がんそのものにより引き起こされる代謝異常が原因と考えられている．体重減少は，ワシントン定義，EPCRC定義ともに，がん悪液質の診断基準の一つとして考えられている．

■食欲不振，経口摂取量の低下

　前述したように，悪液質の代表的な症状である食欲不振は，炎症性サイトカインや視床下部・神経内分泌系の異常に起因していることが解明されつつある[11]．また，がん悪液質患者の経口摂取量の低下は，消化管の通過障害や種々の抗がん治療の影響など，炎症性サイトカインと関係ないものも少なくないが，これらの事象もまた，悪液質における経口摂取量の低下として扱うようになっている．ワシントン定義，EPCRC定義ともに，食欲不振あるいは経口摂取量の低下を定義にあげている．

■筋肉量減少，筋力低下，体組成変化

　筋肉量の減少はQOLを悪化させ，倦怠感を生ずる誘因となる．悪液質では，飢餓とは異なり栄養不良の早い段階から筋肉量の減少がみられ，筋肉量の減少は悪液質の主徴で不可欠な徴候であるが，簡単に評価を行う指標がないため

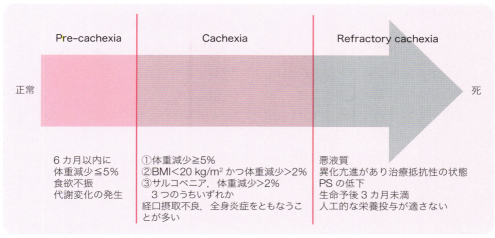

図1 悪液質のステージ
(Fearon K, et al. Lancet Oncol 2011；12：489-95[5]より)

定義や診断基準で扱われてこなかった．近年，客観性が高く比較的簡単に筋肉量を評価する方法（CTなどの断面画像，二重エネルギーX線吸収測定法，生体インピーダンス法など）が利用できるようになり，代謝異常とエネルギー摂取の不足がもたらすアウトカムとして，悪液質を反映する筋肉量，筋力の評価が重要視されるようになった．また，筋肉量が著明に減少するものの脂肪組織量はあまり変化しない悪液質患者の存在が知られるようになり，ワシントン定義，EPCRC定義ともに脂肪組織の減少は必須ではなく，筋肉量の減少を不可欠なものとしており，診断基準において，筋力あるいは筋肉量の減少を評価項目としている．

悪液質のステージ分類

近年，悪液質のステージ分類が求められるようになったが，その理由として，①進行した悪液質は，現在の栄養療法では改善は実質上困難である，②悪液質に進行する潜在的な段階を注意喚起することが必要，③ステージ分類によって早期の悪液質の生物学的指標を確立できる可能性がある，④悪液質の治療よりも，予防がより重要というコンセンサスができつつある，⑤早期の悪液質から進行した悪液質への移行は一直線ではない，⑥ステージ分類は，治療の適切なタイミングや方法の究明に役立つ可能性が高い，という点をMuscaritoliらはあげている[12]．European Society for Clinical Nutrition and Metabolism（以下，ESPEN）のSpecial Interest Group on Cachexia-Anorexia in Chronic Wasting Diseases（以下，Cachexia SIG）などにより，明らかな悪液質の症状を呈さず代謝異常が軽度な悪液質の状態は"pre-cachexia"とされ，悪液質の前段階から行う栄養サポートが推奨されるようになってきた．また，高度の代謝障害により，栄養状態の改善の余地がない終末期の状態は，"severe cachexia"あるいは"late cachexia"などの呼称が用いられてきたが，ESPENやEPCRCなどから"refractory cachexia"とされ，「抗がん治療に抵抗性の高度，あるいは急速に進行するがんのため不可逆的な栄養障害を生じている悪液質の状態」と定義された．EPCRCのガイドラインでは，"pre-cachexia"，"cachexia"，"refractory cachexia"と3段階のステージ分類が提唱され，広く用いられている（図1）[5]．

■ Pre-cachexia

Pre-cachexiaはcachexiaに至る前段階で，慢性疾患を背景に，軽度の体重減少，慢性の炎症反応と食欲不振のある状態とされている[12]．Cachexia SIGでは，(a) 慢性疾患がある，(b) 過去6カ月間に5％以下の意図しない体重減少，(c) 慢性的あるいは繰り返す全身の炎症反応，(d) 食欲不振やそれに関連する症状があることとしている[12]．また，EPCRCのガイドラインではほぼ同様に，(a) 6カ月以内に5％以下の体重減少，(b) 食欲不振，(c) 耐糖能異常などの代謝異常の発生を診断基準にあげている[5]．

■ Refractory cachexia

Refractory cachexiaは，高度に進行した，あるいは抗がん剤治療に抵抗性で，急速に進展するがんのため，もはや体重減少を回復させることが困難な段階を表すとしている[5]．診断基準として，(a) 悪液質の定義を満たす，(b) 予後が3カ月未満，(C) PSの低いこと，(d) 抗がん剤に不応，(e) 次第に加速する進行性の異化亢進，(f) 人工的な栄養投与が適さない，の6項目が記載されている[5]．

このステージでは，人工的な栄養投与の負荷やリスクが栄養投与によるメリットを上回ると考えられ，栄養サポートは患者の希望を取り入れたQOLの維持や，嘔気などへの対応が中心となるとしている．死に至る2～3週間前には，エネルギー消費量が有意に低下することが報告されており，この時期における一般的なエネルギー投与はかえって患者の代謝動態に負荷をきたすことになり，症状の悪化につながるため，投与量を減ずる必要性が示唆されている．

悪液質の治療

悪液質の病態生理に特異的な薬物療法が多く開発されつつある．しかし，現時点ではいずれも限定的なエビデンスにとどまっており，各種ガイドラインで使用が推奨されるには至っていない．EPCRCのガイドラインでは，がん悪液質の治療目標として「体重または筋肉の喪失を回復させるか，少なくともその喪失を最小限に防ぐこと」と解説し[5]，これはpre-cachexiaの治療目標も同様としている．積極的な栄養補給と抗炎症治療，または二次性消化器症状やその他経口摂取を妨げる要因を改善させることがあげられる．

■ 薬物療法

❶ エイコサペンタエン酸（eicosapentaenoic acid：EPA）

EPAはn-3系多価不飽和脂肪酸の一つであり，炎症性サイトカインの産生を抑制することによりがん悪液質の改善効果が認められている．また，がん細胞が放出するLMFとPIFの作用を抑制する[13]．しかし，EPCRCのガイドラインでは，コンセンサスを得る十分な根拠はないとしている．ただし，これは進行がんまたはrefractory cachexiaに対しての評価であり，pre-cachexiaへの効果の検討が期待される．

❷ コルチコステロイド（corticosteroids）

炎症性サイトカインの合成または放出の抑制によって，食欲の促進効果を発揮すると考えられている．EPCRCのガイドラインでも，refractory cachexiaに対するQOL向上という目的への使用に対し推奨されており，その使用期間は2週間が推奨されている．

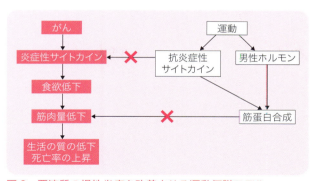

図2　悪液質の慢性炎症を改善させる運動仮説モデル
(Battaglini CL, et al. Cancers 2012；4：1247-51[14] より)

❸非ステロイド抗炎症薬（non-steroidal anti-inflammatory drugs：NSAIDs）

アラキドン酸からプロスタグランジンが合成される際の律速酵素であるシクロオキシゲナーゼを阻害することで、消炎・鎮痛効果を発揮する。これまでにイブプロフェンやインドメタシンなどを用いた試験があるが、EPCRC のガイドラインでは refractory cachexia には推奨されないとし、複合的な介入の一部分として有用である可能性があるとしている。

❹グレリン

主に胃から分泌される、成長ホルモン分泌促進ペプチドホルモンで、摂食を刺激する。迷走神経を介して胃の運動亢進、胃酸分泌にもかかわる。現在、ヒトグレリン様物質、グレリン受容体作動薬などの開発が進んでいるが、グレリンは腫瘍増殖因子として作用する可能性が示唆されている。国内では漢方薬である六君子湯がグレリンと関連付けられ臨床応用されており、食欲低下に対して有効性が示されている。

■運動療法

Pre-cachexia および cachexia に対しては、EPCRC のガイドラインでは、がん悪液質に対する運動療法が強い推奨とされている。Pre-cachexia、cachexia の場合、基本的には運動療法による抗炎症作用を期待して、持久性トレーニング、レジスタンストレーニングを実施する。悪液質に対する運動の効果は、①運動によって抗炎症性サイトカインが分泌され、炎症性サイトカインの働きを抑制、②抗炎症性サイトカインによって筋蛋白合成が増加、③運動によって男性ホルモンが分泌され、筋蛋白合成が増加、の3つのメカニズムが考えられている（図2）[14]。

Refractory cachexia に対しては、EPCRC のガイドラインでは、運動療法の有効性は不明とされている。Refractory cachexia では運動機能の改善を見込めないため、持久性トレーニング、レジスタンストレーニングともに禁忌である。QOL を低下させないために、負担にならない範囲で実施する。

おわりに

がん悪液質について述べた。がん悪液質はいまだ解明されていない点が多いが、定義やステージの国際的なコンセンサスが得られつつあり、今後、さらなるエビデンスの蓄積がなされることにより、明確なガイドラインにつながることが期待される。

1) 日本緩和医療学会 厚生労働科学研究 第3次癌総合戦略研究事業 QOL向上のための各種患者支援プログラムの開発研究班．終末期癌患者に対する輸液治療のガイドライン（第1版）：2007．
2) Fearon KC, Voss AC, Hustead DS ; Cancer Cachexia Study Group. Definition of cancer cachexia : effect of weight loss, reduced food intake, and systemic inflammation on functional status and prognosis. Am J Clin Nutr 2006 ; 83 : 1345-50.
3) Bozzetti F, Mariani L. Defining and classifying cancer cachexia : a proposal by the SCRINIO Working Group. JPEN J Parenter Enteral Nutr 2009 ; 33 : 361-7.
4) Evans WJ, Morley JE, Argilés J, et al. Cachexia : a new definition. Clin Nutr 2008 ; 27 : 793-9.
5) Fearon K, Strasser F, Anker SD, et al. Definition and classification of cancer cachexia : an international consensus. Lancet Oncol 2011 ; 12 : 489-95.
6) Medina RA, Owen GI. Glucose transporters : expression, regulation and cancer. Biol Res 2002 ; 35 : 9-26.
7) Yoshikawa T, Noguchi Y, Matsumoto A. Effects of tumor removal and body weight loss on insulin resistance in patients with cancer. Surgery 1994 ; 116 : 62-6.
8) Heber D, Byerly LO, Chlebowski RT. Metabolic abnormalities in the cancer patient. Cancer 1985 ; 55 : 225-9.
9) Parry-Billings M, Leighton B, Dimitriads GD, et al. The effect of tumour bearing on skeletal muscle glutamine metabolism. Int J Biochem 1991 ; 23 : 933-7.
10) Esper DH, Harb WA. The cancer cachexia syndrome : a review of metabolic and clinical manifestations. Nutr Clin Pract 2005 ; 20 : 369-76.
11) Laviano A, Meguid MM, Rossi-Fanelli F. Cancer anorexia : clinical implications, pathogenesis, and therapeutic strategies. Lancet Oncol 2003 ; 4 : 686-94.
12) Muscaritoli M, Anker SD, Argilés J, et al. Consensus definition of sarcopenia, cachexia and pre-cachexia : joint document elaborated by Special Interest Groups (SIG) "cachexia-anorexia in chronic wasting diseases" and "nutrition in geriatrics". Clin Nutr 2010 ; 29 : 154-9.
13) Barber MD, Ross JA, Voss AC, et al. The effect of an oral nutritional supplement enriched with fish oil on weight-loss in patients with pancreatic cancer. Br J Cancer 1999 ; 81 : 80-6.
14) Battaglini CL, Hackney AC, Goodwin ML. Cancer cachexia : muscle physiology and exercise training. Cancers 2012 ; 4 : 1247-51.

*　　　*　　　*

Part 3 病態別 低栄養マネジメント【慢性疾患】

神経疾患

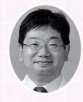

片多史明
Katada, Fumiaki
亀田総合病院　神経内科

Keyword　神経疾患，パーキンソン病，筋萎縮性側索硬化症，内視鏡下胃瘻造設，嚥下障害

神経疾患にはどのようなものがあるか

　神経系は，脳，脊髄などの中枢神経と，運動神経，感覚神経，自律神経などの末梢神経から構成される．神経系は外部からの情報を統合，処理し，身体機能を制御する重要な役割を担っており，これが異常をきたすのが神経疾患である．神経疾患の原因は，血管障害，中毒，代謝，感染，脱髄，炎症，自己免疫，神経変性など多岐にわたる．また，障害された神経の部位により，出現する症状もさまざまである．

　神経変性疾患と呼ばれる，緩徐に発症し，長い時間経過である特定の神経細胞群が徐々に変性していく疾患では，適切な栄養管理を行えるかどうかが，疾患の進行や予後と密接に関連する[1]．代表的な神経変性疾患を表に示す．

　本項では，臨床栄養サポートを行ううえで比較的多く遭遇する，パーキンソン病，筋萎縮性側索硬化症の栄養管理のポイントについて，それぞれ症例をあげながら解説する．

表　代表的な神経変性疾患

- パーキンソニズム（振戦，筋強剛，無動）を主症状とするもの
  ➡パーキンソン病，多系統萎縮症（MSA-P），進行性核上性麻痺
- 運動ニューロンの変性・脱落によるもの
  ➡筋萎縮性側索硬化症
- 認知機能低下を主症状とするもの
  ➡アルツハイマー病，びまん性レビー小体病，前頭側頭型認知症
- 不随意運動を主症状とするもの
  ➡ハンチントン病
- 小脳性運動失調を主症状とするもの
  ➡多系統萎縮症（MSA-C），脊髄小脳変性症

パーキンソン病の栄養管理

症例1：78歳女性
● 主訴

動けなくなった．

● 現病歴

　68歳時に左手の安静時振戦を自覚．近医神経内科を受診し，パーキンソン病と診断された．内服治療の効果により ADL は自立を維持，通常の形態の食事を箸で摂取していた．体重は

54 kg（身長 160 cm）前後で推移していたが，2 年前から徐々に減少傾向であった．食事時のむせはないが，1 年ほど前から風邪で熱を出すことが増えた．

2 カ月前までは杖で歩行していた．体重は 48 kg．食事はスプーンを使用し，全粥軟菜形態のものを自己摂取していた．1 カ月前に，歩行時の足のすくみが目立つため，近医でパーキンソン病の内服薬を追加された．同じ時期より食欲が低下，日中もベッドで臥床していることが多くなった．2 日前より 38℃台の発熱あり．食事，飲水ができず，内服薬も服用できず，動けなくなったため，夫が救急車を要請し救急搬送された．

● 既往歴
・誤嚥性肺炎で入院（1 年前）
・慢性便秘症

● バイタルサイン
・血圧：120/60 mmHg
・心拍数：70 回/分
・体温：38.8℃
・SpO_2 93％（酸素 5 L マスクで投与下）

● 身体所見
・入院時体重：44 kg
・意識レベル：JCS Ⅱ-10
・口腔内：乾燥
・呼吸音：両肺に coarse crackles（水泡音）を聴取
・仙骨部にⅢ度の褥瘡あり
・両下肢に浮腫あり

病態

パーキンソン病では，中脳黒質の神経細胞が減少し，神経伝達物質であるドパミンの産生低下が起きる．ドパミンの産生低下は，錐体外路系と呼ばれる運動調整経路の異常を引き起こす．代表的な症状に，じっとしているときの手足のふるえ（安静時振戦），表情が硬くなる・関節の動きがこわばる（筋強剛），動作が緩慢で，歩行が小刻みになる（無動），転びやすくなる（姿勢反射障害）などがある．安静時振戦，筋強剛，無動，姿勢反射障害は，パーキンソン病の 4 主徴と呼ばれる．

パーキンソン病が進行すると，運動症状の日内変動，ジスキネジア，認知機能の低下，起立性低血圧，精神症状などが出現する[2]．嚥下障害は早い時期から存在するが，むせをともなわない不顕性誤嚥が多いため，患者や家族は誤嚥を認識していないことが多い．

また，パーキンソン病の運動症状が出現する前から，便秘，レム睡眠行動障害，嗅覚障害，うつなどの非運動症状が出現することも明らかになっている[2]．

治療

パーキンソン病の治療には，レボドパ製剤，ドパミン受容体作動薬，ドパミン放出促進薬，抗コリン薬などの内服薬が用いられる．また，最近ではドパミン受容体作動薬の貼付薬，レボドパ製剤のジェル状薬剤（胃瘻から十二指腸へ持続投与）など，多様な剤形が利用可能になっている．外科的に脳内に深部電極を留置し，電気刺激を行うことで神経活動を制御する，脳深部刺激療法が行われることもある．これらの治療法の発達により，パーキンソン病の予後は飛躍的に改善している．

栄養管理のポイント

❶嚥下障害への適切な対応が予後を左右する

パーキンソン病患者の死亡原因でもっとも多いのは肺炎である．パーキンソン病患者の嚥下

障害は，前述のように不顕性誤嚥が多いため，医療従事者側が存在を疑って積極的に病歴聴取を行わなければ，見過ごされることが多い．嚥下スクリーニングのための質問表であるEAT-10（図1）が，パーキンソン病患者の嚥下障害スクリーニングに有効という報告がある[3]．食後の咳嗽の増加，発熱回数の増加，意図しない体重減少などが出現した場合は，不顕性誤嚥を疑い，嚥下造影検査などの嚥下機能評価をすみやかに行うことが重要である．

パーキンソン病の嚥下障害は，錐体外路徴候，姿勢異常，咽喉頭の感覚障害[4]，食道入口部の開大障害など，さまざまな要因が組み合わされて起こる．また，嚥下障害によりパーキンソン病治療薬の内服が困難になると，不十分な内服により運動症状が悪化し，さらに嚥下障害が増悪するという悪循環に陥ることも多い．「内服薬が飲み込みにくい」と患者が訴える背景に，嚥下障害が隠れていることもある．

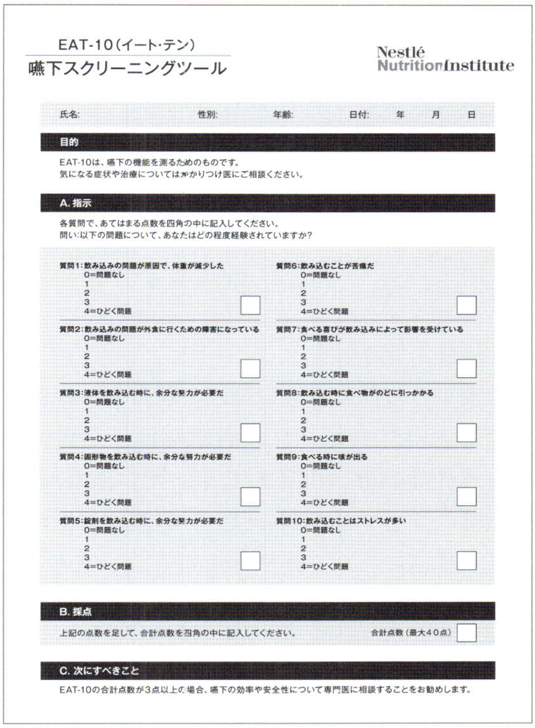
EAT-10（イート・テン）
嚥下スクリーニングツール

Nestlé Nutrition Institute

氏名:　性別:　年齢:　日付:　年　月　日

目的

EAT-10は、嚥下の機能を測るためのものです。
気になる症状や治療についてはかかりつけ医にご相談ください。

A. 指示

各質問で、あてはまる点数を四角の中に記入してください。
問い:以下の問題について、あなたはどの程度経験されていますか?

質問1:飲み込みの問題が原因で、体重が減少した
0=問題なし
1
2
3
4=ひどく問題

質問2:飲み込みの問題が外食に行くための障害になっている
0=問題なし
1
2
3
4=ひどく問題

質問3:液体を飲み込む時に、余分な努力が必要だ
0=問題なし
1
2
3
4=ひどく問題

質問4:固形物を飲み込む時に、余分な努力が必要だ
0=問題なし
1
2
3
4=ひどく問題

質問5:錠剤を飲み込む時に、余分な努力が必要だ
0=問題なし
1
2
3
4=ひどく問題

質問6:飲み込むことが苦痛だ
0=問題なし
1
2
3
4=ひどく問題

質問7:食べる喜びが飲み込みによって影響を受けている
0=問題なし
1
2
3
4=ひどく問題

質問8:飲み込む時に食べ物がのどに引っかかる
0=問題なし
1
2
3
4=ひどく問題

質問9:食べる時に咳が出る
0=問題なし
1
2
3
4=ひどく問題

質問10:飲み込むことはストレスが多い
0=問題なし
1
2
3
4=ひどく問題

B. 採点

上記の点数を足して、合計点数を四角の中に記入してください。　合計点数（最大40点）

C. 次にすべきこと

EAT-10の合計点数が3点以上の場合、嚥下の効率や安全性について専門医に相談することをお勧めします。

図1　EAT-10
（ネスレヘルスサイエンス．https://www.nestlehealthscience.jp/inform/tool より）

❷パーキンソン病患者の急激な食欲低下をみたら，排便状況，内服薬の変更歴をチェックする

パーキンソン病患者では，便秘を合併することが多い．これは，疾患自体による胃腸管運動の低下，自律神経機能障害，水分摂取不足，パーキンソン病治療薬の副作用（とくに抗コリン薬）などが関連している．排便状況を確認し，必要に応じて飲水指導，食物繊維の摂取推奨に加え，緩下剤の投与を行う．

パーキンソン病治療薬には，悪心・嘔吐の副作用があるものが多い．そのため，パーキンソン病患者が急激な食欲低下をきたした場合，パーキンソン病治療薬を最近，追加・変更したかどうかの薬歴確認が重要である．パーキンソン病治療薬の追加・変更歴がある場合は，症状に応じて，内服調整，ドンペリドンなどの制吐剤の投与を行う．症状が重篤な場合は，短期的に末梢静脈栄養を必要とする場合もある．

症例1の栄養管理上の注意点

- パーキンソン病患者の体重が減少してきたときには，嚥下機能を必ず確認する．
- 嚥下機能の確認は，むせがないことを患者や家族に確認するだけでは不十分である．
- 不顕性の誤嚥を起こしている場合，食後の咳嗽増加，発熱回数の増加（患者や家族は“風邪”と訴える場合もある）として表れることもある．
- 急激な食欲低下は，パーキンソン病治療薬の追加・変更が原因の可能性がある．
- パーキンソン病患者にとって，食べられないことは，栄養を摂取できないだけでなく，運

動機能を維持するために必要なパーキンソン病治療薬の内服ができないことを意味する．経鼻胃管からの薬剤投与，点滴薬・貼付薬の併用，必要に応じて胃瘻造設を行う．
- 水分摂取を怠ると，脱水により悪性症候群を誘発する危険が高くなるため，とくに留意する．

■症例1の経過

末梢からの細胞外液の補液と並行し，経鼻胃管を挿入，パーキンソン病薬の投与を再開した．悪性症候群は併発しなかった．Refeeding 症候群に気をつけながら徐々に経腸栄養を漸増した．長期にわたる経鼻胃管の留置が見込まれたため，内視鏡下胃瘻造設術を実施．4カ月間の胃瘻からの経腸栄養と嚥下リハビリテーションを経て，経口摂取可能となり，褥瘡は治癒し，退院した．退院後の嚥下機能も安定しており，退院半年後に胃瘻を抜去した．

筋萎縮性側索硬化症の栄養管理

■症例2：62歳男性

●主訴
なし（検査目的の入院）

●現病歴
59歳時に右手で細かい作業ができなくなった．半年ほど様子をみていたが，右手に力が入らなくなり，歩いていて右足がつまずくことも増えたため，近医を受診．神経内科に紹介され，診察・筋電図検査の結果，筋萎縮性側索硬化症と診断された．食事は常食をスプーンで摂取．体重は75 kg（身長170 cm），呼吸機能検査では1秒率（FEV1.0％）96％であった．
リルゾール内服を開始し，定期的に外来通院を行っていた．発症から3年が経過し，四肢の筋力は徐々に低下，体重は1年に2〜3 kgのペースで減少し，現在は67 kgである．食事は介助で摂取しているが，食事中に息が切れるようになり，1日の摂取栄養量は1,400 kcal 程度である．
今回は，症状進行のチェックと，身体機能低下に合わせた自宅療養環境の調整目的で入院した．呼吸機能検査を再検したところ，FEV 1.0 ％は55％に低下していた．今後の治療方針について医師から説明を受け，気管切開・人工呼吸器装着は希望しないが，マスク装着で呼吸補助を行う非侵襲的陽圧換気療法（NPPV）までは行いたいと考えている．最近は食事に30分以上かかるようになったが，胃瘻造設についてはまだ考えていない．

●既往歴
- 頸椎捻挫（25歳時）
- 腹部手術既往なし

●バイタルサイン
- 血圧：130/65 mmHg
- 心拍数：68回/分
- 体温：36.2℃
- SpO_2：94％（室内気）

●身体所見
- 入院時体重：67 kg
- 意識レベル：清明
- 舌萎縮あり
- 呼吸音：清
- 四肢の筋萎縮目立つ
- 両前腕で筋線維束攣縮あり

■病態と治療

筋萎縮性側索硬化症は，進行性の神経変性疾患である．随意筋を支配する運動神経細胞（上

位運動ニューロン，下位運動ニューロン）が変性，脱落する．病因，治療に関する研究は進んでいるが，いまだに根本的な治療法はない．そのため，できるだけ病状の進行を遅らせ，予測される障害に遅滞なく対処することが治療の主体となる．発症は40～50歳代が多い．顔面，四肢，呼吸筋などの筋萎縮と筋力低下が年単位で徐々に進行する．症状の進行を抑えるため，リルゾール内服，エダラボン点滴が行われることもある．

球麻痺による嚥下障害が出現した場合は，胃瘻造設が必要となる．唾液や口腔内分泌物の誤嚥がみられるようであれば，気管切開術，喉頭閉鎖術，喉頭全摘出術のいずれかを検討する．呼吸筋麻痺による換気不全のため，非侵襲的陽圧換気，もしくは人工呼吸器装着が選択される場合もある．

■栄養管理のポイント

❶栄養状態の悪化は，生命予後や合併症発症と密接に関連する

筋萎縮性側索硬化症の患者にとって，栄養状態の悪化は，生命予後や合併症発症と密接に関連する[1]．栄養状態悪化の原因は，一つは嚥下機能の低下，便秘，抑うつ傾向などで十分に食べられないことであり，もう一つは呼吸回数や呼吸努力の増加，呼吸器感染症の併発で通常よりも多くの栄養量を必要とすることである．不十分な栄養摂取が続くと，低栄養による筋肉量減少が進み，四肢や呼吸筋の筋力低下が急速に進行する．

❷窒息に注意する

経口摂取が可能な時期には，窒息を起こさないよう，食形態に注意する．ばらばらになりやすいものは嚥下しにくいため，ゼラチンや増粘剤などでまとまりやすい形態にする．水のように咽頭通過速度が速いものも誤嚥しやすいため，とろみを付ける．干し海苔，わかめ，菜っ葉などは，咽頭壁に付着し誤嚥の原因となるため，できるだけ避ける[5]．

❸胃瘻造設のタイミングを逃さない

筋萎縮性側索硬化症の栄養管理でもっとも重要なのは，胃瘻造設のタイミングを逃さないことである．患者にとっての栄養摂取は，単なる身体機能維持ではなく，筋肉量減少をできるだけ遅らせるという重要な意義がある（「栄養＝薬」と言っても差し支えない）．症状進行にともない呼吸機能が低下すると，内視鏡下胃瘻造設術の安全な実施が困難となる．図2に，米国神経学会の筋萎縮性側索硬化症の栄養管理アルゴリズムを示す[6]．このアルゴリズムでは，努力性肺活量（FVC）が予測値の50％以上残存する時点での造設が比較的安全としている．

❹人工呼吸器装着後の過栄養に注意する

人工呼吸器装着後，呼吸状態が安定している場合は，四肢の筋萎縮の進行にともない，必要栄養量は徐々に減少する[7]．この場合の必要栄養量は，予測式で推算される数値よりもかなり低くなる．呼吸器装着後の筋萎縮性側索硬化症患者が肥満傾向になった場合には，過栄養の可能性を念頭に置き，投与栄養量を再検討する．

■症例2の栄養管理上の注意点

・食事時間が長くなる，食事中に疲れてしまい休憩する，なども，内視鏡下胃瘻造設術の検討が必要な徴候である[6]．定期外来時には必ず毎回体重を確認する．体重減少速度が速くなった場合は，胃瘻造設を考慮する．患者に胃瘻造設の必要性を説明する場合は，適切な栄養量を摂取することが筋萎縮の進行を抑制することも，きちんと説明する．

神経疾患

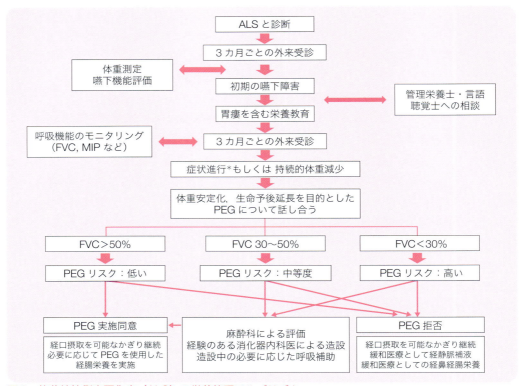

図2 筋萎縮性側索硬化症（ALS）の栄養管理アルゴリズム
*：食事時間が長くなる，疲れて食事を途中でやめる，経口摂取量減少による体重減少速度の加速，経口摂取困難に対する家族の不安．
FVC：努力性肺活量，MIP：最大吸気圧，PEG：経皮内視鏡的胃瘻造設術．
(Miller RG, et al. Neurology 2009；73：1218-26[6])より）

・本症例のように，患者によっては経口摂取がある程度可能な段階で，先に呼吸機能が低下することがある．呼吸機能の低下により，安全な内視鏡下胃瘻造設術の実施が困難となるため，このような場合は，経口摂取がその時点で可能であっても，FEV 1.0%が50％以上残存するうちに，胃瘻造設を実施する．

■症例2の経過

患者，家族に胃瘻造設の必要性について説明し，内視鏡下胃瘻造設術を実施した．経口摂取に加え，胃瘻からの補助的な経腸栄養を実施していたが，造設1年後には非侵襲的陽圧換気が開始された．その後3年間，非侵襲的陽圧換気による呼吸管理，胃瘻からの経腸栄養による栄養管理で在宅療養を続けていたが，肺炎を発症し入院，死亡した．死亡直前まで意識は清明で，文字盤を使用したコミュニケーションが可能であった．もし胃瘻造設を行わなければ，非侵襲的陽圧換気の開始時期や死亡時期は，さらに早まったと思われた．

文献

1) Chiò A, Logroscino G, Hardiman O, et al. Prognostic factors in ALS : A critical review. Amyotroph Lateral Scler 2009 ; 10 : 310-23.
2) Kalia LV, Lang AE. Parkinson's disease. Lancet 2015 ; 386 : 896-912.
3) 若林秀隆, 栢下 淳. 摂食嚥下障害スクリーニング質問紙票 EAT-10 の日本語版作成と信頼性・妥当性の検証. 静脈経腸栄養 2014 ; 29 : 871-6.
4) Mu L, Sobotka S, Chen J, et al. Parkinson disease affects peripheral sensory nerves in the pharynx. J Neuropathol Exp Neurol 2013 ; 72 : 614-23.
5) 市原典子, 橋本龍幸, 下岡あずさ. ALS における嚥下障害の特徴と食事援助法. 神経内科 2003 ; 58 : 285-94.
6) Miller RG, Jackson CE, Kasarskis EJ, et al. Practice parameter update : the care of the patient with amyotrophic lateral sclerosis : drug, nutritional, and respiratory therapies (an evidence-based review) : report of the Quality Standards Subcommittee of the American Academy of Neurology. Neurology 2009 ; 73 : 1218-26.
7) 清水俊夫, 林 秀明, 田邊 等. 呼吸器補助・経管栄養下の ALS 患者の必要エネルギー量の検討. 臨床神経学 1991 ; 31 : 255-9.

*　　　*　　　*

Part 3 病態別 低栄養マネジメント【慢性疾患】

認知症の人の食生活をチームで支えるために

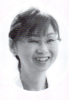

田中志子
Tanaka, Yukiko

医療法人大誠会　内田病院（理事長）

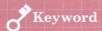　認知症，在宅ケア，在宅栄養

在宅栄養の背景と課題

　高齢者の低栄養についてはすでに問題視され，施設で生活する高齢者の低栄養が多いということがわかり，それを改善するために2005年から栄養ケア・マネジメントという体制加算が算定できるようになった[1]．

　しかしながら，在宅での高齢者の栄養についてはほとんど言及されていない．現在は，小規模多機能型介護支援事業所などが増え，朝夕の食事を配達しながら安否確認を行うこともみられるようになったものの，多くの自治体では，いまだに昼の配食が主体である．

　また，訪問栄養食事指導という制度があるが，医師の指示のもとに実施され，対象疾患が限られており，あくまでも栄養と調理の相談業務であり，まだまだ活動の広がりも少ない．一方で，利用できる介護サービスは利用限度が決まっており，食事だけにサービスを投入するわけにはいかない．要支援者，軽度要介護者であれば利用できる介護量は少ないが，軽度の認知症患者は自分で食事の準備ができない人も多い．食事は毎日のことであり，入浴のように一日1回で済むわけではないので，非常に重大な課題である．

食べているという思い込み

　独居や老老世帯でも，生活ができているように見えると「食べているはず，食べているもの」と思われ，なかなか目が行き届かない現実がある．こういった認知症の患者が，自宅で確実にバランスのよい食事を食べ続けるための具体的，標準的な方策はない．日常生活動作（activity of daily living：ADL），立つ，座る，歩くなどの基本的な動作と比較して見落とされがちな手段的日常生活動作（instrumental activity of daily living：IADL）の障害を確認するために，訪問診療をはじめ訪問系サービスの提供者は冷蔵庫の中を見る必要がある．外来診療だけでは想像もできない，在宅高齢者の食生活の乏しさがみられる．

事例紹介

　図1に，独居の認知症の女性患者3名の冷蔵庫の中の写真を示す．

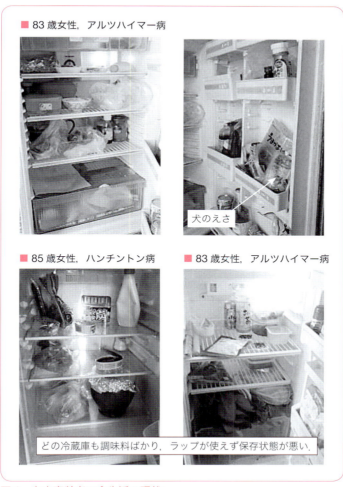

図1 在宅高齢者の食生活の現状
独居の認知症女性患者3名の冷蔵庫の中の写真．

以下のような状況が現場の真実である．
- 古い昔のことは覚えているが新しい記憶がなくなることが多いため，近年普及したラップ材の使い方がわからなくなり，食べ残したご飯やおかずにラップをかけることができない．
- 冷蔵庫の中で食品の水分は除湿されて乾いてしまい，保存状態が悪く，見ただけでは古いものか新しいものかもわからなくなる．
- 肉，魚といった動物性たんぱく質を含む食材は傷みやすいため購入されないのか，あるいは購入する習慣が減るのかわからないが，すぐに食べられる状態のものが少ない．
- 調味料ばかりが置いてある．あるアルツハイマー病の女性は，犬のえさはつくれるが自分の食事をつくることがわからなくなっていた．
- 同じものばかり購入され栄養のバランスが悪い．別のアルツハイマー病の女性は，病状の進行にともない訪問介護員がつくった食事を保管していた場所がわからなくなり，探し出すことができなくなっていた．

栄養にかかわるチームができること

在宅の栄養

訪問介護などの介護サービスが入っているからといって，必ずしもしっかりと食事がとれているとはかぎらない．簡単な栄養指標の一つである体重は，継続的な測定が重要で，簡単かつ信頼性が高い．急激な体重増加があれば，高齢者に多い浮腫などもすぐに疑うことができる．体重計に乗るには体幹バランスが必要であり，また，体重計の数字が老視によって見えにくいことから，自宅で体重計に乗れない高齢者も多い．月々の診療のつど，体重測定を組み入れることで，高齢者の疾患を見つけることもできる．要介護認定が済んでいれば担当ケアマネジャーとの連携が大切であり，また，要介護認定はされていないが明らかに何らかの支援が必要な軽度認知機能障害など，認知症予備軍の患者を見落とさないようにすること，そのためには本人はもちろんのこと，別に家族やケア者の話を聞き取ることが肝要である．

病院や施設の栄養

認知症予防は，生活習慣病（高血圧，糖尿病など）予防であり，食塩のとり過ぎを防ぐことが重要である．しかしながら，高齢になると食べる量そのものが減るので，十分に食べられない人が減塩食を食べ続けると，結果的に必要なナトリウム量が摂取できず，低ナトリウム血症を発症することもあるので，食塩制限食が提供できる施設では注意が必要である．また，コレステロールを大量に摂取していると，認知症の原因になる動脈硬化や脳梗塞を招くリスクが高くなる．とはいえ，高齢になり予防する期間よりも終末までの期間が短くなれば，食べられるものを食べるというシンプルな選択でよい．

低栄養を防いでおいしく食べるコツ

一方で，食べることを忘れている人たちに，低栄養を防いで食べ物を安全においしく食べることができるように，「その人」の認知症の進行に合わせた食事形態での食事の提供を考える必要がある．

大切なことは，

① バランスのよい食事（単一食材にならないようにする）
② 1日3食にこだわらない（回数を増やす）
③ 水分不足に注意（脱水症状を防ぐこと）
④ 症状に合わせた食べやすい食形態（咀嚼，嚥下状態に合わせる）
⑤ 胃腸への負担が少ない（消化時間が早いもの）
⑥ 貧血を防ぐ（鉄分，亜鉛，葉酸などを積極的にとる）

認知症と診断された方以外でも，高齢者の多くは脱水傾向にあるといわれている．脱水がひどくなると意識障害に陥る．意識レベルが低下することで，認知機能に影響が及び，認知症が悪化してしまうケースや認知症と診断されることもある．したがって，脱水は認知症の鑑別診断の一つでもある．また，冬場の時期も，不感蒸泄や嘔吐・下痢などもあり，脱水状態になる高齢者が少なくない．一年を通じて，体の大きさにもよるが，1日に1,200～1,500 mL程度の水分補給が必要である．しかし，かつて筆者らが行った調査によれば，施設で生活する高齢者の摂取水分量は，一日当たり平均して，わずか881.1±263.8 mLであった．積極的に飲水を励行したところ，その量は1146.4±365.2 mLにまで増量することができた[2]．

栄養価だけでなく食べ方に注意する

①食材が均一になることで食べやすくなる
②油脂を使用することで，食材の水分を保つ
③口腔内にて一塊になっていること，刻み食のように口腔内にてばらけてしまわないこと
④食材・水分の調理方法を変えることでパサつきを抑える
⑤野菜など繊維を垂直に切ることで噛み切りやすくなる
⑥食材に切り込みを入れることで噛み切りやすくなる
⑦圧力をかけて調理することで，舌と上顎でつぶしやすくなる
⑧缶詰を利用する，炊飯器調理，圧力鍋調理を行う
⑨適度なとろみを付ける，ゲル剤を使用して一塊にしやすくする

どんなに栄養価の優れた食品や抗酸化食品であっても，「その人」に合った食事形態でないと，食べることができない．咀嚼力，嚥下力に合わせた食事形態で食べることが重要である．

認知症疾患医療センター大誠会内田病院グループの取り組み

認知症になると，先行期の能力が低下するため，食事としての認識ができるかどうか，食事をする気持ちになっているかどうか，食事をするときに嫌なことが周りで起こっていないかどうか，などへの配慮が重要となる．なぜならば，気持ちが不穏になることで，食事どころではなくなってしまうからである．

嚥下障害や食欲不振になる疾患がなかったとしても，認知症のBPSD（behavioral and psy-chological symptoms of dementia）が生じてしまうと，しっかりと食事をとることができなくなってしまう．在宅でも施設でも，このBPSDを起こさずに，楽しく食事がとれる環境をつくることが大切である．

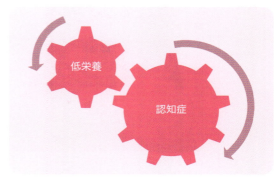

図2　低栄養と認知症は相互にかかわる

このように，認知症によって低栄養のリスクが高まる（図2）．そこで，食事を全人的にケアしている当グループの食事のラインナップを紹介したい．

大誠会グループの食事形態は，常食，ソフト食①・②，嚥下食を提供しており，以下にそれぞれについて説明する（図3）．

■常食

高齢者向けの一般的な食事

食材例
・一般的に使用する肉，魚，大豆製品
・野菜は生野菜なども使用する

■ソフト食①・②

・食物を舌と上顎にてつぶすことができる形態
・口腔内で食品がばらけることなく，また，パサつく食品は使用しない
・刻み食ではなく一口大
・野菜などは皮をむき，繊維を垂直に薄切りにすること．重曹を使用してやわらかく下処理

認知症の人の食生活をチームで支えるために

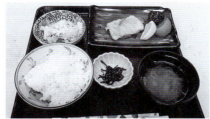
■常食
かじきまぐろのバター醤油，マリネ（生野菜），昆布の佃煮，米飯，野菜スープ

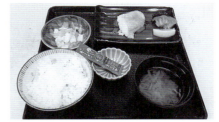
■ソフト食①
かれいのバター醤油，マリネ（茹で野菜），のり佃煮，米飯，野菜スープ

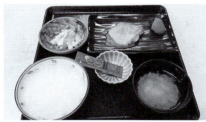
■ソフト食②
かれいのバター醤油，マリネ（茹で野菜），のり佃煮，全粥，野菜スープ

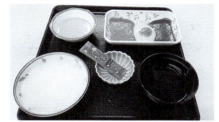
■嚥下食
かれい，ほうれんそう，トマト盛り合わせ，いかの煮物，のり佃煮，粥ゼリー，具なしとろみスープ

図3　大誠会グループの食事形態（メニューの一例）

した形態
・常食と見た目を変化させることなく，食感がやわらかく噛み切りやすい調理形態を用いる

食材例
・肉：豚薄切り肉，牛薄切り肉，鶏ももミンチ肉（皮なし）
・魚：白身魚（かれいなど，皮なし骨とり）
・豆腐：絹ごし豆腐など
・野菜：上記のように処理をする

調理方法
ソフト食①
・豚肉，牛肉はしゃぶしゃぶ用の薄切り肉を使用する
・揚げ物は衣をしっとりさせる
・焼き魚は白身魚を使用，煮魚は常食と同じ魚を使用する

ソフト食②
・肉類はミンチ肉を使用し，つくね状にして使用する
・魚はすべて白身魚を使用する
・揚げ物はあんかけ状にして，衣はやわらかくする

■嚥下食（ミキサー固形）
・舌で押しつぶしができるやわらかさ
・水分を適度に含む
・まとまりがよく適度な粘性があり，食材が均一的で，咽頭通過時に咽頭の形に変化しやすく調理をした食物
・なめらかでのど越しのよいもの

食材例

- 肉類はミンチ肉を使用．ブレンダーにて攪拌し，ペースト状にて使用しゲル化させる
- 魚類は常食と同じ食材を使用．ブレンダーにて攪拌し，ペースト状にて使用しゲル化させる
- 野菜類はソフト食と同様の食材を使用．ブレンダーにて攪拌し，ペースト状にて使用しゲル化させる

■学会分類2013との対応

日本摂食嚥下リハビリテーション学会嚥下調整食分類2013（図4）との対応は，以下のとおりである．

- コード1j──嚥下食（ミキサー固形）：均質で，付着性，凝集性，硬さに配慮したゲル状，プリン状，ムース状．たんぱく質を含有し，多少のざらつきがある
- コード3──ソフト食②：形はあるが，押しつぶし，食塊形成，移送が容易で，ばらけない．多量の離水がない

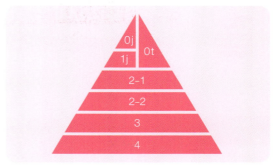

図4　学会分類2013のコード

- コード4──ソフト食①：硬さがなく，ばらけにくく，粘り付きの少ないもの．箸・スプーンで切る，つぶすことができる

■おわりに

いくつかの実践例を示してきたが，大切なことは，なぜ栄養がとれないのか，どうすればとれるようになるのかを個別に掘り下げてアセスメントし，対策を本人の希望に添って実行していくということである．

 文献

1) 田中志子．地域連携パス　認知症．In：岡田晋吾，編．スーパー総合医　地域医療連携・多職種連携：中山書店；2015．p88-94．
2) Tanaka Y, Nagata K, Tanaka T, et al. Can an individualized and comprehensive care strategy improve urinary incontinence (UI) among nursing home residents? Arch Gerontol Geriatr 2009；49：278-83．

栄養ケアプロセス（NCP）の実践ポイント
―低栄養患者を例に

片桐義範
Katagiri, Yoshinori

福岡女子大学国際文理学部
食・健康学科

栄養状態の判定（栄養診断），栄養診断の用語とコード，PES方式による記載，PESと栄養介入計画のリンク

栄養ケアプロセスの概略

日常の診療において医師から管理栄養士へ栄養介入を依頼される患者は，入院時の栄養スクリーニングにおいて「栄養状態に問題あり」と判断された患者や，入院や外来の治療過程において栄養状態に問題が生じた患者が対象となる．

栄養介入においては，まず，栄養アセスメントを実施し，国や学会・研究会が示している有効で信頼性のある評価指標を用いて，必要栄養素量を算出し，食物や栄養素の摂取量や補給量および栄養補給ルートなどの食物・栄養に関する基準値と比較し栄養素の過不足を評価し，体重や体重増減などの身体計測値と基準値の比較，各種検査データ測定値と基準値との比較，栄養に焦点をあてた身体所見，薬剤の副作用，過去の病歴である既往歴など栄養アセスメント項目を一つひとつ評価し，栄養素の過不足が生じている根本的な原因を探り栄養状態の判定（栄養診断）を行う．

しかし，患者のアセスメントデータを用いて導き出した栄養状態の判定（栄養診断）においては，栄養状態を明確に表現する統一した用語が定められていなかったため，管理栄養士が患者の栄養状態の問題点をそれぞれの用語で示すことも少なくなかった．

そこで，公益社団法人日本栄養士会では，国際標準化のための「栄養ケアプロセス」（Nutrition Care Process：NCP）を日本に導入し，栄養アセスメントで得られた，それぞれのデータや徴候・症状などから栄養状態を総合的に判定するための用語を統一した3つの領域，「NI（Nutrition Intake：摂取量）」，「NC（Nutrition Clinical：臨床栄養）」，「NB（Nutrition Behavioral/environmental：行動と生活環境）」からなる70項目の栄養診断コード（表1）[1]を用いて栄養状態を総合的に判定するシステムを導入している．

栄養ケアプロセスは，2012年に公益社団法人日本栄養士会が導入し『国際標準化のための栄養ケアプロセス用語マニュアル』としてまとめられたシステムで，「①栄養アセスメント」，「②栄養状態の判定（栄養診断）」，「③栄養介入」，「④栄養モニタリングと評価」の4つの過程で構成されている（図）[2]．

栄養アセスメントと栄養診断の関係は，栄養アセスメントは栄養状態の評価であり，栄養状態の判定（栄養診断）は栄養状態の総合的な判定という概念である．

現在，栄養管理の手順として栄養ケア・マネジメントが医療施設や介護施設など多くの施設で導入され広く普及している．栄養ケア・マネジメントと栄養ケアプロセスの過程に大きな違いはみられないが，栄養ケアプロセスでは，新たな概念として「栄養状態の判定（栄養診断）」のための用語が標準化されているという点と，栄養状態の判定（栄養診断）の根拠を示すためのPES方式による記載が明確化されている点，そして，PESで示した根拠に従って栄養介入計画が示されている点が大きなポイントである．

「PES」のPは（Problem or Nutrition Diagnosis Label：栄養問題や栄養診断コードの表示），E

表1 栄養診断の用語

NI（Nutrition Intake：摂取量）

「経口摂取や栄養補給法を通して摂取するエネルギー・栄養素・液体・生物活性物質にかかわることがら」と定義される．

NI-1	エネルギー出納	「実測または推定エネルギー出納の変動」と定義される．		
		NI-1.2	エネルギー消費の亢進	
		NI-1.4	エネルギー摂取量不足	
		NI-1.5	エネルギー摂取量過剰	
		NI-1.6	エネルギー摂取量不足の予測	
		NI-1.7	エネルギー摂取量過剰の予測	
		※NI-1.1，NI-1.3 はなし		
NI-2	経口・経静脈栄養素補給	「患者の摂取目標量と比較した実測または推定経口・非経口栄養素補給量」と定義される．		
		NI-2.1	経口摂取量不足	
		NI-2.2	経口摂取量過剰	
		NI-2.3	経腸栄養投与不足	
		NI-2.4	経腸栄養投与過剰	
		NI-2.5	最適に満たない経腸栄養量	
		NI-2.6	経静脈栄養量不足	
		NI-2.7	経静脈栄養量過剰	
		NI-2.8	最適に満たない経静脈栄養量	
		NI-2.9	限られた食物摂取	
NI-3	水分摂取	「患者の摂取目標量と比較した，実測または推定水分摂取量」と定義される．		
		NI-3.1	水分摂取不足	
		NI-3.2	水分過剰摂取	
NI-4	生物活性物質	「単一または複数の機能的食物成分，含有物，栄養補助食品，アルコールを含む生理活性物質の実測または推定摂取量」と定義される．		
		NI-4.1	生物活性物質摂取不足	
		NI-4.2	生物活性物質過剰摂取	
		NI-4.3	アルコール過剰摂取	
NI-5	栄養素	「適切量と比較した，ある栄養素群または単一栄養素の実測または推定摂取量」と定義される．		
		NI-5.1	栄養素必要量の増大	
		NI-5.2	栄養失調	
		NI-5.3	たんぱく質・エネルギー摂取不足	
		NI-5.4	栄養素必要量の減少	
		NI-5.5	栄養素摂取のインバランス	
		NI-5.6	脂質とコレステロール	NI-5.6.1	脂質摂取不足
				NI-5.6.2	脂質過剰摂取
				NI-5.6.3	脂質の不適切な摂取
		NI-5.7	たんぱく質	NI-5.7.1	たんぱく質摂取不足
				NI-5.7.2	たんぱく質過剰摂取
				NI-5.7.3	たんぱく質やアミノ酸の不適切な摂取
		NI-5.8	炭水化物と食物繊維	NI-5.8.1	炭水化物摂取不足
				NI-5.8.2	炭水化物過剰摂取
				NI-5.8.3	炭水化物の不適切な摂取
				NI-5.8.4	不規則な炭水化物摂取
				NI-5.8.5	食物繊維摂取不足
				NI-5.8.6	食物繊維過剰摂取
		NI-5.9	ビタミン	NI-5.9.1	ビタミン摂取不足 ①ビタミン A，②ビタミン C，③ビタミン D，④ビタミン E，⑤ビタミン K，⑥チアミン（ビタミン B_1），⑦リボフラビン（ビタミン B_2），⑧ナイアシン，⑨葉酸，⑩ビタミン B_6，⑪ビタミン B_{12}，⑫その他
				NI-5.9.2	ビタミン過剰摂取 ①ビタミン A，②ビタミン C，③ビタミン D，④ビタミン E，⑤ビタミン K，⑥チアミン（ビタミン B_1），⑦リボフラビン（ビタミン B_2），⑧ナイアシン，⑨葉酸，⑩ビタミン B_6，⑪ビタミン B_{12}，⑫その他

次頁へつづく

栄養ケアプロセス（NCP）の実践ポイント―低栄養患者を例に

NI-5	栄養素	NI-5.10	ミネラル	NI-5.10.1	ミネラル摂取不足
					①カルシウム，②クロール，③鉄，④マグネシウム，⑤カリウム，⑥リン，⑦ナトリウム，⑧亜鉛，⑨その他
				NI-5.10.2	ミネラル過剰摂取
					①カルシウム，②クロール，③鉄，④マグネシウム，⑤カリウム，⑥リン，⑦ナトリウム，⑧亜鉛，⑨その他
		NI-5.11	すべての栄養素	NI-5.11.1	最適量に満たない栄養素摂取の予測
				NI-5.11.2	栄養素過剰摂取の予測

NC（Nutrition Clinical：臨床栄養）

「医学的または身体的状況に関連する栄養の所見・問題」と定義される．			
NC-1	機能的項目	「栄養要求を阻害・妨害したりする身体的または機械的機能の変化」と定義される．	
		NC-1.1	嚥下障害
		NC-1.2	噛み砕き・咀嚼障害
		NC-1.3	授乳困難
		NC-1.4	胃腸（GI）機能異常
NC-2	生化学的項目	「治療薬や外科療法による栄養素の代謝速度の変化あるいは検査値の変化で示されること」と定義される．	
		NC-2.1	栄養素代謝異常
		NC-2.2	栄養関連の臨床検査値異常
		NC-2.3	食物・薬剤の相互作用
		NC-2.4	食物・薬剤の相互作用の予測
NC-3	体重	「通常または理想体重と比較した，長期間にわたる体重あるいは体重変化」と定義される．	
		NC-3.1	低体重
		NC-3.2	意図しない体重減少
		NC-3.3	体重過多・病的肥満
		NC-3.4	意図しない体重増加

NB（Nutrition Behavioral/environmental：行動と生活環境）

「知識，態度，信念，物理的環境，食物の入手や食の安全に関連して認識される栄養所見・問題」と定義される．			
NB-1	知識と信念	「関連して観察・記録された実際の知識と信念」と定義される．	
		NB-1.1	食物・栄養に関連した知識不足
		NB-1.2	食物・栄養に関連した話題に対する誤った信念や態度（使用上の注意）
		NB-1.3	食生活・ライフスタイルの変更への心がまえ不足
		NB-1.4	セルフモニタリングの欠如
		NB-1.5	不規則な食事パターン
		NB-1.6	栄養に関連した提言に対する遵守の限界
		NB-1.7	不適切な食物選択
NB-2	身体の活動と機能	「報告・観察・記録された身体活動・セルフケア・食生活の質などの実際の問題点」と定義される．	
		NB-2.1	身体活動不足
		NB-2.2	身体活動過多
		NB-2.3	セルフケアの管理不能や熱意の不足
		NB-2.4	食物や食事を準備する能力の障害
		NB-2.5	栄養不良における生活の質（NQOL）
		NB-2.6	自発的摂食困難
NB-3	食の安全と入手	「食の安全や食物・水と栄養関連用品入手の現実問題」と定義される．	
		NB-3.1	安全でない食物の摂取
		NB-3.2	食物や水の供給の制約
		NB-3.3	栄養関連用品の入手困難

（公益社団法人日本栄養士会，監訳．国際標準化のための栄養ケアプロセス用語マニュアル：第一出版；2012[1]）より）

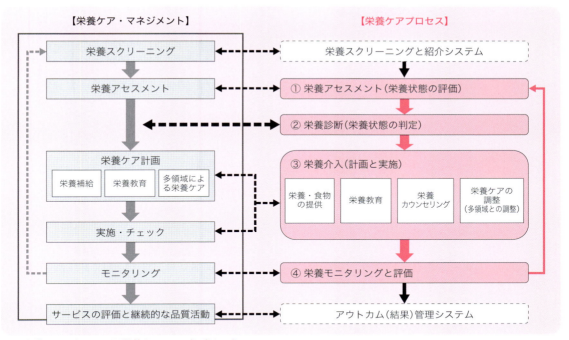

図　栄養ケアプロセスと栄養ケア・マネジメント

（片桐義範．栄養診断の考え方．日本栄養士会雑誌 2016；59：5：15-8[2]）より）

は（Etiology：栄養問題の原因 / 要因），S は（Sign/Symptoms：栄養診断を決定すべき栄養アセスメントデータ・徴候 / 症状）である．栄養状態の判定（栄養診断）は，栄養アセスメントに基づき「PES 報告」と呼ばれる文章表現を用いて，「S の根拠に基づき，E が原因となった（関係した），P である．」と簡潔な一文で記載する．

栄養ケアプロセスを用いて低栄養患者の症例を考えてみる

■患者情報
81 歳，男性，身長 155 cm，体重 41 kg，通常体重 47 kg（2 カ月前）

・病名
アルツハイマー型認知症

・処方
塩酸ドネペジル服用（アリセプト®）

・生化学検査
Alb 3.4 g/dL，空腹時血糖 90 mg/dL，AST 25 U/L，ALT 22 U/L，Cre 0.9 mg/dL，BUN 20 mg/dL，Na 145 mEq/L

・経過
2 年前にアルツハイマー型認知症と診断，認知症の中核症状である記憶障害，見当識障害，遂行機能障害が軽度にみられていたが，食欲は低下することなく生活していた．しかし，2 カ月前に嚥下機能低下による誤嚥性肺炎にて入院，薬物治療を中心とした治療により肺炎は治癒．その後，食事開始となったが，食欲低下が続き，体重減少が続いている．覚醒は日によって変動があり，多くの日は活気の低下が認められる．口腔内は乾燥傾向であり，ツルゴール軽度低下，尿量は減少傾向，体温 37.8℃ と微熱が続いている．

・食事摂取状況
目標エネルギー確保のため，現在，形態調整食（1,400 kcal，たんぱく質 55 g）を提供しているが，

栄養ケアプロセス（NCP）の実践ポイント―低栄養患者を例に

表2 栄養アセスメントの結果

項目	結果
食物/栄養関連の履歴	エネルギー摂取量は，食物摂取記録より約700 kcal/日を摂取しており，これは目標量1,400 kcal/日に対し50％の摂取量である．たんぱく質摂取量は約25 g/日を摂取しており，これは目標量55 g/日に対し45％の摂取量である．水分摂取量は，約700 mL/日（食事中水分＋経口）であるが，目標の水分摂取量（静脈経腸栄養ガイドライン 通常体重当たり30 mL/日を活用）1,400 mLの50％である．
身体計測	体重41 kg（2カ月で6 kgの減少，減少率12.8％と高度な体重減少），BMI 17.1 kg/m² （体格指数〔BMI〕判定基準は低体重である）
生化学データ，医学検査	血清アルブミン値は3.4 g/dLであり，基準値3.8〜5.2 g/dLより低値
栄養に焦点をあてた身体所見	覚醒変動あり，活気低下，口腔内乾燥，ツルゴール低下，尿量減少，微熱（37.8℃）継続，食べこぼしが多い，食事中に傾眠傾向，湿性嗄声

摂取量は5割程度，自力で摂取可能であるが食べこぼしが多い．食事中に傾眠傾向があり，湿性嗄声を認めるときもある．推定食事摂取量約700 kcal/日，たんぱく質摂取量25 g/日，水分摂取量700 mL程度．

■栄養アセスメント

栄養アセスメントの結果を表2に示す．

■栄養状態の判定

上記の栄養アセスメント結果を総合的に考え，栄養状態の判定（栄養診断）コードは，【NI-1.4 エネルギー摂取量不足】と【NI-3.1 水分摂取不足】と判定した．

・エネルギー摂取量不足と判定した根拠は？

エネルギー摂取量は約700 kcal/日であるが，推奨量1,400 kcal/日の50％，たんぱく質摂取量は約25 g/日であるが，推奨量55 g/日の45％である．体重は，2カ月で6 kg減少（減少率12.8％）と高度な体重減少が生じており，BMIは17.1 kg/m² と，体格指数（BMI）判定基準では低体重である．血清アルブミン値は3.4 g/dLと低値である．

・エネルギー摂取量不足の根本的な原因は？

アルツハイマー型認知症の症状進行による覚醒変動，活気の低下，食事中の傾眠傾向，食べこぼしが多くなっていることが考えられる．

・水分摂取不足と判定した根拠は？

水分摂取量は約700 mL/日であるが，目標の水分摂取量1,400 mLの50％，口腔内乾燥，ツルゴール低下，尿量減少，微熱（37.8℃）継続を認める．

・水分摂取不足の根本的な原因は？

嚥下機能低下が考えられる．

■栄養状態の判定の根拠を示したPES方式による記録（例）

（S）エネルギー摂取量50％，たんぱく質摂取量45％，2カ月体重減少率12.8％，BMI17.1 kg/m²，血清アルブミン値3.4 g/dLの根拠に基づき，（E）アルツハイマー型認知症の症状進行による覚醒変動，活気の低下，食事中の傾眠傾向，食べこぼしなどが原因となった，（P）エネルギー摂取量不足である．

（S）水分摂取量50％，口腔内乾燥，ツルゴール低下，尿量減少，微熱（37.8℃）継続の根拠に基づき，（E）嚥下機能低下が原因となった，（P）水分摂取不足である．

■PES方式と栄養介入・栄養モニタリングと評価のリンク

・エネルギー摂取量不足

P（Problem or Nutrition Diagnosis Label：栄養問題や栄養状態の判定〔栄養診断〕コード）は【NI-1.4 エネルギー摂取量不足】である．

E（Etiology：原因や要因）は，アルツハイマー

型認知症の症状進行による覚醒変動，活気の低下，食事中の傾眠傾向，食べこぼしによって自発的摂食が困難になっていることである．これにより，今後の栄養介入計画は現在の食事提供を継続するか否かを主治医と相談することになる．

S（Sign/Symptoms：栄養状態の判定〔栄養診断〕を決定すべき栄養アセスメント上のデータ）は，エネルギー摂取量 50％，たんぱく質摂取量 45％，2カ月体重減少率 12.8％，BMI 17.1 kg/m^2，血清アルブミン値 3.4 g/dL である．これにより，今後の栄養モニタリングや再評価の項目は，エネルギー摂取量，たんぱく質摂取量，体重減少，BMI，血清アルブミン値を経時的に観察することである．

・水分摂取不足

P（Problem or Nutrition Diagnosis Label：栄養問題や栄養状態の判定〔栄養診断〕コード）は【NI-3.1 水分摂取不足】である．

E（Etiology：原因や要因）は，嚥下機能低下である．今後の栄養介入方法は，静脈栄養補給法である電解質輸液（維持液 1/5～1/3 等張補液）による水分補給を主治医に相談することになる．

S（Sign/Symptoms：栄養状態の判定〔栄養診断〕を決定すべき栄養アセスメント上のデータ）は，水分摂取（補給）量，口腔内乾燥，ツルゴール，尿量，体温を経時的に観察することである．

■栄養介入計画の考え方

PES 方式の S（Sign/Symptoms）は，患者の栄養アセスメントで問題となっているデータや徴候・症状なので，栄養介入によって問題となっているデータや徴候・症状が改善するのか，悪化するのか，変わらないのか，責任をもって経過観察のためにモニタリングしていかなければならない項目である．したがって，PES 報告の S（Sign/Symptoms）に記載した問題となっているデータ・徴候・症状は，栄養介入計画プラン P（Plan）の「Mx）モニタリング計画」とリンクさせるために，必ず記載して経過観察を行うことになる（表3）．

PES 方式の E（Etiology）の内容は，患者の栄養状態を悪化させている根本的な原因や要因であるた

表3 栄養介入計画プラン P（Plan）

Mx）Monitoring plan（モニタリング計画）
　栄養アセスメントで問題となっている栄養素摂取（補給）量過不足，各種データ・徴候・症状などの項目を抽出して明記する．そして，栄養アセスメントデータをモニタリングしていく．

Rx）Therapeutic plan（栄養治療計画）
　栄養状態を悪化させている根本的な原因や要因を改善するために医療者が患者に提供する具体的な栄養素量や栄養改善のための手段を明記する．

Ex）Educational plan（栄養教育計画）
　栄養状態を悪化させている根本的な原因や要因を改善するために医療者が患者に教育を行い，患者自身や家族などが理解しておかなければならない具体的内容を明記する．

め，その根本的な原因や要因を改善するための具体的な栄養介入計画として，プラン P（Plan）の「Rx）栄養治療計画」・「Ex）栄養教育計画」とリンクさせ，計画を立案しなければならない（表3）．

栄養状態の判定の根拠を示した栄養介入計画（例）

P Mx）エネルギー摂取量，たんぱく質摂取量，体重減少，BMI，血清アルブミン値，水分摂取（補給）量，口腔内乾燥，ツルゴール，尿量，体温

　Rx）目標エネルギー補給量 1,400 kcal，目標たんぱく質補給量 55 g，目標水分補給量 1,400 mL
食事提供を継続するか否か栄養補給法について主治医と相談
脱水改善のための電解質輸液（維持液 1/5～1/3 等張補液）について主治医と相談

　Ex）脱水の危険性について介助者および家族へ理解させる．

■栄養管理記録（例）

現在，日本国内で広く使用されている叙述的記録（SOAP）を活用する．A の欄に栄養アセスメントを記載し，それを踏まえ栄養状態を判定した根拠（PES 報告）を記載することになる．

栄養ケアプロセス（NCP）の実践ポイント―低栄養患者を例に

\#：栄養診断コード
S：主観的データ（Subjective date）
O：客観的データ（Objective date）
A：栄養評価（Nutrition Assessment）
　　PES 方式による栄養状態の判定根拠を記載
P：介入計画（Plan）
　　Mx）モニタリング計画
　　Rx）栄養治療計画
　　Ex）栄養教育計画

　PES 方式で示している S（Sign/Symptoms）のデータや徴候・症状を経過観察しながら栄養状態が改善しているのか悪化しているのか，その変化をモニタリングしていくことが重要となるが，栄養介入しても，PES 方式の S（Sign/Symptoms）のデータや徴候・症状が改善しない場合は，PES 方式の E（Etiology）の患者の栄養状態を悪化させている根本的な原因や要因が別のところにある可能性があるので，もう一度，栄養アセスメントを実施し，根本的な原因や要因について再評価する必要がある．この手順で PDCA サイクルを繰り返し起動させ，患者の栄養状態を悪化させている根本的な原因や要因が見つかるまで継続した栄養モニタリングや再評価を実施し，患者にとって最適な栄養管理を提供していかなければならない．

おわりに

　今回は，誌面の関係で栄養ケアプロセスの導入部分を簡単に紹介させていただいた．実際の運用にあたっては，公益社団法人日本栄養士会が実施している基本研修の「栄養ケアプロセス」を受講し，講義だけでなく症例検討の演習を受講し，栄養ケアプロセスの内容をしっかりと理解して臨床業務にご活用いただくことを願っている．

文献

1) 公益社団法人日本栄養士会，監訳．国際標準化のための栄養ケアプロセス用語マニュアル：第一出版；2012．
2) 片桐義範．栄養診断の考え方．日本栄養士会雑誌 2016；59：5：15-8．

＊　　　＊　　　＊

Part 4 多職種による低栄養へのアプローチ

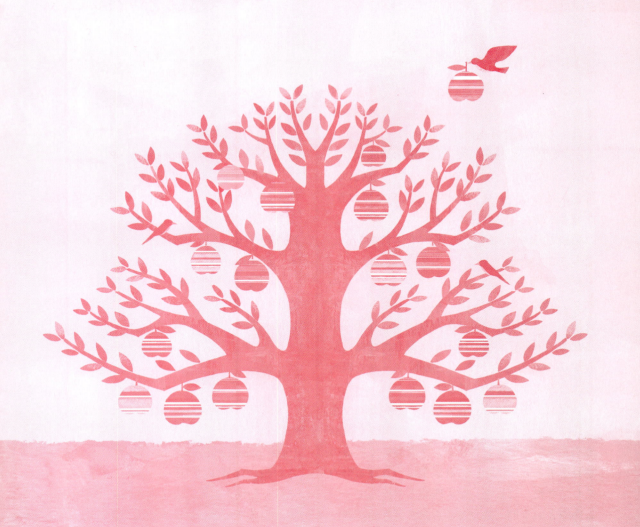

Part 4 多職種による低栄養へのアプローチ

NSTによる低栄養マネジメント

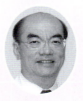

鷲澤尚宏
Washizawa, Naohiro
東邦大学医学部　臨床支援室
東邦大学医療センター大森病院
栄養治療センター

Keyword　栄養サポートチーム，Multidisciplinary team，Interdisciplinary team，スキルミックス，コミュニケーションスキル

はじめに

　1990年代の病院や医院などでは，医師，看護師が多くの仕事を担っていた．昨今の医療機関は，その施設の規模や目的によって中心となって活躍する職種は変化し，その構成はさまざまな形に変化してきている．一方，社会の高齢化が進むなか，患者層が変化してきており，医療として行うべき重要な方針の一つが安定した栄養状態を維持して医療を展開することとなってきている．

　栄養管理が大切であることはすでに多くの人々が認識することであったが，高齢者の低栄養に対する予防と対策はかなり困難な課題であるため，栄養管理法を特別に習得した医療従事者がかかわる必要がある．医師が一人で判断し，方針を決めていく診療スタイルは，決定が早い反面，副事象や患者の抱える他の問題点を見逃すこともありうる．そこで，医師たちは診療グループ内でカンファレンスを開いて複数の意見をまとめ，正しい方針決定につなげる努力をしてきた．これを，個人医療と対比してチーム医療というが，残念ながら栄養管理が議題になることは少ないため，最近では入院病棟という舞台で，担当する医師のグループと看護スタッフたちが相談するようになった．これが及んで，他の職種も交えて協働するように変化している．感染制御チーム，褥瘡管理チーム，医療安全管理チーム，緩和ケアチームなどと並んで，栄養管理についても，病院内でともに働く医師，管理栄養士，栄養士，看護師，薬剤師など多職種が横断的に協力し合い，適切な栄養管理を行うチーム医療の集団を栄養サポートチーム（nutrition support team：NST）と呼ぶ．

　本項では，「低栄養」という課題に取り組むときに，NSTというチーム医療が担う役割とは何かを述べる．

NSTの歴史

　NSTという名称は，1970年に米国のシカゴで提唱されたといわれている．完全静脈栄養法（total parenteral nutrition：TPN）を必要とする対象には低栄養の患者が多く含まれたが[1]，その有効性を保ち，安全性を維持するためには専門の管理スタッフが不可欠であった．そのた

め，施設内に専任のメンバーを置き，権限をもって活動することが奨励されたため，短期間で効果が現れた．一方，1973年にBlackburnが栄養アセスメントの方法を確立し[2]，臨床現場への応用が可能になったことで，NSTはTPN管理チームにとどまらない全般的な栄養支援集団としての性格ももつこととなった．学会を中心として教育システムが構築され，栄養管理を専門とする医師，看護師，管理栄養士，薬剤師が育ち，TPNと並んで，経腸栄養の有効性が注目された．NSTは患者の病態に合った輸液や経腸栄養など，適正な栄養法を実行する専門家集団として認められ，全世界へ普及していった．このときのチーム医療はmultidisciplinary teamと呼ばれ，メンバーそれぞれがもつ専門家としての技量を持ち寄ることで，チーム力が上昇することが評価された．たとえば，患者が内服している薬剤が複数あった場合，その副作用として食欲を低下させたり，消化機能の障害を起こしたりする場合があるが，これを医師や看護師の判断で栄養管理を進めるのではなく，チームのメンバーである薬剤師のもつ知識を応用することで，管理の質を高めることができる．しかし，この方法で医療の質を上げるには，助言を担当医に上げたり，医師の意向を各メンバーに伝えたりする業務に負担がかかり，調整するリーダーシップには労力を要するため，一部の職員にとっては負担が増加することとなった．わが国でも，TPN管理は1970年代から行われており，1980年代にはすでに医師を補助するチーム医療として安全・衛生管理に取り組む病院が存在していたが，多職種が協働するという意味でのNSTが広く普及・定着するには至らなかった．

米国では，厳しい教育制度と引き替えに，権限と誇りが与えられるという職種構造の変化ももたらした[3〜5]．1990年代後半には，NSTが解散する傾向もみられたが，今世紀に入って，新たに各施設の事情に合わせたチームを再編成する動きがある．共通の教育プログラムを使って栄養管理を身につけていく方法を採用したことで，各職種には共通の知識と技量が生まれた．このメンバーによって構成されるチームはinterdisciplinary teamと呼ばれ，助言を伝えるだけでなく，共通の業務の実行をともなうため，助け合う部分が増えたが，各診療科の医師の業務を軽減するためには，高いレベルの知識と担当診療科からの権限委譲が必須であった．前者を克服すべく，2001年に日本静脈経腸栄養学会（JSPEN）がプロジェクトを立ち上げて以降，東口が発案した持ち寄りパーティー方式（potluck party method：PPM）[6,7]などを手本として，わが国独特のスタイルをもったNSTが普及しはじめた．

2004年12月には日本栄養療法推進協議会が発足し，2006年4月には多職種協働で栄養管理にあたる「栄養管理実施加算」がはじまったことで，保険医療史上はじめて医療として認められた栄養管理がはじまった．NSTが自ら栄養スクリーニングにあたる施設もあったが，チーム以外の職員が低栄養患者を選び出し，特殊な症例をNSTが担当するようにふるい分けを行う施設も現れた．このときからNST設置数は増加し，2009年にはJSPENへの稼働届出数が1,400施設を超えた．

2010年度からは医療機関に対し，勤務医負担軽減策の一環として「NST加算」が，「栄養管理実施加算」の上乗せとしてはじまった．医療が崩壊する原因の一つに，病院に勤務する働き盛りの勤務医の退職がある．その理由の一つが仕事の忙しさであり，書類の作成など，医師が行うべき診療行為以外の業務が増え，負担が増加していることがいわれている．勤務医負担軽減策の一環として，厚生労働省が医師と他職

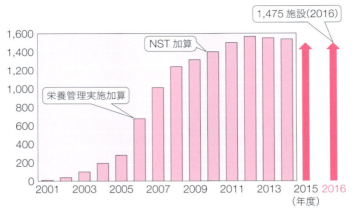

図1　一般社団法人日本静脈経腸栄養学会によるNST稼働施設認定数

種の役割分担を進めはじめた．これはスキルミックス（skill mix，多職種協働）と呼ばれ，かつて欧州で生まれた考え方である．単なる役割分担ではなく，医療チーム内における権限と責任の委譲をともなう．多職種のチーム内部における職種混合のあり方や職種間の権限委譲・代替，新たな職能の新設などを示す．わが国では，法的にほとんどの医療行為が「医師の指示のもと」でなければ行ってはいけないとされている．これをNSTの判断で実施できるように裁量権を拡大すれば，医師の業務負担の軽減につながることは確かであるから，能力アップや責任の所在に関する準備は必須となった．JSPENでは2016年度に1,475施設がNST稼働認定を受けたが（図1），多くがスキルミックスを意識した活動を行っている．

NSTの活動

チームが活動するときには，患者の置かれた状況，とくに療養開始のタイミングを逃さないことが大切である．急性期疾患を担当する病院において構築するべきシステムは，外来診療における栄養管理支援システム，入院診療に移行するときに早期から支援をはじめることができるシステムづくり，理想的には予定入院のみならず，緊急入院に対しても入院時から支援がはじまる連絡系統の確立である．病院での急性期診療を進めながら，退院後にはどのような療養に移行していくのかを検討しはじめなければならないことになる．つまり，入院時にはじまる退院支援の実現がチーム医療の目的となる．しかし，時として，在院日数の短縮化と医療費削減がその目的にあげられがちで，目標を見誤る可能性があるが，むしろ，地域包括ケアシステムでは，長期療養や実生活で応用できる適切な栄養療法の実現が要求されることから，これを成功させるには，早期から退院後の療養方法を見据えた方針決定が要となる．

NSTを構成する各職種は知識と技術が要求されるため，さまざまな団体やグループでセミナーや勉強会を開催することでスキルアップを図ってきた．この効果が現れ，医療機関における栄養管理レベルは上がってきている．一般職員が体重などの身体計測データやスクリーニングツールなどで抽出した低栄養リスク症例について，可能なかぎり，各診療単位（診療科，入退院センター，周術期センターなど）でアセスメントを行い，比較的単純な介入が可能な症例は各単位で解決法を開始する．施設によって

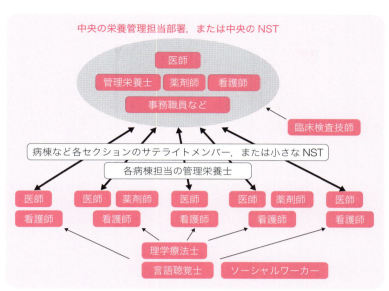

図2 PPM-Ⅲなど独立した組織単位としてのNST
PPM : potluck party method.

は，この時点でNSTが支援すべき症例となっているが，理想的には課題が残る患者を選び出して，NSTが時間をかけてしっかりと評価し，じっくりと方針の検討を行うべきである．多くは，栄養投与ルートの早期選別と安全な管理方法のプランニングが主な介入内容となる．担当医の基本方針が大きく影響する場合が多いので，裁量権が与えられているとしても，診療科医師との協議は欠かせない．

施設間格差

NSTの活動は自ずと施設の種類で異なるため，施設間格差があり，効果が現れにくい施設にはいくつかの原因がある．栄養管理担当者が患者の診療プラン作成に関与できないシステムがあったり，たとえ，妥当性がある栄養管理プランであっても，担当医や担当看護師が提案を受け入れない状況が存在したりすると，患者はその恩恵にあずかれないことになる．多職種寄り集まり型のチーム医療として存在するNSTに参加している各職種は，それぞれ組織の各部署から出向いているので，上司に後押しされなければ活動しにくい．施設によっては，病棟単位でチームを構成しているが，古くから存在する診療科病棟と近年増えている混合病棟で環境が大きく異なる．前者は診療科の方針が大きく影響し，後者は看護部の意向が大きく影響する．入院中の管理方法を相談するとき，栄養管理方法が病状や退院計画に大きく影響することを知っている看護師たちは，積極的に管理栄養士に相談し，早くから問題を解決するため，NSTにあがる前の日常的課題は病棟担当管理栄養士が対応できる．これらすべてに大きく影響しているのが，具体的な人事配置などの方針を打ち出すことのできる病院長の意向と行動である．

独立した組織単位としてのNST

昨今，増加しているのが独立した組織単位としてのNST，つまり，寄り集まりの「チーム

医療」ではなく，「医療チーム」としてのNSTである．東口が提唱したPPM-Ⅲもこれに該当するが，中央部署を備えたNSTが増加している．

各病棟単位で処理できないような課題を解決していくことになるが，このチームは低栄養と判定された患者すべてに共通した栄養療法を実行するのではなく，低栄養ではあるが，疾患の特性から，めざしていた一つのゴールが変更された場合にも，その新しいゴールに合わせた栄養療法を立案し直す余裕が要求される．このために，NSTのメンバーは柔軟性のある発想を基盤としたディスカッションを習慣とし，担当医と患者が受け入れやすいプランを実行することで，担当医の「許可」を得るのではなく，担当医の「賛同」を得ることができるようになる．このとき，担当医の負担ははじめて軽減されるのである．従来は，各職種の技量に上乗せする栄養療法のスキルアップを中心に教育が行われてきた．これは，今後も継続しなければならないが，スキルミックスのために同時に身につけなければならないのは，コミュニケーションスキルであり，訓練を目的としたセミナーなどが必要である．目の前にいる低栄養患者を対象に立案された適正な栄養療法は，実行に移されなければ患者を救えないからである．

まとめ

時代とともに変化してきたNSTだが，医療施設の場合はチーム以外の勤務している職員との連携，地域の場合は地域に展開している医療・介護各施設の人々と上手に連携する方法を常に意識し，トレーニングしていくことが必要である．

文献

1) Dudrick SJ, Wilmore DW, Vars HM, Rhoads JE. Long-term total parenteral nutrition with growth, development, and positive nitrogen balance. Surgery 1968；64：134-42.
2) Blackburn GL, Bistrian BR, Maini BS, et al. Nutritional and metabolic assessment of the hospitalized patient. JPEN J Parenter Enteral Nutr 1977；1：11-22
3) Adams S, Dellinger EP, Wertz MJ, et al. Enteral versus parenteral nutritional support following laparotomy for trauma：a randomized prospective trial. J Trauma 1986；26：882-91.
4) Kotler DP, Fogleman L, Tierney AR. Comparison of total parenteral nutrition and an oral, semielemental diet on body composition, physical function, and nutrition-related costs in patients with malabsorption due to acquired immunodeficiency syndrome. JPEN J Parenter Enteral Nutr 1998；22：120-6.
5) Senkal M, Mumme A, Eickhoff U, et al. Early postoperative enteral immunonutrition：clinical outcome and cost-comparison analysis in surgical patients. Crit Care Med 1997；25：1489-96.
6) Higashiguchi T, Yasui M, Bessho S, et al. Effect of Nutrition Support Team based on the New System "Potluck Party Method (PPM)". The Japanese Journal of Surgical Metabolism and Nutrition 2000；34：1-8.
7) 東口髙志，安井美和，二村昭彦，ほか．Nutrition Support Teamの新しいかたち―"Potluck Party Method（PPM）"の評価と展望．静脈経腸栄養 1999；14：13-7.

Part 4 多職種による低栄養へのアプローチ

リハビリテーション栄養

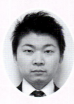

鈴木達郎
Suzuki, Tatsuro
産業医科大学病院
栄養部/患者サポートセンター入院支援室

Keyword リハビリテーション栄養，低栄養，サルコペニア

はじめに

近年，高齢社会と直面しているわが国において，医療における環境は大きく変革を迎えており，医療の進歩とともに，治療戦略も医師単独の介入のみでは解決できなくなっている．とくに医療現場では，患者の疾患を専門的にみる細分化だけでなく，全人的医療が必要とされており，多職種が協働して患者を診るチーム医療が求められている．わが国では，1998年頃より，医療施設を中心に医師，看護師，管理栄養士，薬剤師などから構成される栄養サポートチーム（nutrition support team：NST）が活動している．しかし，理学療法士，作業療法士，言語聴覚士などのリハビリテーション（以下，リハ）職種などが積極的に参加している医療施設は少ない状況であった．近年，「リハ栄養」という言葉が注目されており，日本リハビリテーション栄養研究会が発足されて以来，リハ医療における栄養領域への関心が高まっている．また，Wakabayashiによりリハ栄養の概念[1]が提案され，低栄養だけでなくサルコペニアを有する患者へのリハ栄養アプローチが重要視されている．

本項では，リハ栄養における低栄養やサルコペニアへのアプローチを中心に概説する．

リハビリテーション栄養とは

リハ栄養とは，「栄養状態も含めて国際生活機能分類（International Classification of Functioning, Disability and Health：ICF）[2]（図）で評価を行ったうえで，障害者や高齢者の機能，活動，参加を最大限発揮できるような栄養管理を行うこと」と定義されている[1]．一見，リハを行う患者は，低栄養に罹患していない印象を受けるが，リハ病院の入院患者における低栄養の有症割合が高いことが報告されている[3]．本邦においても，回復期リハ病棟の栄養障害は43.5％（GNRI分類：重度栄養障害14.8％，中等度栄養障害28.7％，軽度低栄養20.9％）の割合で認めている[4]．また，リハを行う高齢者は，低栄養とサルコペニアの合併者が多く存在しており，これらが身体機能とQOLに関連している[5]．リハ栄養の概念には，①栄養障害の評価と原因調査，②サルコペニアの評価と原

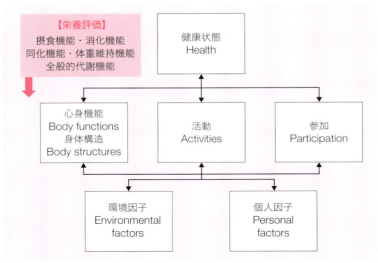

図　ICFと栄養評価該当項目
(障害者福祉研究会，編．国際生活機能分類（ICF）—国際障害分類改定版：中央法規出版；2002．p17, 85-9[2]）より）

因調査，③摂食嚥下障害の評価，④栄養管理の適性化の確認と栄養状態の予後予測，⑤機能改善を目標としたリハを実施できる栄養状態の評価が推奨されている．これらの各評価結果をもとに，多職種協働による最適なリハ栄養アプローチが重要となる．しかし，介入する場合は，適切な目標設定が必要であるため，SMART（具体的：Specific，測定可能：Measurable，達成可能：Achievable，論理的：Related，明確な期限：Time-bound）なゴールを設定することも必要である．

リハビリテーション栄養と低栄養

低栄養とは，身体が必要とする栄養素が欠乏することであり，摂食（食事）による供給の不足，吸収障害，体内での利用障害などが原因となり，正常な代謝が行えない状態である．糖質やたんぱく質，脂質，ビタミン，微量元素などの生体組織の構成材料である栄養素の摂取が欠乏した場合，合成が崩壊を下回り，体組成量を減少へと傾かせる．また，手術や感染症などによる侵襲が加わることで異化亢進が進行するため，内臓蛋白や筋肉量の減少，免疫能の障害，創傷治癒遅延，臓器障害を引き起こす．2012年に，米国栄養士会と米国静脈経腸栄養学会が公表した成人低栄養を判断するためのコンセンサス論文では，急性疾患（侵襲），慢性疾患（悪液質），社会生活環境（飢餓）の3分類を公表している[6]．判定基準として，①エネルギー摂取量，②体重減少，③体脂肪減少，④筋肉量減少，⑤浮腫，⑥握力減少の6項目のうち2項目に該当した場合を低栄養と判断する．これらの項目のなかでも，体脂肪，筋肉量，握力などの項目を改善させるためには，リハの介入が必須である．また，高齢者は低栄養だけでなく，サルコペニアを認める患者も多く存在しているため，急性期から在宅まで継続した栄養療法とリハによる機能訓練が重要となる．

リハビリテーション栄養とサルコペニア

サルコペニアは，加齢にともなって生じる筋

肉量と筋力の低下として定義されていたが[7]，2010にEuropean Working Group on Sarcopenia in Older People（EWGSOP）のコンセンサス論文において，進行性かつ全身性に認める筋肉量減少と筋力低下であり，身体機能障害とQOL低下，死のリスクをともなうと定義された[8]．

加齢のみに影響を受ける一次性サルコペニアであれば，食生活と運動習慣を中心に指導することで改善が得られるかもしれない．しかし，医療施設においては，疾病による生体への侵襲を受けており，倦怠感や安静を目的とした長期臥床が廃用症候群につながりやすい．また，リハの介入遅延や不適切な栄養管理により，医原性サルコペニアが進行する可能性がある．

疾患，活動，栄養などに影響を受ける二次性サルコペニアは，原疾患などの病態によってアプローチが異なるため，治療と並行して適切な栄養管理とリハによる骨格筋の維持・改善が必要となる．実際に，レジスタンストレーニングとたんぱく質摂取の効果を検討したメタ解析によると，若年者，高齢者とも除脂肪体重が増加し，筋力が改善するとの報告がある[9]．サルコペニアを治療するには，早期発見が必要となるため，多職種連携により，入院時の栄養アセスメントとサルコペニア評価を実施することが重要となる．

エネルギー必要量の設定

エネルギー必要量の算出には，基礎消費エネルギー（basal energy expenditure：BEE）または安静時消費エネルギー量（resting energy expenditure：REE）に活動因子や侵襲因子を乗じて，総エネルギー消費量（total energy expenditure：TEE）を設定する．BEEの算出式は，Harris-Benedictの式がよく利用されているが，全年齢階級の女性と20〜49歳の男性で過大評価となることが報告されているため，注意する必要がある[10]．また，計算式が複雑であることから，体重または標準体重に25〜35 kcalを乗じる簡易式なども使用されることが多い．活動因子の設定としてLongらの報告があるが，ベッド上1.2，ベッド外1.3のみである[11]．本邦における報告では，栄養状態を維持するために必要な活動係数は，BMI $<$ 18.5 kg/m^{2}で1.7，18.5 kg/m^2 $\leq$ BMI $<$ 25 kg/m^{2}で1.4，BMI $\geq$ 25 kg/m^{2}で1.2に該当する[12]．

病態の影響を受けていない状態下では，エネルギー摂取量とTEEが均等であれば理論上は体重が維持される．体重増加を図りたい場合は，目標体重から現体重を差し引き，体重1 kg当たりに該当する約7,000 kcalを乗じたエネルギー量を日数で除することで，1日当たりに追加するエネルギー蓄積量が算出できる．

栄養指標の重要な評価項目である体重を増やすには，7,500 kcal/kg[13]または8,856〜22,626 kcal/kg[14]の栄養摂取が必要となるとの報告があるため，推定式はあくまでも予測値に過ぎない．そのため，患者の病態に応じて定期的にモニタリングと調整を行う必要がある．

リハビリテーション栄養における各職種の役割

厚生労働省によると，チーム医療（多職種協働）とは，専門職種の積極的な活用と協働によって医療の質を高めて，効率的な医療を提供することである．各職種のかかわり方は，病院，施設，在宅など，各環境下によって体制が異なる．また，病院においても，急性期，回復期，慢性期によってチーム医療の体制もさまざまである．リハ栄養的視点をもって患者にアプローチするには，多職種協働が必要不可欠であ

表 リハビリテーション栄養における各職種の役割

管理栄養士	理学療法士
・栄養アセスメント ・栄養管理計画の立案 ・食事内容・形態の調整 ・経腸栄養の立案・助言 ・栄養指導（嚥下食の調理指導）	・機能訓練（身体機能・骨格筋・筋力） ・呼吸訓練 ・ADLの改善 ・機能評価（歩行速度・筋力） ・エネルギー消費量の評価
作業療法士	言語聴覚士
・機能訓練（摂食動作・日常生活動作） ・ADLの改善 ・高次脳機能訓練	・摂食嚥下機能の評価と訓練 ・呼吸訓練 ・高次脳機能訓練
薬剤師	歯科衛生士
・服薬指導 ・輸液組成の立案・助言 ・薬剤の効能・有害反応・相互作用の助言	・口腔内の状態の評価とケア ・口腔・義歯などの清掃と指導 ・摂食嚥下機能の評価
臨床検査技師	放射線技師
・栄養指標に関する検査データの測定・助言 ・骨格筋の測定・助言	・嚥下造影の実施
看護師	歯科医師
・日常生活活動の支援と改善 ・食事摂取，排泄などの支援・管理 ・健康状態の管理（血圧，脈，体温，血糖など） ・薬剤の管理 ・心理的な支援	・義歯作製・調整 ・う歯の治療 ・口腔内装具の作製 ・口腔内の状態の評価・治療 ・摂食嚥下機能の評価
医師	
・リハビリテーションの処方・管理 ・特別食の処方 ・薬剤の処方 ・病態の把握と治療 ・各職種への依頼・相談	

（吉田貞夫．急性期病院でのリハビリテーション栄養：オーバービュー．In：若林秀隆，編．実践リハビリテーション栄養―病院・施設・在宅でのチーム医療のあり方：医歯薬出版；2014．p11[15]より）

る．とくにリハ職種と管理栄養士の連携は重要であり，エネルギーを消費する側と供給する側の専門職として，患者の治療に重要な役割を担う．

リハ栄養における各職種の役割を表に示す[15]．各病期に応じたリハ栄養チームを稼働させるには，急性期病院では，NSTにリハ職種が参加する，回復期病院（病棟）や療養型病院（病棟）では，各病棟カンファレンスに管理栄養士やリハ職種が参加することで実践につながりやすいと考える．

おわりに

本邦において，リハ栄養は急速に浸透しているが，実践している医療施設は回復期病院が多いのが実情である．急性期病院の実践導入がむずかしいとされる根源には，在院日数が短く，人員不足や業務負担の増加が原因となり，チームとして機能しにくいという面がある．しかし，治療と同時に適切な栄養管理とリハによる早期離床を促すことで，失われた骨格筋を回復させ，在院日数の短縮化につなげる可能性が十分にある．そのためにも，リハ栄養の病期に応じた効果的な臨床報告や質的・量的研究によるエビデンスを構築していくことが重要である．

文献

1) Wakabayashi H, Sakuma K. Rehabilitation nutrition for sarcopenia with disability : a combination of both rehabilitation and nutrition care management. J Cachexia Sarcopenia Muscle 2014 ; 5 : 269-77.
2) 障害者福祉研究会, 編. 国際生活機能分類（ICF）—国際障害分類改定版：中央法規出版；2002. p17, 85-9.
3) Kaiser MJ, Bauer JM, Rämsch C, et al. Frequency of malnutrition in older adults : a multinational perspective using the mini nutritional assessment. J Am Geriatr Soc 2010 ; 58 : 1734-8.
4) 西岡心大, 髙山仁子, 渡邉美鈴, ほか. 本邦回復期リハビリテーション病棟入院患者における栄養障害の実態と高齢脳卒中患者における転帰, ADL 帰結との関連. 日本静脈経腸栄養学会雑誌 2015 ; 30 : 1145-51.
5) Marshall S, Bauer J, Isenring E. The consequences of malnutrition following discharge from rehabilitation to the community : a systematic review of current evidence in older adults. J Hum Nutr Diet 2014 ; 27 : 133-41.
6) White JV, Guenter P, Jensen G, et al. Consensus statement : Academy of Nutrition and Dietetics and American Society for Parenteral and Enteral Nutrition : characteristics recommended for the identification and documentation of adult malnutrition (undernutrition). JPEN J Parenter Enterel Nutr 2012 ; 36 : 275-83.
7) Morley JE, Baumgartner RN, Roubenoff R, et al. Sarcopenia. J Lab Clin Med 2001 ; 137 : 231-43.
8) Cruz-Jentoft AJ, Baeyens JP, Bauer JM, et al. Sarcopenia : European consensus on definition and diagnosis : Report of the European Working Group on Sarcopenia in Older People. Age Ageing 2010 ; 39 : 412-23.
9) Cermak NM, Res PT, de Groot LC, et al. Protein supplementation augments the adaptive response of skeletal muscle to resistance-type exercise training : a meta-analysis. Am J Clin Nutr 2012 ; 96 : 1454-64.
10) Miyake R, Tanaka S, Ohkawara K, et al. Validity of predictive equations for basal metabolic rate in Japanese adults. J Nutr Sci Vitaminol 2011 ; 57 : 224-32.
11) Long CL, Schaffel N, Geiger JW, et al. Metabolic response to injury and illness : estimation of energy and protein needs from indirect calorimetry and nitrogen balance. JPEN J Parenter Enteral Nutr 1979 ; 3 : 452-6.
12) 和田彩子, 川上途行, 堀江温子 ほか. 脳卒中回復期患者の栄養療法—活動係数の目安. The Japanese Journal of Rehabilitation Medicine 2012 ; 49 : S214.
13) Walker J, Roberts SL, Halmi KA, Goldberg SC. Caloric requirements for weight gain in anorexia nervosa. Am J Clin Nutr 1979 ; 32 : 1396-400.
14) Hébuterne X, Bermon S, Schneider SM. Ageing and muscle : the effects of malnutrition, re-nutrition, and physical exercise. Curr Opin Clin Nutr Metab Care 2001 ; 4 : 295-300.
15) 吉田貞夫. 急性期病院でのリハビリテーション栄養：オーバービュー. In：若林秀隆, 編. 実践リハビリテーション栄養—病院・施設・在宅でのチーム医療のあり方：医歯薬出版；2014. p11.

Part 4 多職種による低栄養へのアプローチ

薬剤師が活躍する低栄養マネジメント

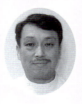

宮崎　徹
Miyazaki, Tetsu
厚生連高岡病院　薬剤部

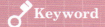
低栄養，ポリファーマシー，薬物相互作用，低蛋白血症，NST，静脈栄養，経腸栄養

薬剤師がかかわる栄養管理

　薬剤師が低栄養状態の患者に最初にできること．経口摂取可能であれば食欲を増す薬の処方提案，それと食欲に影響を与えている薬の検索であろう．消化管の運動を促進する六君子湯やモサプリド，機能性ディスペプシアに用いるアコチアミドなどが奏効すれば食欲については解決となるが，低栄養が長期化していったん失われた筋肉や骨は簡単には回復しない．

　近年，5種類以上の薬を併用している場合を「ポリファーマシー」と呼び，高齢者ではとくに問題視されるようになってきた[1]．多数の薬を飲み，食欲を失い，行動意欲も減退し，やせて寝たきりになる症例を経験することは珍しくない．このような例では，薬剤関連の医原性サルコペニアに陥っているかもしれない．

　薬剤師は，不足する栄養素を経静脈，経腸，経口の各ルートを使って送り届ける方法や，それに合わせた治療薬の投与法を提案できる．そして，調剤と薬にかかわるすべてのことに責任を負っている．内服薬は食事に合わせて服用時間が指示されることが多く，摂食嚥下の分野とも密接に関係している．薬剤師は，診療報酬上も栄養サポートチーム加算の一翼を担っていることを自覚しなければならない．

摂食嚥下力の低下と薬の服用

　超高齢社会の進行にともない，薬剤師が低栄養患者に遭遇する機会も増加した．これまでは，薬剤師は調剤と服薬指導が主な業務とされ，栄養評価をする機会などなかった．まして口腔内を観察したりケアしたりすることは，長い間分野違いとされていた．しかし，NSTへの参加がそれを変えた．まず，NST回診に参加して薬の口腔内残留を見出した症例を紹介する．

■症例

　89歳女性，意識レベルが低く食欲も乏しい．内服は続けていたが，降圧薬の効きが悪く，口内炎が頻発していた．回診中に口腔ケアに立ち会い，薬の口腔残留を発見した（図1）．以後の服薬は，残留防止のため覚醒を確認し，服薬補助ゼリーを使って服用，並行して摂食機能療法

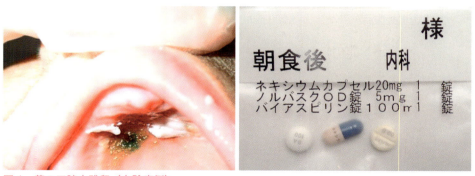

図1 薬の口腔内残留（自験症例）
口腔ケア時の観察で，硬口蓋にバイアスピリン®錠のフィルムコートや，ネキシウム®カプセルの青色色素と内容物の腸溶性カプセルが付着したままになっていた．ノルバスク®OD錠は口腔崩壊錠のため，唾液で溶解したとみられる．

を開始し，ついに嚥下機能を回復した．

　食事でむせる患者が薬を服用することは，さらに困難である．医師からがんばって服用させてほしいと依頼が来ると，薬剤師は薬を粉砕したり散薬や口腔崩壊錠へ変更を提案したりして服薬を試みる．しかし，嚥下機能を確認しないと，口腔残留にとどまらず，誤嚥や窒息などの最悪の結果となることもある．本症例では，薬剤師は服薬のみならず，他のスタッフと連携して摂食嚥下や栄養評価など広く配慮をすべきだったと反省している．

意外と多い薬の副作用

　医薬品医療機器総合機構（PMDA）のホームページ[2]では，約14,500種類の医療用医薬品の添付文書が検索できる．摂食嚥下関連の副作用を検索したところ，7,961種類（55％）の薬に嘔吐の報告があった．次いで下痢，食欲不振，悪心，便秘，口渇と続く（図2）．さらに傾眠，せん妄，ふらつきなどが出現すると，もはや食欲どころの話ではない．薬を投与された全例に副作用が起こるものではないが，薬の種類が増えるほど有害事象の発生頻度は増えるとされる[1]．

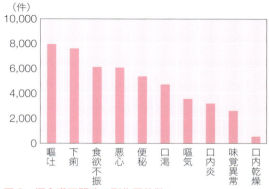

図2　摂食嚥下関連の副作用件数
医薬品医療機器総合機構（PMDA）添付文書データベース（約14,500件）から検索（2017年3月現在）．
（豊田義貞氏［龍生堂薬局 地域医療連携室］講演資料を改変）

　何とか薬が服用できたら，次に薬の副作用をモニターしなければならない．自験例[3]では，基礎エネルギー消費量以下の栄養摂取量と判定した患者は，平均8.5種類の薬を持参しており，当該病棟の持参薬平均4.5種類の倍近くになった．厚生労働省の調査[4]でも，高齢になるほど処方薬の種類が多い傾向が報告されている．持参薬の処方元が院外の場合，食欲不振や嚥下困難がみられても，副作用の原因薬剤が特定された場合や周術期リスク回避など緊急の場合以外に，減薬や中止がなされることはまずない．薬剤師は摂食嚥下にかかわる副作用の発現に常に注意し，服薬の影響と察知すれば急いで

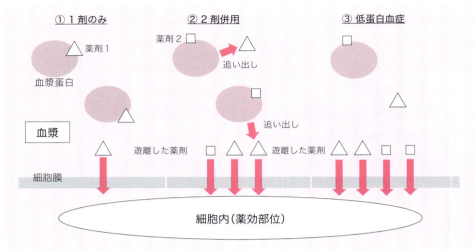

図3 薬物相互作用と低蛋白血症による影響
1剤のみから2剤併用，さらに低蛋白血症になると，血漿蛋白と結合せずに遊離した薬剤が増加する．そのため，細胞膜を通過する薬の量が増え，「薬の効き過ぎ」が起こる．

改善しなければならない[5]．

薬効に影響を与える蛋白質と水

　食事が摂取不可能になると，低蛋白血症が懸念される．エネルギー産生栄養素が必要量供給されないと，投与された蛋白質は燃えてしまい，体蛋白の合成には回らない．蛋白質が不足すると骨格筋が分解され，生命維持に使われる[6]．そのため，絶食により咀嚼や嚥下の機会が減ると，嚥下能力の喪失が起こりやすい[7]．感染や侵襲で炎症が起こると，血中のC反応性蛋白（CRP）が上昇する．同時にアルブミンの合成は抑制されるため，炎症の慢性化は血中アルブミンを喪失する[8]．

　体内での蛋白質の異化亢進は，低蛋白血症の原因となり，薬効にも影響を与える．投与された薬が血中に分布するとき，薬のpH，電荷，分子の立体構造，親水・疎水性などにより血中蛋白と結合する．蛋白結合した薬の分子は薬効を発現できない．蛋白結合していない遊離の薬だけが細胞膜を通過して細胞に入り，薬効を発現する．薬効を発現する薬の割合は，薬の種類と血中蛋白や水の量で変化する[9]．薬の投与量は，治験の用量設定試験で健常者や患者に投与して設定されるが，低栄養，低蛋白の患者のデータは乏しい．

　低栄養で血中の蛋白質が減少した場合も蛋白質と結合できない遊離の薬が血中で増加するため，通常投与量でも薬効が強く発現し，副作用の発生頻度も高くなることがある（図3）．また，脱水で血漿中の水分が減り血中濃度が上昇した場合も，同様の懸念が生じる[1]．

はじまったポリファーマシーへの対策

　血中に複数の薬が存在し，蛋白結合が競合して蛋白との親和性が低い薬物が遊離し，遊離した薬の劇毒性が強い場合は深刻な副作用を起こす可能性があることを述べた．その組み合わせが既知の場合は，添付文書などで相互作用とし

て注意喚起されるが，低栄養と低蛋白血症に起因する副作用についてはあまり関心を払われることがなかった[1]．

本邦でもようやく高齢者への多重服薬が問題提起され，米国のビアーズ基準，日本老年医学会のガイドライン，日本老年薬学会の設立など多重服薬の改善に向けた動きが出てきた[10,11]．診療報酬上も薬剤総合評価調整加算が新設され，減薬に対する後押しとなっている．

静脈栄養メニューは薬剤師にご相談を

静脈栄養は，絶食と指示されたときには代替提案しやすい栄養である[8]．末梢静脈からの投与は，血管確保さえできれば即座に開始できる．尿量を観察しながら徐々に投与量を増やしていく．肝疾患・腎疾患には，分岐鎖アミノ酸の比率を高めた専用のアミノ酸製剤がある．耐糖能異常がある症例では，ブドウ糖加製剤にインスリンを添加することを検討する．末梢輸液製剤の浸透圧比の上限は3までで，ブドウ糖，アミノ酸，電解質，ビタミンなどからなる製剤が使われる．心不全症例では，水分負荷過剰となることに留意する．

脂肪乳剤は，100 mL 当たり 200 kcal の熱量を獲得でき，水分制限時にも便利である．必須脂肪酸を補給するためにも，積極的に用いたい．ただし，血栓症，肝機能障害，高度の炎症下では禁忌となるので気をつけたい．

低栄養や腸が使えない期間が2週間を超える場合には，中心静脈栄養が適応となる．カテーテルの先端を心臓近くまで挿入する方法のため，希釈性に優れ，浸透圧比を5～6まで上げることができる．水分の過剰投与を回避でき，熱量と水分のバランスを整えやすく，糖とアミノ酸を必要量供給できるようになる．また，脂肪乳剤を加える検討を忘れないようにする．

気温の高い日は尿量に留意し，発汗が多い場合は輸液を追加する．水分出納にも注意し，尿量が少ないときは浮腫がないか確認する．体重当たりのブドウ糖投与速度に注意し，refeeding症候群を防ぐ．投与ルートの感染対策も重要である[12,13]．

持久戦なら経腸栄養を

静脈栄養は人工的であり，なるべく早く生理的な腸を使う栄養に移行したい．すぐに経口栄養が開始できればよいが，誤嚥の危険性がある場合は，本人と家族の希望を聞いて経腸栄養を考慮する．

経腸栄養剤の選択や投与方法の要諦は別項に譲り，薬剤師には経腸栄養にともなうもう一つ重要な仕事がある．簡易懸濁法による薬剤投与である．55℃の温湯に薬剤を懸濁して経管投与する．方法自体は近年普及している[14]．

また，栄養剤に含まれるカルシウム，ビタミンKなどが薬効に影響を与える場合がある．薬剤の特性により，経管チューブに着色したり付着したりする場合もある．空腹時投与を要求する薬，経管栄養剤の投与患者には保険上認められない薬もある．これらは，薬剤師が背景を調べ，漫然と投与することのないように気をつけたい．

おわりに

NSTにおいて筆者が，薬剤師として低栄養へ介入した経験から得られた知見を紹介した．薬には mg 単位で全身に作用する力があるが，それを調剤する薬剤師には，単独でできることはきわめて限られる．しかし，多くの職種がで

表 急性期治療への各医療職種の介入

	重症管理	栄養管理	輸液	薬剤の注射	薬剤の内服	家族ケア
主治医	◎	○	◎	◎	◎	○
看護師	◎	◎	○	○	○	◎
管理栄養士		◎			○	
言語聴覚士		○			○	
臨床検査技師	◎		○	○		
薬剤師		○	◎	◎	◎	
理学療法士		○			○	
社会福祉士	○	○				◎
医療事務	○	○	○	○	○	

◎：絶対に参加・把握すべき，○：参加・把握が望ましい．
(増田修三，監修．門脇秀和，編．栄養療法ワークシート：じほう；2013[15]．p30より一部改変)

きることを持ち寄り，連携して実現可能なことは多い（表）[15]．そして，自力で摂食嚥下ができない患者は，薬も服用困難な場合が多い．低栄養，ADLの低下，薬の副作用は関連している可能性があることを常に認識し，低栄養患者へのマネジメントには，早期から薬剤師にもぜひ手伝わせてほしい．

文献

1) 日本老年医学会，編．高齢者の安全な薬物療法ガイドライン2015：メジカルビュー社；2015．
2) 独立行政法人医薬品医療機器総合機構（PMDA）ホームページ．医療用医薬品 情報検索．https://www.pmda.go.jp/PmdaSearch/iyakuSearch/
3) 宮崎 徹，奥井達士，竹田友希，ほか．低栄養高齢患者に対する多職種連携から見えたこと―リハ栄養からポリファーマシーまで．In：平成28年度（第71回）富山県医学会プログラム・抄録集：2017．p27．
4) 厚生労働省ホームページ．平成27年社会医療診療行為別統計の概況．http://www.mhlw.go.jp/toukei/saikin/hw/sinryo/tyosa15/
5) 望月眞弓．高齢者への薬物投与の実態と口渇副作用情報の持つ意味．日本ヘルスケア歯科研究会誌 2005；7：46-54．
6) 大熊利忠，金谷節子，編．キーワードでわかる臨床栄養 改訂版：羊土社；2011．
7) Maeda K, Koga T, Akagi J. Tentative nil per os leads to poor outcomes in older adults with aspiration pneumonia. Clin Nutr 2016；35：1147-52.
8) 日本静脈経腸栄養学会，編．静脈経腸栄養テキストブック：南江堂；2017．
9) 杉山正康，編著．新版 薬の相互作用としくみ：日経BP社；2016．
10) 秋下雅弘．高齢者と多剤併用．調剤と情報 2017；23：21-3．
11) 福士元春．「それでも薬を飲みたい」と患者さんに言われたら．Gノート 2016；3：1303-9．
12) 日本静脈経腸栄養学会，編．静脈経腸栄養ガイドライン 第3版：照林社；2013．
13) 鍋島俊隆，監修，杉浦伸一，編．症例から学ぶ輸液療法 第2版―基礎と臨床応用：じほう；2015．
14) 藤島一郎，監修，倉田なおみ，編．内服薬 経管投与ハンドブック 第3版：じほう；2015．
15) 増田修三，監修，門脇秀和，編．栄養療法ワークシート：じほう；2013．

Part 4 多職種による低栄養へのアプローチ

歯科が活躍する低栄養マネジメント

石井良昌 [1] (写真)　廣田佳代子 [2]
Ishii, Yoshimasa　　　　　Hirota, Kayoko

1) 海老名総合病院　歯科口腔外科
2) カラダテラス海老名　管理部

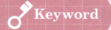　歯科医療，NST，オーラルフレイル，義歯，口から食べる，健康寿命延伸

はじめに

　歯科と栄養について考えると，「食べること」をはじめにイメージする方が多いと思う．口腔は栄養をとるためだけではなく，食べ物を消化する消化管の入り口であり，そのなかで歯は，咀嚼，嚥下という機能の大切な役割を果たすことは言うまでもない．

　平成元年（1989年）厚生省（現・厚生労働省）と日本歯科医師会は，"80歳になっても20本以上自分の歯を保とう"という「8020運動」を提唱した．厚労省の歯科疾患実態調査によると，80歳の1人平均現在歯数は，1987年 4.0本，1993年 5.9本，1999年 8.2本，2005年 9.8本，2011年 13.9本，2016年 15.3本と年々増加し，8020達成率〔80歳で20本以上の現在歯をもつ者の割合（推定値）〕も1987年 7.0%，1993年 10.9%，1999年 15.3%，2005年 24.1%，2011年 38.3%，2016年 51.2%と上昇してきた．また，1999年の調査結果 (表1)[1]で，歯の寿命は47.7歳（女性下顎第二大臼歯）〜66.7歳（男性下顎犬歯）であるが，1987年と1999年の12年間で歯の寿命は5〜9歳延びており，「8020運動」の効果として考えられている．2017年現在，前回の調査から18年間で歯の寿命は少なくとも5歳程度延びたと推察すれば，53〜72歳となるが，平均寿命を考えると，それでも歯がない期間が10年間程度みられることになる．

　介護を受けたり寝たきりになったりせず，制

表1　歯の寿命

部位 （寿命）	性別	中切歯	側切歯	犬歯	第一 小臼歯	第二 小臼歯	第一 大臼歯	第二 大臼歯
上顎 （年）	男性	62.4	61.7	62.0	58.4	56.8	58.8	52.2
	女性	61.4	60.0	60.7	58.2	55.5	57.7	50.7
下顎 （年）	男性	66.5	66.5	66.7	62.5	57.7	55.4	50.5
	女性	66.0	65.6	66.0	61.0	54.8	51.8	47.7

赤字は，上下顎・男女別の歯の最高および最低寿命を示す．
（厚生労働省．平成11年（1999年）歯科疾患実態調査の概要[1]より改変）

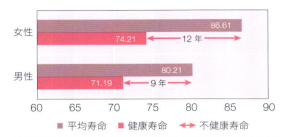

図1 平均寿命と健康寿命の差
平成25年(2013年)度．

限なく健康な日常生活を送ることが可能な期間を示す「健康寿命」は，2013年で男性が71.19歳，女性が74.21歳，一方，平均寿命は男性で80.21歳，女性で86.61歳であり，健康寿命との差は男性で9年，女性で12年もみられた（図1）．平均寿命と健康寿命との差の期間は，日常生活に制限がある「不健康寿命」とすると，この差が拡大すれば医療費や介護給付費を多く消費する期間が増加することになり，日本国経済の健康を医療経済的に蝕むことにもつながる．

高齢者の口腔機能と低栄養

近年，「介護予防」，「介護の重症化の予防」には，①口腔機能の向上，②運動器の機能向上，③栄養改善の3つの柱が重要とされている[2]．歯を喪失しても義歯などに代表される補綴歯科治療がもたらす咬合・咀嚼・嚥下機能の回復・維持が，口腔機能の向上はもとより運動器の機能向上や高齢者の栄養の改善にも大きく貢献することが次第に明らかにされつつある．

Yoshidaら[3]は，京都在住高齢者182名を残存歯群（138名）と義歯群（44名）に分けて食事摂取状態を調査している．野菜・果物の摂取が義歯群で有意に少ない反面，菓子の摂取量は義歯群で有意に多く，その結果として食物繊維やビタミン類の摂取量が有意に少なくなっていたことを明らかにしている．また，約2万人の歯科医師を対象とした若井らの調査（表2）[4]でも，歯が少ない人は生活習慣病予防に重要なカロチン，ビタミンC，食物繊維の摂取量が減り，逆に炭水化物の摂取量が増えることが示されている[5]．

健康長寿のために早期からサルコペニア予防，フレイル（虚弱）予防が重要とされ，栄養（食・口腔機能），身体活動（運動，社会活動など），社会参加（就労，余暇活動，ボランティア）が3つの柱としてあげられている．食・口腔機能として食事（たんぱく質，そしてバランス）や歯科口腔の定期的な管理があげられているが，歯の喪失は筋肉の原料となるたんぱく質の摂取量が十分ではなくなることにつながり，栄養のバランスの不均衡を招く．さらに，歯・口の機能の虚弱すなわちオーラルフレイル（図2）は，食環境の悪化からはじまる筋肉減少を経て，最終的に生活機能障害に至る構造モデルであるため，ささいな歯・口の機能の低下を軽視しないことが大切である．

そのことは，平成28年（2016年）度診療報酬改定において，口腔機能の回復および口腔疾患の重症化予防を目的として，歯科医師が行う在宅療養の患者への摂食機能障害や歯科疾患に対する継続的な管理に対して口腔リハビリテーション指導管理料が，また，栄養サポートチームに参加し，その評価に基づいて診療を行うことで栄養サポートチーム連携加算が追加されるなど，われわれ歯科医師に対する期待がうかがえる．咬合の安定していない（アイヒナー分類C群）療養型医療施設入所者85名に対する義歯治療6カ月後の体重と血清アルブミンの変化（図3）をみると，義歯使用者は義歯不使用者に比べて体重が平均1.2kg（2.8％），血

表2 喪失歯数別の推定栄養素摂取量平均値（1日当たり，n＝19,371＊）

栄養素	喪失歯数				Trend p
	0〜4 (n=15,797)	5〜14 (n=2,196)	15〜24 (n=667)	25〜28 (n=711)	
たんぱく質 (g)	73.6	72.4	72.3	71.6	<0.001
脂質 (g)	55.5	54.6	53.9	53.5	<0.001
炭水化物 (g)	255.8	257.0	259.5	266.2	<0.001
カルシウム (mg)	604	585	581	565	<0.001
鉄 (mg)	10.6	10.3	10.1	10.2	<0.001
カリウム (mg)	2,955	2,940	2,921	2,838	0.009
ビタミンA (IU)	2,887	2,803	2,705	2,634	<0.001
レチノール (μg)	431	430	418	412	0.21
カロテン (μg)	2,549	2,406	2,300	2,212	<0.001
ビタミンC (mg)	143	137	133	127	<0.001
ビタミンE (mg)	8.78	8.58	8.39	8.30	<0.001
食物繊維 (g)	14.4	14.0	13.6	13.7	<0.001

＊：共分散分析により，性・年齢・喫煙習慣・エネルギー摂取量を調整．
2007年1月13日厚生労働科学研究 小林修平班シンポジウム抄録集より抜粋（名古屋大学 若井建志らの報告）．
（花田信弘，新健康フロンティア戦略賢人会議「働き盛りと高齢者の健康安心分科会」提出資料[4]より）

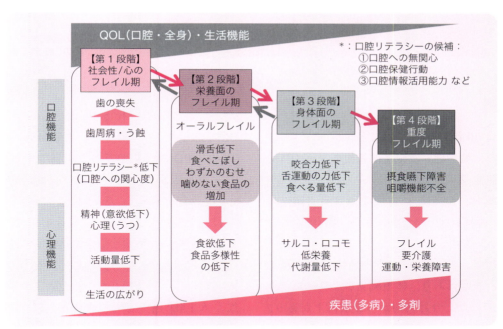

図2 栄養（食／歯科口腔）からみた虚弱型フロー
（飯島勝矢，ほか．平成25年度老人保健健康増進等事業「食（栄養）および口腔機能に着目した加齢症候群の概念の確立と介護予防（虚弱化予防）から要介護状態に至る口腔ケアの包括的対策の構築に関する研究」報告書より）

清アルブミン値が平均0.1 g/dLと，わずかではあるもののそれぞれ有意に増加している報告[6]からも裏付けされている．

次に，がん終末期・低栄養のNST患者の「食べたい」という想いに病院歯科医師として管理栄養士と連携をとりながら介入した症例を提示する．

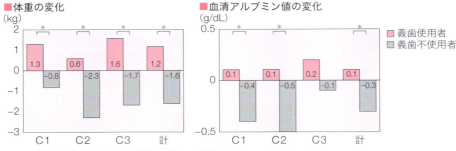

図3 訪問歯科診療による全身状態への影響
療養型医療施設入所者85名に対する義歯治療6カ月後の体重と血清アルブミンの変化.
(Kanehisa Y, et al. Community Dent Oral Epidemiol 2009 ; 37 : 534-8[6]より).

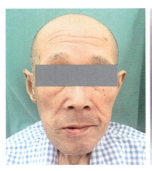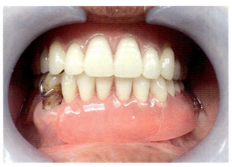

図4 義歯未装着の顔貌写真（左）と義歯装着時の口腔内写真（右）

症例

患者は70代男性．10日ほど前からの食事摂取量低下，疲労感，左鼠径部腫脹を主訴に当院救急外来を受診した．

既往歴は，60歳時に胃癌手術（幽門側胃切除B-Ⅰ再建）を受けているが，常用薬はなかった．

現病歴は，2年前より下痢便が多くみられていたが，食欲はあり，体重減少がなかったため放置していた．今月初旬から食欲低下があり，フラフラし歩行困難となった．受診3日前に左鼠径部が急に腫れて，同部からにおいのある膿がみられたため救急外来受診，直腸癌周囲膿瘍，前立腺浸潤，膀胱浸潤の診断となり，入院加療となった．

入院時身長158 cm，体重36.6 kg，BMI 14.7 kg/m²，栄養に関連した血液検査データでは，TP 5.8 g/dL，Alb 1.7 g/dL，末梢血総リンパ球数 719/μL，Hb 5.4 g/dL，CRP 4.92 mg/dLであった．CT検査で高度肺気腫が認められ，COPDの診断であった．自宅ではほとんど栄養摂取ができていなかったため，refeeding症候群を考慮し，5 kcal/kg/日の栄養量から投与を開始した．進行直腸癌のため，本人，家族は積極的な手術治療を希望せず，姑息的治療を選択した．治療方針として，本人の「食事をしたい」，「家に帰りたい」という要望に対して，人工肛門を造設し，食事をして日常生活に戻ることを目標とした．

● NST介入後の経緯

第12病日にNST介入依頼となったが，第14病日に40℃の発熱と意識レベル低下がみられ，結腸膀胱瘻からの尿路感染症による敗血症性ショック，DIC（播種性血管内凝固症候群）

になり，第16病日の人工肛門造設は延期となった．第17病日，NST専任管理栄養士（NST専門療法士）と歯科医師（JSPEN認定歯科医）のNST回診時には意識レベルは回復しており，空腹感の訴えがみられた．口腔内は下顎に2本（1本は残根）の歯がみられるのみで，数年前から義歯は使用していなかった．口腔内乾燥，汚染も著明であり，専門的口腔ケアの依頼を主治医に提案したが，全身状態の悪化もあり，歯科衛生士の介入は第26病日となった．血液検査データではHb 6.8 g/dL，血小板36,000/μLであり，上下口唇潰瘍で易出血，舌には乾燥喀痰の付着，口臭，口内炎がみられた．口腔内乾燥については汚染物の除去および保湿，また潰瘍部には軟膏塗布や口腔ケアを歯科衛生士とともに施行した．

第29病日には，Hb 7.7 mg/dL，血小板59,000/μLとわずかではあるが改善傾向みられ，また口腔内環境や全身状態の増悪もないため，人工肛門造設を再検討することとなった．必要栄養量1,155 kcalに対して輸血なども行っていたため，投与栄養量として末梢静脈栄養720 kcalの投与量となっていた．PNI（予後栄養指数）は19（40以下：切除吻合禁忌）のため，第31病日のNST回診時に中心静脈栄養での栄養量のアップを提案し，第33病日から中心静脈栄養を開始し必要栄養量の充足を図り，第38病日に人工肛門造設術を施行した．

第39病日に経口摂取が開始となり，流動食（800 kcal/日）が提供された．術後経過が安定したところで自宅退院の方針となったが，患者本人から「いろいろなものを食べるために義歯を作製してほしい」との希望が主治医にあったため，第40病日から上下顎の義歯作製を開始した．第50病日の退院予定となっていたため，義歯作製期間を短縮させて対応した．義歯がない間は軟菜対応とし，第40病日に流動食（800 kcal/日）+経口栄養補助食品（600 kcal/日），第41病日に五分粥食（1,000 kcal/日）+経口栄養補助食品（600 kcal/日）となり，平均8割（約1,300 kcal/日）の摂取が可能となった．

第44病日の血液検査データでは，TP 5.1 g/dL，Alb 1.7 g/dL，末梢血総リンパ球数1,025/μL，Hb 11.6 g/dL，CRP 1.38 mg/dLであり，基礎代謝量830 kcal×活動係数1.1×ストレス係数1.1≒1,000 kcalと算出したが，BMI 14.0 kg/m^{2}のため体重増加を目的に400 kcalを付加し，1,400 kcalを必要栄養量と設定した．

第46病日で上下顎の義歯を装着し（図4），主食は全粥であったが副食は常食となり，全量摂取（1,600 kcal/日）可能となった．

しかし，第50病日の退院予定は，創部感染などをきたし延期となり，第53病日に不消化軟便が多量に排泄されたため，低残渣食（食物繊維10 g/日以下）に変更して対応した．第55病日に強い呼吸苦を訴え，右自然気胸の診断にて胸腔ドレナージを施行した．第57病日には，呼吸苦軽度持続するも食事摂取量は1,400 kcal以上を維持できていたため，試験外泊の検討もなされた．食後の呼吸困難の訴えがみられ食事摂取量の低下がみられてきたことから，試験外泊時に食後の呼吸困難を避けるために少量頻回の経口摂取についての指導も行ったが，結局，試験外泊はできなかった．

第62病日から食事摂取量の低下がみられ，呼吸苦も再燃し，倦怠感から日中臥床が続いた．義歯装着は可能であったため，食形態の工夫（本人の食べやすいおにぎり・持ち込み食など）により，一時的に主食は摂取量5割と増加がみられた．第72病日に，呼吸器外科にて肺瘻に対して癒着療法を施行したが，呼吸状態の大きな改善には至らなかった．第76病日の血液検査データでは，TP 4.8 g/dL，Alb 1.6 g/dL，末梢血総リンパ球数510/μL，Hb 9.5 g/

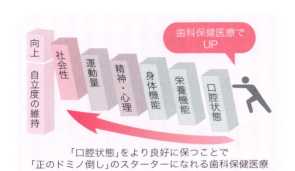

図5 高齢期において口腔状態を維持・向上させる意義

dL，CRP 1.87 mg/dL であった．病状の進行とともに，義歯は装着せずに食べやすいお粥のみの摂取となり，主食偏重食となっていたが，第79病日のNST回診時に本人より，「同じ味付けのため食欲が出ない」との訴えもみられた．義歯を装着し，常食，持ち込み食や経口栄養補助食品の変更により全量摂取可能なときもみられたが，「お食い締め」は第82病日の持ち込み食となり，第83病日以降は摂取量0割になり，第95病日に永眠された．

まとめ

これからの超高齢社会では，本症例のようにがん終末期患者が呼吸器疾患を併発することも少なくない．前述したように，歯の喪失は筋肉の原料となるたんぱく質の摂取量が少なくなるだけではなく，炭水化物摂取量の増加，すなわち呼吸状態の悪化につながる．栄養量だけではなく，栄養素のバランスという視点でも口腔機能が大きくかかわっている．

そして，食べられなくなった終末期に，どのような食事を食べたいかという想いに少しでも寄り添うことが，これからの歯科医師や歯科衛生士などの歯科医療職の役割でもある．本症例では，患者の「食べたい」という想いに対して口腔ケアを行い，さらに義歯を作製することで，短い期間ではあったが常食を食べることができ，患者，家族の高い満足度を得ることができた．

高齢期において口腔状態を維持・向上させる意義（図5）は，栄養機能，身体機能，精神・心理面，運動量，そして社会性のアップを図ることで要介護状態にならないことである．そのためにも，歯科医師はNSTに積極的に参画し，患者の口腔機能のわずかな低下を事前に察知し，最期まで口から食べることを歯科衛生士や管理栄養士など多職種と支援していきたい．

文献

1) 厚生労働省．平成11年（1999年）歯科疾患実態調査の概要．http://www.mhlw.go.jp/topics/0105/tp0524-1.html
2) 介護予防マニュアル改訂委員会．介護予防マニュアル改訂版：三菱総合研究所；2012．
3) Yoshida M, Kikutani T, Yoshikawa M, et al. Correlation between dental and nutritional status in community-dwelling elderly Japanese. Geriatr Gerontol Int 2011；11：315-9.
4) 花田信弘．新健康フロンティア戦略賢人会議「働き盛りと高齢者の健康安心分科会」提出資料．http://www.kantei.go.jp/jp/singi/kenkou/bunka3/dai2/siryou4-9.pdf
5) Wakai K, Naito M, Naito T, et al. Tooth loss and intakes of nutrients and foods : a nationwide survey of Japanese dentists. Community Dent Oral Epidemiol 2010；38：43-9.
6) Kanehisa Y, Yoshida M, Taji T, et al. Body weight and serum albumin change after prosthodontic treatment among institutionalized elderly in a long-term care geriatric hospital. Community Dent Oral Epidemiol 2009；37：534-8.

Part 4　多職種による低栄養へのアプローチ

管理栄養士が活躍する低栄養マネジメント

嶋津さゆり
Shimazu, Sayuri
熊本リハビリテーション病院　栄養管理部

Keyword　NCP（Nutrition Care Process），チームアプローチ，MCT

はじめに

　管理栄養士とは，栄養士法1条2項に示されているように，「傷病者に対する療養のため必要な栄養の指導，個人の身体状況，栄養状態等に応じた高度の専門的知識及び技術を要する健康の保持増進のための栄養の指導」を行うことを業とする[1]．低栄養マネジメントは，管理栄養士が専門性を発揮して貢献できる場であり，管理栄養士がリーダーシップをとり，多職種と協働して栄養改善へ貢献したい．そのためには，正確なアセスメントおよび多方面からの情報収集と，その分析が必要となる．

病棟における管理栄養士の役割

　特定給食施設および病院・特定機能病院における管理栄養士の配置規定は数名程度であり，十分な人数で栄養管理を実施している施設はごくわずかである．NST（栄養サポートチーム），摂食嚥下，褥瘡，感染対策などに栄養管理の重要性は広く認識されており，病棟で栄養・食事のコンサルタントとして果たす役割は多大である．各医療機関においては，少数精鋭の管理栄養士にて低栄養マネジメントを実施する現状を理解して，対策を行うことが必要である．

　（公社）日本栄養士会は，栄養管理の国際的な基準として栄養ケアプロセス（Nutrition Care Process：NCP）をもとに，個々の対象者の栄養ケアの標準化だけでなく，栄養ケアを提供する過程を標準化することを目的としている[2]．栄養ケアプロセスを採り入れることで，①栄養管理プロセスの標準化，②用語の標準化（コード化），③栄養問題に対する理解が容易になる，という利点がある．

　栄養ケアプロセスは，①栄養アセスメント，②栄養診断，③栄養介入，④モニタリングと評価の4段階で構成される．②の栄養診断は，初回の栄養アセスメントと栄養介入の中間の段階で行う栄養アセスメントをもとに，対象者の栄養状態を診断する．

　栄養診断の内容は，栄養介入により，問題を完全に解決できる内容，または，少なくとも徴候と症状を改善することができる内容とする．NI（Nutrition Intake：摂取量），NC（Nutrition Clinical：臨床栄養），NB（Nutrition Behav-

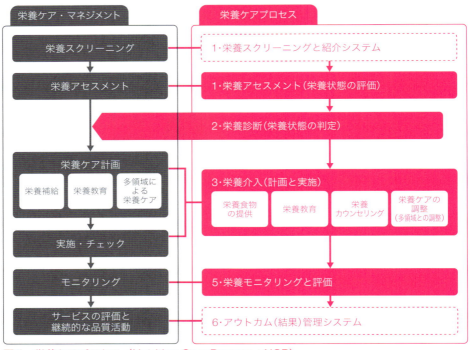

図1 栄養ケアプロセス（Nutrition Care Process：NCP）
（日本栄養士会ホームページ．栄養管理の国際基準を学ぶ[2]）より）

ioral/Environmental：行動と生活環境）の3つの領域において，70の栄養診断が提示されている．栄養診断の記載方法は，「PES 報告書」と呼ばれる文章表現を活用し，簡潔な一文で記載する．

栄養ケアプロセスが考案された第一の理由として，栄養状態判定のための統一された言語，概念，方法がなく，国内だけでなく国際的にも混乱が生じていることがあげられる．日本の管理栄養士内の標準化を図り，国際的レベルの管理栄養士へ肩を並べるためにも，NCPを積極的に実施していかなければならない（図1）[2]．

当院における低栄養患者の抽出の実際について

入院患者の栄養状態は，入院診療計画のなかで，入院した日から起算して1週間以内に栄養管理計画を立案する．当院においては，短期入院以外の患者にはすべて栄養管理計画を作成する．トリアージとは，「選別」という意味があり，緊急性と重症度から治療優先度を決定するための選別過程で使用される用語である．栄養管理に関しても，栄養アセスメント後，栄養計画を立案する際は，栄養介入の緊急性と重症度の観察を行い，入院直後より低栄養を抽出し，積極的栄養介入，早期改善をめざしていく．何らかの緊急的な治療介入が必要な状態なのか，観察の頻度はどの程度の間隔で評価する必要があるのか，などを医師，看護師に相談しながら，患者個々に応じて再評価を繰り返していく．

栄養管理部内においても，管理栄養士，栄養士，調理師の連携を密にとり，計画した内容を次の時間帯の食事へ反映させる．タイムリーな情報が入手できるよう，朝の病棟看護師の申し

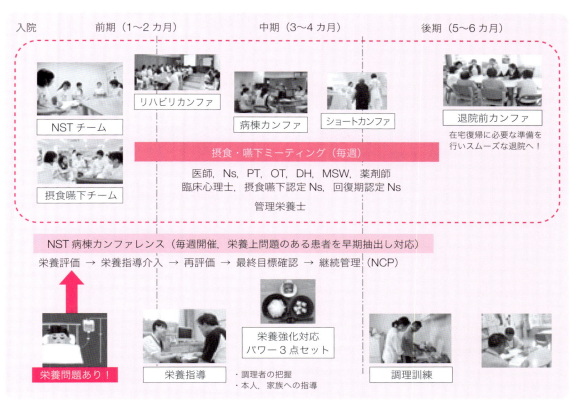

図2　当院の回復期リハ病棟での管理栄養士の介入状況

送りに，管理栄養士だけでなく，リハビリテーション（以下，リハ）スタッフ，地域連携部などの多職種が参加するようにしている．入院1週間以内，術前・術後，食事変更後，病棟移動後などの，全身状態や夜間の精神状態，食事摂取状況などの変化が頻繁にみられる時期に対しては，24時間体制でケアを行う看護師から得られる情報が貴重であり，問題解決の糸口が見えてくることをよく経験する．また，申し送りに参加することで，病棟看護師などの他職種と管理栄養士相互の時間短縮が可能となり，病状に応じた食事内容，形態のスピーディーな変更修正へつなぐことができる．そのため，各病棟に担当管理栄養士を配置し，医療スタッフが相談しやすく情報が集まりやすい体制をつくっている．

チームアプローチとは

チーム医療とは，「医療に従事する多種多様な医療スタッフが各々の高い専門性を前提に目的と情報を共有し，業務を分担しつつも互いに連携・補完し合い，患者の状況に的確に対応した医療を提供すること」と理解されている[3]．栄養管理においても，病院全体（＝全職種）の知恵を結集すべく，低栄養予防のためのチームアプローチを実践しなければならない．

図2に，当院の回復期リハ病棟における管理栄養士の介入状況を示す．栄養と食事の問題は，入院中にあらゆる形で存在し，その内容や状況次第で大きな問題に発展したり，何も問題にならない状態で経過したりする．小さな出来事を大きくしないためにも，多職種でのディス

表1　高齢者の代表的な低栄養の要因

1. 社会的要因
   - 独居
   - 介護力不足
   - 孤独感
   - 貧困
2. 精神的要因
   - 認知機能障害
   - うつ
   - 誤嚥・窒息の恐怖
3. 加齢の関与
   - 嗅覚，味覚障害
   - 食欲低下
4. 疾病要因
   - 臓器不全
   - 炎症・悪性腫瘍
   - 疼痛
   - 義歯など口腔内の問題
   - 薬物副作用
   - 咀嚼・嚥下障害
   - 日常生活動作障害
   - 消化管の問題（下痢・便秘）
5. その他
   - 不適切な食形態の問題
   - 栄養に関する誤認識
   - 医療者の誤った指導

（葛谷雅文．低栄養．In：大内尉義，秋山弘子，編．新老年学 第3版：東京大学出版会；2010．p579-90[5]）より）

カッションや情報交換は必要であり，医療スタッフの何気ない気づきや各専門職種とのディスカッションが，病気の再発の早期発見へつながることもある．

先日もある患者の変化について，複数のスタッフから情報が集まった．ST「何となく受け答えが悪い」，PT「いつもより姿勢が崩れやすい」，Ns「反応がいつもと何か違う」，管理栄養士「入院してきた日が一番元気だった」など，どこかおかしいという意見が一致したため，主治医に報告し，迅速な診察と検査により正常圧水頭症の増悪による意識レベル低下と判明した．何気ない日々の観察が功を奏した典型例であろう．

多職種によるアプローチは，患者の状況に的確に対応した医療につながる．管理栄養士だけが病棟スタッフから取り残されないためにも，可能なかぎりカンファレンスへ参加し，情報共有と情報提供を行い，栄養に関する具体的な内容を多職種が理解できるよう説明する必要がある．

病棟では，栄養アセスメント，栄養計画，食事の提供，再アセスメントを管理栄養士が繰り返し実施し，低栄養患者の栄養状態を改善していく必要がある．当院では回復期リハ病棟が3病棟あり，同時刻に各病棟のカンファレンスが開始される．マンパワーが十分でない場合は，カンファレンスへの参加は栄養障害の重症度に応じて，情報収集と記録だけの目的で参加するカンファレンス，直接多職種に働きかけるために参加するカンファレンス，と選別していく工夫も必要である（図2）．

高齢者の代表的な低栄養の要因

高齢者が低栄養状態に陥るとき，食事摂取量が減少したり，話をしなくなる，むせるようになる，すぐ疲れるといった状況を病棟ではよく見かける．とくに高齢者の摂取量低下の原因は，複数の要素が関係している場合がほとんどであり，多くの情報収集が必要となる．摂取量低下による栄養学的問題は，摂取エネルギー不足による体重減少を経て，全体的な栄養素の摂取不足につながり，PEM（protein-energy malnutrition＝低栄養状態）に陥る．PEMでは，嚥下機能にまで影響を及ぼし[4]，経口摂取から経腸栄養管理へ逆戻りするパターンも経験するため，正確な摂取量の把握と栄養の充足が重要となる．食欲には，病状，生活活動，摂食嚥下，消化器機能，嗜好や精神状態，認知機能などが複雑に関与していることを理解し，アプローチを検討していく．具体的には，表1に示すような高齢者の代表的な低栄養の要因をもとに，今回の要因はどの項目に該当するかを検討する[5]．

管理栄養士だからできる低栄養マネジメント

栄養の専門家である私たちは，栄養問題に常に敏感であり，身近なものでは，毎日の病院食が確実に摂取できているかの把握からはじま

表2 食欲低下時の主な要因

① 食べられない（疾病，認知機能低下，食事形態・自力摂取困難）
② 食べたことがない（食習慣）
③ 食べたくない（おいしくない，変化がなく飽きる，消化器症状，精神的な悩み・不安，活動性低下，疼痛や発熱，薬剤の副作用，疾病，認知機能低下など）
④ きつい・つらい（体力の消耗や心身の不調）
⑤ 嫌い（偏食や嗜好）
⑥ 心理的ストレス（食事環境・介助環境）

（嶋津さゆり．困難場面での援助技術「摂取量低下」．In：小山珠美，編．口から食べる幸せをサポートする包括的スキル：医学書院；2015．p127-30[8]）より）

る．病院から提供する以上，患者には委託・直営関係なく，安全に衛生的でおいしい食事が一番である．食の楽しさやおいしさ，五感を刺激する食事の提供も，管理栄養士だからこそできることである．食形態においても，本来は管理栄養士が中心となり，患者の嚥下状況に応じて選択すべきである．

多職種のディスカッションの場には積極的に参加する必要がある．また，嚥下障害があると低栄養も存在する，といわれており[6]，低栄養の早期改善に向けて最適な方法で結果を出さなければならない．病院食だけで栄養改善できればすばらしいが，とくに回復期リハ病棟の場合，入院時から低栄養状態の患者が多く[7]，通常のエネルギーでは維持するだけで精一杯であり，栄養改善，体重増加は何らかの栄養補助食品に頼らざるをえないことも経験する．そのため，病院食の栄養成分のみならず，栄養補助食品の成分などにおいても，他職種と比較してもっとも精通すべき職種が管理栄養士であり，栄養改善という結果を出していくことが強みとなる．改善できない栄養管理，コストのみの重視をしていては，管理栄養士はチームアプローチから外されてしまう．患者からの貴重な経験を通じて，早期改善の方法や状態に応じた栄養素の選択などを常に検討することが必要となる．

食事摂取量の低下は，最終的には低栄養状態へとつながる．表2に，食欲低下の原因となりうる項目を示す[8]．いずれにしても各項目における基本対応としては，①期間：いつから，どのくらい続いているのか（日，週，月），②摂取：1日または1食どのくらい食べているかの目安，③成功事例：うまくいったときの状況，場面，状態，介入内容，の3点については正確に情報収集しておく必要がある[8]．

当院の回復期リハ病棟における入退院時の栄養状態の変化を，MNA®-SFで示す．入院時には低栄養状態またはAt riskの患者を多く認めるが，退院時には栄養改善と同時に日常生活動作の改善へつなげている（図3）．とくに当院の低栄養改善に大きく貢献しているのが，中鎖脂肪（MCT）の特徴を利用して提供している熊リハパワーライス®である．高齢者が主食として食べている軟飯にプロテインと中鎖脂肪のパウダーと液体を混ぜたものを摂取させた結果，多くの患者で体重増加や食欲不振への効果を認めている．経管栄養から経口摂取への移行時期の低栄養予防，体重増加，常食への改善，入院期間の短縮などの効果を，熊リハパワーライス®の提供で認めている（図4）[9]．

また，当院栄養管理部の2016年度の実績として，糖尿病改善率はHbA1cの改善または入院中の血糖調整が可能になった患者85％，脂

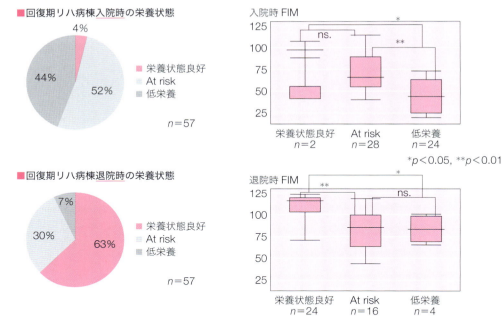

図3 熊本リハビリテーション病院回復期リハ病棟入院患者の栄養状態とFIM

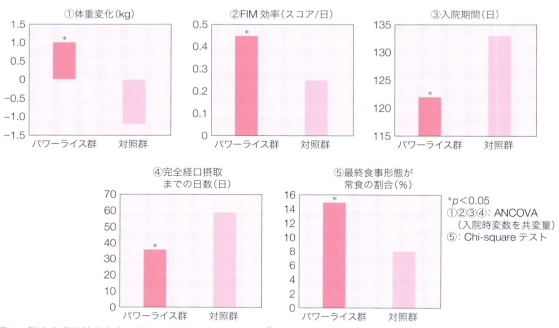

図4 脳卒中嚥下障害患者に対する熊リハパワーライス®の臨床効果
BMI，FIM，アルブミン，年齢，性，発症からの日数の傾向スコアを用いてマッチングしたパワーライス群28人と対照群28人を比較（2010〜2013年，パワーライス群45人，対照群141人のデータを用いて解析）．入院時から退院時の変化を2群間で比較したところ，体重変化，FIM効率（FIM利得/入院日数），入院期間，経口摂取まで日数，最終形態が常食の割合の項目で有意差を認めた．

（吉村芳弘．PDNレクチャー 経腸栄養に用いられる製剤および食品．In：PEGドクターズネットワークホームページ[9]より）

質異常症改善率は高度肥満の改善または検査値の改善53.8％，高血圧は入院時と比較して血圧が低下88.9％，貧血はヘモグロビン値が改善89.5％，低栄養は体重増加，摂取エネルギーおよび食事摂取量の増加，ADLの改善84.9％，経口摂取移行は63.2％と過去10年平均経口摂取移行率50％と比較して改善，となった．このように，栄養管理のアウトカムを何らかの形で提示していき，回復期リハ病棟への管理栄養士の常駐配置をアピールしていきたい．

おわりに

病院は病を治療するところであり，低栄養状態は管理栄養士だけでどうにかできる問題ではない．入院診療計画書の項目に「特別な栄養管理の必要性の有無」があるように，栄養管理は病院全体で取り組むべき治療の一端である．管理栄養士には，自信をもって栄養改善できるための何らかの武器が必要である．一方で，栄養療法は即効性が期待できず，明確なアウトカムが見えづらいのも特徴である．管理栄養士の専門性を積極的に出していかないと，管理栄養士以外のNST専門療法士や認定看護師などの他職種で，栄養管理が代替されてしまうかもしれない．各施設の少数精鋭管理栄養士たちの地道な努力が実を結ぶためにも，各々の絶え間ない学習，研鑽，情報発信が重要である．

文献

1) 栄養士法．昭和22年法律第245号（最終改正：平成19年）．
2) 日本栄養士会ホームページ．栄養管理の国際基準を学ぶ．https://www.dietitian.or.jp/career/ncp/
3) 厚生労働省．チーム医療の推進について（チーム医療の推進に関する検討会 報告書）：2010．http://www.mhlw.go.jp/shingi/2010/03/dl/s0319-9a.pdf
4) Wakabayashi H, Sakuma K. Rehabilitation nutrition for sarcopenia with disability : a combination of both rehabilitation and nutrition care management. J Cachexia Sarcopenia Muscle 2014；5：269-77.
5) 葛谷雅文．低栄養．In：大内尉義，秋山弘子，編．新老年学 第3版：東京大学出版会；2010. p579-90.
6) Foley NC, Martin RE, Salter KL, Teasell RW. A review of the relationship between dysphagia and malnutrition following stroke. J Rehabil Med 2009；41：707-13.
7) Kaiser MJ, Bauer JM, Rämsch C, et al. Frequency of malnutrition in older adults : a multinational perspective using the mini nutritional assessment. J Am Geriatr Soc 2010；58：1734-8.
8) 嶋津さゆり．困難場面での援助技術「摂取量低下」．In：小山珠美，編．口から食べる幸せをサポートする包括的スキル：医学書院；2015. p127-30.
9) 吉村芳弘．PDNレクチャー 経腸栄養に用いられる製剤および食品．In：PEGドクターズネットワークホームページ．http//www.peg.or.jp/lecture/enteral_nutrition/04-07-03.html

Part 4 多職種による低栄養へのアプローチ

看護師が活躍する低栄養マネジメント

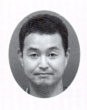

清水孝宏
Shimizu, Takahiro
地方独立行政法人 那覇市立病院　看護部

Keyword　低栄養，栄養障害，看護と栄養，多職種によるアプローチ

- 看護は，診療の補助行為と日常生活援助（療養上の世話）の一つとして栄養を考える．
- これまでの，これからの栄養を考え調整するのが看護である．
- 患者にとって最適な栄養投与量を最適なルートで提供し，安全に管理する．
- 時には増やし，時には減らし，最適な栄養を整えるよう調整する．
- 患者や家族の意思決定を支援しながら栄養を考えなければならない．

はじめに

　看護にとって栄養とはいったい何なのであろうか？　このような質問を投げかけたら，こう答えるであろう．栄養（食）とは，人が生活するうえで欠かせない行動の一つである．食と同様に排泄や活動，休息も欠かせない行動である．これら日常生活を援助するのが看護であり，適正な栄養状態への改善，低栄養や過栄養の回避を常に考えながら栄養を援助するのが看護である．

　本項では，看護師が活躍する低栄養マネジメントが主題であり，低栄養に陥る患者に対し，われわれ看護師がどのように栄養改善にかかわることができるのかを考えてみたい．

看護の視点で低栄養・栄養障害を見極める

　ある患者が入院してきたとする．まず収集する情報は，病名とその病気の状況やバイタルサインなどの全身状態である．次に入院前の生活に関する情報を収集し，身長と体重などの情報を加え，患者の全体像をとらえることができる．最低限これらの情報から栄養状態を大まかに把握することができる（図1）．さらに細かい栄養に関する情報については表に示す．

　たとえば，疾病の種類からは急性疾患か慢性疾患なのか，食に関する問題として，神経性食思不振症などの精神疾患による飢餓の存在も確認できる．次に，病気の状況やバイタルサインなどから全身状態を判断することができる．より重症であれば，その後の栄養障害や低栄養へ

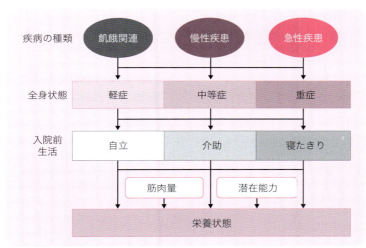

図1 栄養状態に影響する因子

表 栄養に関する情報収集とアセスメント

計測・問診	評価の指標	アセスメント・評価の意義
身長・体重測定 BMI＝体重（kg）/（身長（m））² 標準体重＝（身長（m））²×22	肥満：BMI 25以上 普通体重：BMI 18.5～25未満 低体重：BMI 18.5以下	・低体重であれば低栄養の可能性を疑う ・肥満および低体重の場合は標準体重で目標エネルギーを算出
体重の減少 （通常体重からの変化）	中等度：1カ月で5%の体重減または6カ月で10%の体重減少 重度：中等度を超える場合	・体重減少の有無は，低栄養・栄養障害の重症度や進行度合いを把握するのに重要な指標
上下肢の筋肉・脂肪・浮腫の評価	上腕周囲長・下腿周囲長 前脛骨や足背の浮腫	・上腕周囲長（21 cm以下）・下腿周囲長（28 cm以下）はサルコペニアの疑いあり ・下腿浮腫の存在は低アルブミン血症や心不全，腎不全を示唆する所見
口腔・嚥下評価	歯牙・舌・粘膜の状態 （衛生状態） 嚥下障害の有無	・歯牙欠損，舌萎縮の有無，粘膜乾燥や潰瘍の有無から経口摂取の状況を判断 ・唾液嚥下の有無，嚥下反射の有無から経口摂取の状況を判断し，同時に早期経口訓練を検討する
消化器症状	排便性状と回数（下痢・便秘） 嘔吐回数・性状・量 腹痛・腹部膨満	・消化管機能の評価（消化・吸収・排泄） ・消化器疾患の評価
問診による評価	食欲 1日の食事摂取回数 1回の摂取量（主食・副食） たんぱく質摂取状況	・消化・吸収能力の評価を行い，開始する栄養剤を検討 ・栄養摂取過不足の把握

のリスクは高くなる．入院前の生活に関する情報からは，食事摂取が自立あるいは介助されていたかが理解できる．疾病の種類，全身状態，入院前の生活の情報に加え，患者の体格から想定される筋肉量，職業歴や運動歴，社会的な背景などから想定される患者の潜在能力を加味し，栄養状態を判断することになる．

以下にいくつかの例を示してみよう．

神経性食思不振症

神経性食思不振症は，飢餓が原因の低栄養である．入院する状況により全身状態は異なるが，徐々に進行した飢餓であれば，全身状態は軽症から中等症が多い．日常生活に関してはほ

ぼ自立している患者が多いが，筋肉量や潜在能力は低く，栄養状態が深刻なケースが多い．

■慢性呼吸不全

慢性呼吸不全で代表的なのが，COPD である．労作時の息切れや呼吸困難から食事摂取量は低下し，日常生活の活動範囲は制約され，筋肉量は減少していることが多い．そのため，潜在能力も低く，呼吸器感染症を繰り返すことが多い．慢性的な炎症を抱え，全身状態は中等症あるいは重症に陥りやすい．

■敗血症

急性疾患で代表的な敗血症は，感染臓器によりさまざまな症状を呈する．ショックに陥るような敗血症であれば，全身状態は重症である．入院前の生活が自立，介助，寝たきりによって，筋肉量や潜在能力に違いが出てくるであろう．急性疾患は侵襲の大きさにより異化の程度が変わり，侵襲に曝された期間が長ければ長いほど栄養障害が深刻になる．また，侵襲がコントロールされなければ異化は続くため，栄養障害が改善するには侵襲のコントロールが重要な課題となる．

栄養マネジメントにおける看護の役割

低栄養状態に陥っている患者に対しわれわれ医療従事者は，栄養状態を改善させるためにいろいろと知恵を絞りアプローチする．低栄養に陥った原因が疾患であれば，その治療方針を立て治療するのが医師である．医師が処方した薬剤を調剤するのが薬剤師であり，医師が指示した食事内容を調整するのが管理栄養士である．

看護師は，診療の補助として疾患の治療についてかかわり，日常生活援助の一つとして食についてかかわっている．具体的な看護の役割を以下にまとめてみる．

■投与ルートの評価と選択

経腸あるいは静脈からの栄養投与にするか，その判断の根拠になるのが看護師による消化吸収能力の観察である．日々行っている消化管の蠕動運動，排泄に関する観察，腹部膨満や嘔吐の有無などを総合的に判断し，栄養投与ルートが決められる．もしも消化吸収に関するアセスメントがきちんとされていなければ，経腸栄養を開始した後に嘔吐や下痢などのトラブルが発生するかもしれない．すなわち看護師に求められる消化吸収能力に関する観察やアセスメントは，患者にとっては重大な責任があることを認識しなければならない．経腸栄養が困難であれば，静脈栄養を検討することになる．末梢静脈ラインであれば栄養投与に耐えられる静脈なのかどうかの判断や，中心静脈ラインであれば患者にとってもっとも安全で負担の少ない穿刺部位を見極めるのも看護師の役割である．

■消化吸収の調整
❶経腸栄養

経腸から投与される栄養剤がスムーズに消化吸収されるための援助として，投与する栄養剤の形態の調整（成分・消化態・半消化態），栄養剤の硬さの調整（液体・半固形），各栄養素の配分や食物線維含有の有無などを患者個々に応じて検討する．また，投与速度についても，持続投与が適しているのかどうかを患者の状態によって見極める必要がある．消化吸収がスムーズに行われるためには，排泄がスムーズに行われていることもたいへん重要である．下痢や便秘の有無を確認し，栄養剤や栄養投与量の変更や薬剤などにより調整する．

図2　栄養マネジメントにおけるPDCAサイクル

❷静脈栄養

　静脈から投与された栄養がスムーズに消化吸収される過程には，投与される静脈の部位，栄養素の濃度，投与速度，血糖コントロールなど細やかな管理が求められる．たとえば中心静脈から投与されるべき栄養剤なのか，脂肪乳剤の投与速度は妥当であるかといった検討や，インスリンを適切に使用し適切な血糖コントロールを行うことなどである．

■活動と休息のバランスを調整

　投与された栄養が体の成分として置き換えられる過程には，活動と休息のバランスが重要である．摂取したたんぱく質が骨格筋に置き換えられるには，運動が必要となる．エネルギー源となる糖質や脂質を摂取しても，体を動かさなければ脂肪としての蓄えが増えることになる．活動と休息のバランスを患者個々に適した状態に保ち，その状況に応じたエネルギー量や栄養組成に調整することが重要である．

栄養マネジメントにおけるPDCAサイクルと低栄養でとくに注意したい工夫

　低栄養状態にある患者に対し行っている栄養管理の一連の流れは，PDCAサイクルに当てはめると理解しやすい（図2）．これは低栄養に限らず，栄養管理の一連の流れと同様であるが，低栄養状態にある患者であれば，より慎重に行うべきであろう．

　Plan（計画）について，低栄養に陥った原因やこれまでの栄養摂取状況を踏まえ，無理のない慎重な投与計画を立案する．Do（実行）では，消化管の使用を第一選択とするが，消化管からの投与では十分な量が進められなければ，

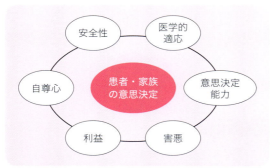

図3 多職種による多角的な患者・家族の意思決定支援

静脈栄養の併用を考慮する．Check（検証）については，低栄養患者ではとくにrefeeding症候群の発症に注意をし，トラブルのない栄養管理であるかを検証する．Action（改善）では，低栄養状態から早く改善させようと焦る気持ちになるかもしれないが，低栄養が少しずつ改善できるような無理のない見直し，提案につなげる．

患者や家族の意思決定を支援した栄養管理

低栄養マネジメントにおける看護師の役割について述べてきたが，低栄養が病状的に改善困難な場面や，加齢にともない栄養の改善が望めないケースも少なからず存在する．また，患者自らの意思で栄養摂取を望まないケースも存在するであろう．われわれ医療提供者は，患者にとって最善な医療を提供しなくてはならない．つまり，栄養マネジメントにおいても，最善な栄養を提供することが求められる．最善な栄養の提供というと漠然としていてわかりにくいかもしれない．最善な栄養の提供の土台には，患者やその家族が栄養の提供を受け入れる意思の存在が必要と考える．言い換えるならば，栄養を受け入れる意思の決定があるかどうかということである．栄養投与が患者にとって安全であるのかどうか，医学的な適応があるのかどうか．栄養による利益や害悪はどうか，患者の自尊心は守られているかどうか．患者や家族の意思を決定する能力や十分な情報提供がなされているかどうかを総合的に判断しなければならない．図3に示すように，患者や家族の意思決定をさまざまな角度から，栄養サポートチームのような多職種からなるチームで検討し，患者や家族が最善と思えるような栄養を支援するのがわれわれの責務であろう．

1) 清水孝宏，編．重症患者の栄養管理．急性・重症患者ケア 2013；2（2）．
2) 日本静脈経腸栄養学会，編．コメディカルのための静脈経腸栄養ハンドブック：南江堂；2010．
3) White JV, Guenter P, Jensen G, et al. Consensus statement：Academy of Nutrition and Dietetics and American Society for Parenteral and Enteral Nutrition：characteristics recommended for the identification and documentation of adult malnutrition (undernutrition). JPEN J Parenter Enteral Nutr 2012；36：275-83.

低栄養対策における栄養経営士の役割

宮澤　靖
Miyazawa, Yasushi
東京医科大学病院
栄養管理科

Keyword

栄養経営士，診療報酬，コストマネジメント

はじめに

日本は，少子高齢化社会になり，患者の急増に加え，メディカルスタッフと納税者の数が減少する危機的な状況を迎えようとしている．

高齢者患者は骨格筋が乏しく，発熱や手術といった侵襲で急速に栄養状態が悪化するのが特徴である．高齢者の低栄養に対しては，専門性の高い多職種がチームでベッドサイドで対応しなければ患者さんはよくならないし，急性期病院としてやっていけない時代を迎えたといえる．高齢で臓器不全を有する患者の救命には，根本治療を迅速確実に行うことがもっとも大事であり，救命後，回復するためには，食べて動くことが必要で，栄養とリハビリテーションのチーム医療が求められている．食べて動かないと骨格筋は減少し，低栄養から免疫能が低下，高齢者は慢性炎症を有していることから感染症を併発，衰弱が進み，死に至る．これらを予防するのも栄養とリハビリテーションであり，チームでの対応が必要となる．そして何より「必要な患者すべてに必要なときに適切な栄養サポートを提供する」ことが必要であるが，そこに大きな壁が生じてしまう．それが医療経済的な問題である．目先のコストにとらわれ過ぎることなく，その先にある大きなコストの損失を防がなければ，患者を助けられなくなると同時に，管理栄養士すら守られなくなる．このような観点より，日本栄養経営実践協会を設立して「栄養経営士」という資格を発行し，患者と管理栄養士を守る活動を開始した．

国民医療費の概況

厚生労働省の報告[1]によれば，平成26年（2014年）度の国民医療費は40兆8,071億円，前年度の40兆610億円に比べ7,461億円，1.9％の増加となっている（図1）．人口一人当たりの国民医療費は32万1,100円，前年度の31万4,700円に比べ6,400円，2.0％の増加となっている．国民医療費の国内総生産に対する比率は8.33％（前年度8.30％），国民所得に対する比率は11.20％（同11.16％）となっている．

制度区分別にみると，「公費負担医療給付分」は3兆390億円（制度全体に占める割合7.4％），「医療保険等給付分」は19兆1,253億円（同46.9％），

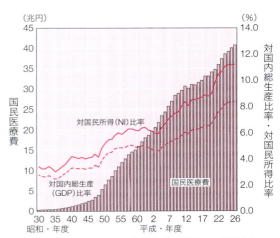

図1　国民医療費・対国内総生産・対国民所得比率の年次推移

（厚生労働省．平成26年度 国民医療費の概況：2016[1]より）

低栄養対策における栄養経営士の役割

「後期高齢者医療給付分」は13兆3,900億円（同32.8％），「患者等負担分」は5兆659億円（同12.4％）．財源別にみると，公費のうち「国庫」は10兆5,369億円（財源全体に占める割合25.8％），「地方」は5兆3,157億円（同13.0％）．また，保険料のうち「事業主」は8兆3,292億円（同20.4％），「被保険者」は11兆5,448億円（同28.3％）．さらに，その他のうち「患者負担」は4兆7,792億円（同11.7％）となっている．図1でもわかるように，日本では昭和29年（1954年）より医療費統計を開始しており，年々増加の一途である．このような状況で，限られた財源のなかで「必要な患者すべてに必要なときに適切な栄養サポートを提供する」には，栄養サポートをする際に「経営の観点」を取り込まなくては成り立たない現状が出てきている．

栄養経営士

日々，栄養指導やNST活動，食材費のコスト管理など，多忙な業務に奔走している管理栄養士だが，それらの業務が最終的に到達すべきゴールはきちんと設定されているか？　所属施設が地域のなかで果たすべき役割，その施設のなかで栄養部門に求められる使命をしっかりと把握し，その使命を全うするためのゴールを設定しなければ，いくら尽力してもその努力は日々のルーチン業務を超えるものにはなりえないと考えている．超高齢社会のなかでいま，管理栄養士は，専門スキルを十分に発揮し，ご高齢の方々の健康と幸せを守っていかなければならないと思う．そのためには，栄養サポートの専門職として最終的に何を達成しなければならないのか，そのゴールの設定が不可欠となる．そして，そのゴールへの到達に向けて明確な中長期戦略を立て，マネジメントしていかなければならない．

しかし，管理栄養士の養成課程において，このマネジメントについて学ぶ機会は皆無で，職場で教わることもほとんどないと思う．そこで私たちは2014年5月，「一般社団法人日本栄養経営実践協会」を設立した．本協会は，経営的観点から栄養サポート業務をとらえ，栄養サポートの成果をもって施設経営に貢献しうる「栄養経営士」の育成をめざ

すものである．現在，日本栄養経営実践協会スキルの習得のためのカリキュラムと，「栄養経営士」の認定制度構築に取り組んでいる（図2）．

診療報酬改定の大枠

消費税増税の再延長が決定し，医療資源の原資が枯渇しているなかで，高齢化にともない医療費が年々増加していることは前述のとおりである．2016年度診療報酬改定の改定率は，本体がプラス0.49％，薬価改定がマイナス1.22％，材料価格改定がマイナス0.11％となっているが，改定の主旨は，①「地域包括ケアシステム」の推進と「病床機能分化・連携」を含む医療機能の分化・強化・連携をいっそう進めること，②「かかりつけ医等」のさらなる推進など患者にとって安心・安全な医療を実現すること，③重点的な対応が求められる医療分野を充実すること，④効率化・適正化を通じて制度の持続可能性を高めること，の4つの視点に基づくとしている．

「重症度，医療・看護必要度」は，項目の見直しが行われ，A項目の専門的治療・処置で，無菌治療室の治療が加わった．また，救急搬送後の入院が加わり，救急車で搬送された場合に，当日と翌日の2日間が対象となった．注意が必要なのは，医療機関が所有する救急車ではなく，自治体の救急車で搬送された場合に対象となる点で，医療機関から医療機関に搬送した場合は含まれなくなっている．B項目では，「診療・療養上の指示が通ずる」，「危険行為」の2項目が加わり，認知症やせん妄の患者に対するケアを評価するねらいであると思われる．C項目は，開頭・開胸の手術，あるいは救命等に係る内科的治療ということで，新たな項目が追加された．

こうした項目の追加に併せて該当基準も見直され，従来は「A項目2点以上かつB項目3点以上」が基準であったが，早期離床・早期リハビリテーションが推奨されていることから，B項目を満たさなくても「A項目3点以上」であれば急性期の患者像として評価することになった．また，「C項目1点以上」でも該当して，手術ごとに該当する日数が異なり，開頭・開胸手術であれば手術当日を含めて7日間，開腹手術では5日間，胸腔鏡・腹腔鏡

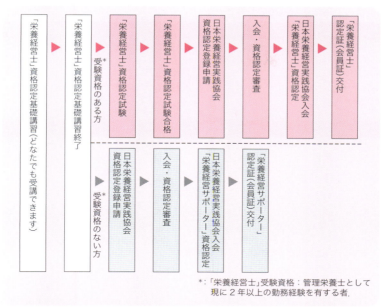

図2 「栄養経営士」および「栄養経営サポーター」資格認定までの流れ

では3日間,全身麻酔・脊椎麻酔の手術では2日間となっている.なお,救命等に係る内科的治療は2日間で,手術等の医学的状況については定義が定められており,たとえば開頭手術であれば,「開頭により頭蓋内に達する手術」であり,穿頭および内視鏡下で行われた手術は含まない.内科的治療は,①経皮的血管内治療として,一般的なカテーテル治療,脳血管のカテーテル治療,t-PA療法などがあげられ,②経皮的心筋焼灼術は,アブレーションやペースメーカー移植術が対象,③侵襲的な消化管治療には,内視鏡による胆管,膵管に係る治療,あるいはラジオ波焼灼術などである.

「重症度,医療・看護必要度」の項目の見直しにともなって該当患者割合の見直しを行い,7対1入院基本料は15％から25％に引き上げとなり,集中治療室においては基準項目を満たす症例が80％以上入室していなくては特定集中治療室管理料1・2が算定できなくなった.地域包括ケア病棟入院料は10％の基準は変わらないが,C項目が対象に加わった.回復期リハビリテーション病棟は,従来の10％から5％に緩和され,10対1病棟の看護必要度加算は,基準を引き上げたうえで増点されている.また,療養病床では医療区分2・3の厳格化が施行され,医療療養病床を有効に活用する観点から,療養病棟入院基本料1と同様に入院基本料2においても医療区分2・3の患者の受入が要件とされ,療養病棟入院基本料2を算定するには当該病棟の入院患者のうち,医療区分2又は3の患者が5割以上とされた.

このように,2016年度診療報酬改定は過去に類を見ないほどの大きな改定であり,病院という概念さえ覆すような大改定であると思われる.

管理栄養士の試練

診療報酬改定で,濃厚流動食のみでの栄養サポートがなされた場合,10％減額されることになった(表).濃厚流動食メーカーや納品企業の話では,かなりの数の施設で見積もりや採用品の見直しがされているようである.厚生労働省は今回の10％の減額について,「今後については実勢価格を鑑みて判断する」としている.今回,より安価な製品を選択していくと,実勢価格がどんどん下がってしまい,このままでは来年度,再来年度と減額が続き,思うように濃厚流動食が使えず,適切な栄養サポートが行えない状況になることが危惧される.

column 低栄養対策における栄養経営士の役割

表　入院時経腸栄養製品の使用に係る給付の見直し

【食事療養】	
1 入院時食事療養（Ⅰ）（1 食につき）	640 円
2 入院時食事療養（Ⅱ）（1 食につき）	506 円

【生活療養】	
1 入院時生活療養（Ⅰ） 　（1）食事の提供たる療養（1 食につき）	554 円
2 入院時生活療養（Ⅱ） 　（1）食事の提供たる療養（1 食につき）	420 円

→

【食事療養】	
1 入院時食事療養（Ⅰ）（1 食につき） 　（1）（2）以外の場合 　（2）流動食のみを経管栄養法で提供する場合	640 円 575 円
2 入院時食事療養（Ⅱ）（1 食につき） 　（1）（2）以外の場合 　（2）流動食のみを経管栄養法で提供する場合	506 円 455 円

【生活療養】	
1 入院時生活療養（Ⅰ） 　（1）食事の提供たる療養（1 食につき） 　　イ　ロ以外の場合 　　ロ　流動食のみを経管栄養法で提供する場合	554 円 500 円
2 入院時生活療養（Ⅱ） 　（1）食事の提供たる療養（1 食につき）	420 円

流動食のみを経管栄養法で提供する場合には，特別食加算は算定不可とする*.
* : これまでは，入院時食事療養（Ⅰ）および入院時生活療養（Ⅰ）の適用患者に対し，厚生労働大臣が定める特別食（腎臓食，肝臓食，糖尿食等）を提出する場合に，1 食につき 76 円加算.

　今回の改定は，私たち管理栄養士に対する試練であると思っている．納入価格というコストのみで濃厚流動食を選択し，「管理栄養士は患者の病態を診ずに金額だけで濃厚流動食を選んでいる」と他職種を失望させるようなことがあってはならないと考えている．また，患者に提供されている濃厚流動食も，医師から相談されればそれに応えてゆくが，そうでなければ医師の指示通り，製品の特徴であるとか，病態であるとかを鑑みず「言われたから用意する」という悪しき伝統が今後も継続されてしまうことが懸念される．病院には多くの専門職がいるが，栄養サポートの専門職は管理栄養士だけである．今回の減算について，コスト削減の圧力に屈せず，「私たちは患者の栄養サポートに対してベストを尽くしていく」という意思表示をしっかりできれば，「私たちは栄養サポートにおける唯一のプロです」と，患者，他職種，国民に言い切れるのではないかと思う．

　管理栄養士が栄養サポートの司令塔になるためには，帳票類の作成や調理補助など，管理栄養士の抱える業務量が多すぎる．そのため，司令塔としてもっとも優先すべき患者の栄養アセスメントやモニタリングにあてるべき時間がどんどん削られている状態なのではないかと考える．栄養サポートの司令塔として本来の仕事をするためには，まず業務整理を行い，必要な濃厚流動食にはコストをしっかりとかけ，アウトソーシングできるものについては外部委託化して栄養部門の負担を軽減しなければならない．そして，マンパワーと資金，スキルをもっとも優先すべき臨床栄養サポート業務に集中させることだと思う．これから 2025 年に向けて高齢者が確実に増加していくなかで，管理栄養士の仕事はきわめて重要となり，いま，自らの使命を全うしていけば，この国は絶対によい国になると確信している．私たち管理栄養士を取り巻く環境は非常に厳しい状況だが，ここで国民の記憶に残るすばらしい仕事をやりとげて，国民にとって必要不可欠な職種になっていくことを切望する．

1) 厚生労働省．平成 26 年度 国民医療費の概況：2016．http://www.mhlw.go.jp/toukei/saikin/hw/k-iryohi/14/

Part 5

高齢者を支える栄養ケア実践例

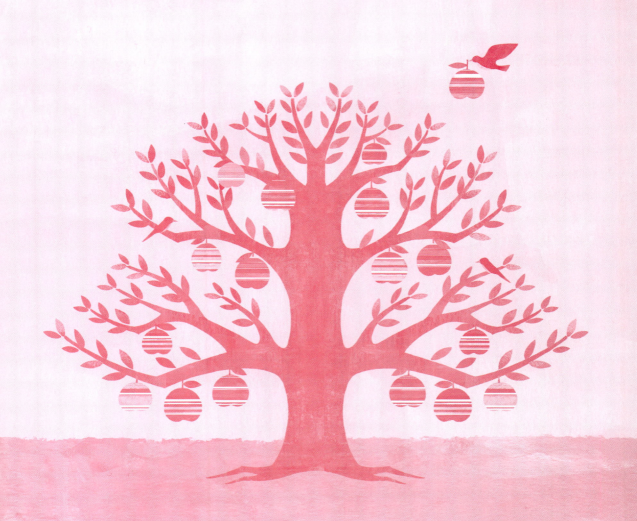

Part 5 高齢者を支える栄養ケア実践例

低栄養の食事指導

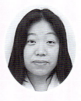

工藤美香
Kudo, Mika

駒沢女子大学　人間健康学部健康栄養学科

Keyword　低栄養，退院時指導，スマイルケア食，コンビニの利用

はじめに

平成28年（2016年）度診療報酬改定により，低栄養・がん・摂食嚥下障害が栄養食事指導の対象疾患として算定可能となった[1]．低栄養の栄養食事指導は，入院，外来，在宅で行われている．とくに在宅においては，低栄養と気づかず生活している高齢者は少なくない．そのため，入院を契機として，低栄養状態だということがわかるケースが多い．入院をしたときには栄養状態がかなり悪化しており，入院中に改善して退院することはむずかしい．

そのため，低栄養のリスクがあるかどうかを，いつでも，誰でも，どこでも，評価できる機会が必要であり，療養者の嗜好，生活状況，介護負担，金銭面などを考慮した継続可能なアドバイスが必要である．身体の状態に合った具体的な献立の提示や調整方法，買い物のアドバイスなどを行う．その内容は，実施可能であることが重要である．とくに，とろみ調整食品，栄養補助食品などの利用方法についてはわかりにくいことが多いので，必要な場合には療養者が確実に手にして，利用できる方法を相談する．

近年では，一般の方々が療養者に合った介護食品を選択して購入できるように，農林水産省がスマイルケア食というカテゴリを示している（図1，2）[2]（詳細は「在宅向けの市販食品（コンビニ，宅配などを含む）の利用・工夫」の項を参照）．また，日本介護食品協議会が規格を定めているユニバーサルデザインフードというカテゴリがある（図3）[3]．

本項では，誤嚥性肺炎にて入院した低栄養患者の退院時の栄養指導例を提示する．

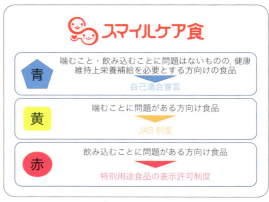

図1　スマイルケア食の分類

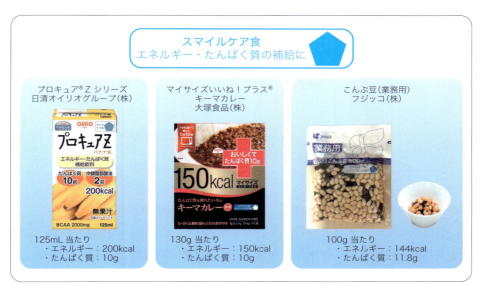

図2 スマイルケア食「青」マーク利用許諾商品の一例（資料：各社提供）

区分		容易にかめる	歯ぐきでつぶせる	舌でつぶせる	かまなくてよい
かむ力の目安		かたいものや大きいものはやや食べづらい	かたいものや大きいものは食べづらい	細かくてやわらかければ食べられる	固形物は小さくても食べづらい
飲み込む力の目安		普通に飲み込める	ものによっては飲み込みづらいことがある	水やお茶が飲み込みづらいことがある	水やお茶が飲み込みづらい
かたさの目安※食品のメニュー例で商品名ではありません。	ごはん	ごはん〜やわらかごはん	やわらかごはん〜全がゆ	全がゆ	ペーストがゆ
	さかな	焼き魚	煮魚	魚のほぐし煮(とろみあんかけ)	白身魚のうらごし
	たまご	厚焼き卵	だし巻き卵	スクランブルエッグ	やわらかい茶碗蒸し(具なし)
	調理例(ごはん)	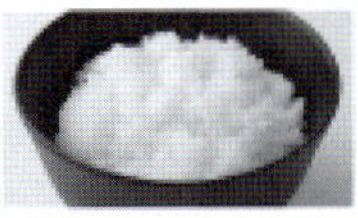	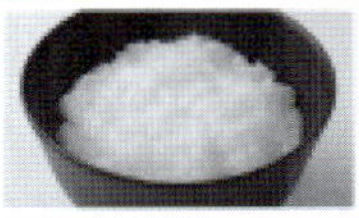	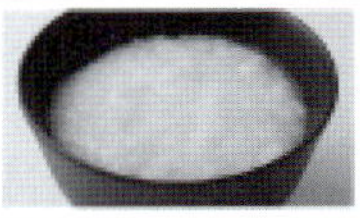	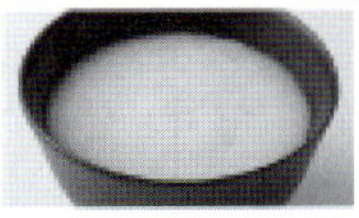
物性規格	かたさ上限値 N/m^2	$5×10^5$	$5×10^4$	ゾル：$1×10^4$ ゲル：$2×10^4$	ゾル：$3×10^3$ ゲル：$5×10^3$
	粘度下限値 $mPa·s$			ゾル：1500	ゾル：1500

※「ゾル」とは，液体，もしくは固形物が液体中に分離しており，流動性を有する状態をいう．
「ゲル」とは，ゾルが流動性を失いゼリー状に固まった状態をいう．

図3 ユニバーサルデザインフードの選び方

対象者（患者）情報

●年齢・性別
80歳，女性

●主訴
発熱

●診断名
誤嚥性肺炎

●生活環境
・高齢夫婦2人暮らし
・膝痛，腰痛が原因でADLは低下しているが，日常生活は可能

・息子が時々様子を見に行っている．

●栄養スクリーニング
高度栄養不良（栄養量の不足）と判定

●栄養判定
NI-5.2 栄養失調

〔栄養診断の根拠（PES）〕
誤嚥性肺炎と診断され発熱があり，咀嚼・嚥下機能低下，食事摂取量が減少していることから（S），嚥下障害（E）が原因となった栄養失調（P）状態であると栄養判定．

●栄養管理計画
〔長期目標〕
・誤嚥性肺炎の予防，栄養失調状態の改善
〔短期目標〕
・咀嚼・嚥下機能に適応した食形態の調整を行い，安全に摂取できる
・必要栄養量，水分量を確保できる

入院中の経過

肺炎の治療と並行して 2 病日目，摂食嚥下評価を行った結果，義歯不適合による食塊形成不全，嚥下反射の遅延軽度と評価された．これを踏まえ，「学会分類 2013」嚥下調整食コード 2-1 〜 2-2 に食形態を調整し，水分は薄いとろみに調整した．さらに，歯科治療を行うことで，コード 3 〜 4 の食形態が摂取できるようになった．食事量は 90％以上摂取可能となり，必要栄養量をほぼ満たすことができた．

栄養指導記録

■ S：

食生活状況
　入院前の食事は普通食，1 日 2 食（10 時と 19 時）で，間食がある．

・朝：ご飯茶碗半分，のり佃煮，みそ汁
・夕：ご飯茶碗半分，煮魚 1/2 切，野菜の煮物
・間食 15 時：バナナ半分，ヨーグルト 1 個

　近くのコンビニまで杖歩行で 10 分，往復歩行可能で，お惣菜を購入することが多かった．食事の準備は夫がしていた．
　最近，軟らかいものを好むようになり，食事中にむせることが多くなっていた．水分は，牛乳などは飲めたがお茶類はむせていた．

■ O：
身体計測
　身長 150 cm，体重 32 kg，通常体重 40 kg（6 カ月前），BMI 14.2 kg/m^2
生化学データ
　Alb 2.2 g/dL，Na 139 mEq/L，K 4.3 mEq/L，Cl 103 mEq/L，BUN 11 mg/dL，Cre 0.83 mg/dL，AST 32 U/L，ALT 33 U/L，γ-GTP 40 U/L，TG 134 mg/dL，T-Cho 178 mg/dL，HDL-Cho 42 mg/dL，LDL-Cho 103 mg/dL
摂取栄養量
・エネルギー摂取量：約 600 kcal/日
　　　　　　　　　（目標エネルギー量 1,200 kcal/日）
・たんぱく質摂取：25 g
　　　　　　　　　（目標たんぱく質量 40 g/日）
・水分摂取量：1,500 mL 程度
　　　　　　　　　（目標水分量 1,200 mL/日）

■ A：
FH「食物 / 栄養関連の履歴」
　食事摂取量は必要栄養量に対してエネルギー 50％，たんぱく質 63％，水分量 100％以上であり，水分量以外は必要量に対し不足である．

表 生活スタイルに合わせた献立例

	9時	13時	15時	19時
主食	卵かけご飯	やわらか食パン パン＋ジャム	できるだけ家族と同じ食事 簡単，おいしい 栄養量，水分量を満たしている	やわらかご飯
主菜				煮魚（1パック）
副菜	ほうれんそう のり佃あえ			野菜入りみそ汁 （とろみ付き）
その他	バナナ	ヨーグルト	ラコール® （コーンスープ）	

（1,200 kcal，たんぱく質 40 g）

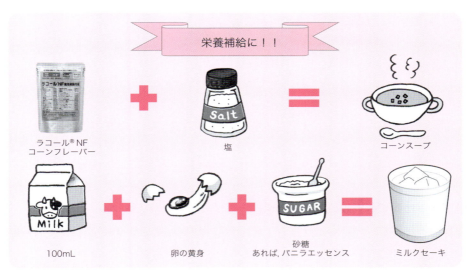

図4 栄養補給例

夫の介護力が乏しく，食事の準備にも影響している．咀嚼・嚥下調整食の調整が困難である．

惣菜を購入する経済状態には問題はない

AD「身体計測」

体重 32 kg，標準体重の 65%，BMI 14.2 kg/m^2 と低体重に相当する．ふくらはぎ周囲長 25 cm であり，筋肉量の減少と推察される．

BD「生化学データ」

Alb 値が低値，電解質は正常範囲内である．

PD「栄養に焦点をあてた身体所見」

るいそう著明（皮下脂肪，筋肉の喪失が高度にみられる），食欲低下，義歯不適合，咀嚼力低下，食塊形成不良，食事・水分のむせ，食事中の湿性嗄声

CH「既往歴」

高血圧（8年前〜），脳梗塞（1年前）

内服：ブロプレス®錠，バイアスピリン®錠，ランソプラゾール

■ P：

Mx)

体重測定，咀嚼・嚥下機能と食形態の適応状態，食事摂取量の確保

Rx)

・1日の目標栄養量（表）：エネルギー 1,200 kcal，たんぱく質 40 g，脂質 35 g，水分 1,200 mL

低栄養の食事指導

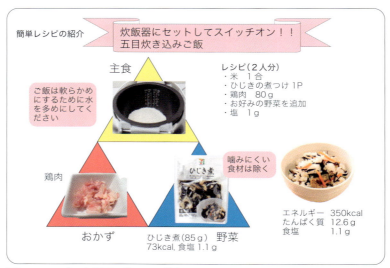

図4 コンビニを利用したレシピ例

・食形態：「学会分類2013」コード3〜4，水分：薄いとろみ
・間食による栄養補給（図4）

Ex）
・咀嚼・嚥下障害に対する家族の理解を促す．
・嚥下調整食への対応方法の指導（介護者である夫へ）
　①コンビニで購入できる惣菜を利用して，食形態の調整方法や，簡単にできる調理法を習得する（図5）．
　⇒食具・キッチンばさみ，マッシャーなどを食卓で使用，レトルトパウチの煮魚はパックの上から，軽くつぶしてから皿に盛るなど，簡単に形態調整できる方法を実施
　②水分摂取の方法を習得する（とろみ調整食品の使用法，購入方法）
　③間食に総合栄養食品などを利用し，少量で栄養補給ができるものを取り入れる．退院時，ラコール®処方（コーンフレーバー）に食塩を添加し，間食に摂取する（図4）．
　⇒退院時処方を医師へ提言
　④体重増加をめざす（通常時体重の40kgを目標に）

その後の経過

本症例は，今後の在宅サービスについて検討し，デイサービスの利用（定期的な食の確保，体重測定），訪問歯科継続などのサービスを調整し，退院となった．

文献

1) 厚生労働省ホームページ．平成28年度診療報酬改定について．http://www.mhlw.go.jp/stf/seisakunitsuite/bunya/0000106421.html
2) 農林水産省ホームページ．スマイルケア食（新しい介護食品）．http://www.maff.go.jp/j/shokusan/seizo/kaigo.html
3) 日本介護食品協議会ホームページ．ユニバーサルデザインフードとは．https://www.udf.jp/outline/udf.html

Part 5 高齢者を支える栄養ケア実践例

調理・献立の工夫
―食形態を中心に

中原さおり
Nakahara, Saori
JA 三重厚生連 鈴鹿中央総合病院
栄養管理科

Keyword 嚥下調整食学会分類 2013，離水予防，連携，リハ栄養

はじめに

　要介護高齢者の増加にともない，摂食嚥下機能の低下している人々が増加している．摂食嚥下機能の低下は低栄養へつながり，活動性の低下，廃用症候群，サルコペニア，フレイルなどの問題を生じる．食形態を工夫し，食べる機能を維持，もしくは高めることは，栄養状態の改善につながる．また，今日では急性期病院から回復期病院，施設，在宅への連携が普及している．しかし食形態に関しては，地域や施設ごとに多くの名称や段階が混在している．日本摂食嚥下リハビリテーション学会では国内の病院・施設・在宅医療および福祉関係者が共通して使用できることを目的として「嚥下調整食学会分類 2013」を示した[1]．

　当院では 2016 年 4 月に，これに準じた食事の提供を開始した（表）．当院での取り組みを中心に食形態の工夫について述べる．

栄養投与ルートと嚥下食割合の変化

　胃瘻の造設件数は近年減少傾向であり，経鼻胃管や末梢挿入中心静脈カテーテル（peripherally inserted central catheter：PICC）が増加しているという報告がある[2]．当院の胃瘻造設件数と栄養投与ルートの変化を図1に示す．年々胃瘻造設件数は減少しているが，栄養投与ルートの割合に変化はみられない．しかし，嚥下調整食の段階を学会分類に準じ改定したことにより，5 年前のデータと比較すると嚥下調整食の提供数は約 2 倍に増加している．

嚥下調整食提供患者の栄養状態と栄養管理

　2016 年 8 〜 12 月に嚥下調整食を提供した患者について，栄養状態や転院先などを調査した．この期間に嚥下調整食を提供した 157 名（死亡，データの欠損，入院継続を除く）での調査結果を図2に示す．年齢は 80.4±10.1 歳であった．入院時の BMI は 20.1±3.6 kg/m²，

調理・献立の工夫—食形態を中心に

表　当院で提供している嚥下調整食

学会分類2013	スマイルケア食	UDF区分	病院内名称	写真	嚥下調整食品 商品名・メーカー	濃度	調理法
0j	赤C ゼリー食		嚥下訓練食		エンゲリード® ㈱大塚製薬工場		
			お茶ゼリー		ソフティア®G ニュートリー㈱	150 mLのお茶に対して1.2 g (0.8%)	お茶にとろみ剤を添加し、攪拌しながら加熱（80℃以上）
0t			薄いとろみ茶		ソフティア®S ニュートリー㈱	200 mLのお茶に対して3.0 g	お茶にとろみ剤を添加し、攪拌するお茶の温度に関係なく作成可能
			中間のとろみ茶			150 mLのお茶に対して3.0 g	
			濃いとろみ茶			100 mLのお茶に対して3.0 g	
1j	赤B ムース状	区分4 かまなくてよい	嚥下調整食1①		ソフトアガロリー® キッセイ薬品工業㈱		
			嚥下調整食1②		プロキュア®プチプリン 日清オイリオグループ㈱		
					アイソカル®ジェリーHC ネスレ日本㈱		
			嚥下訓練食1③（副食）		やわらかカップ® キッセイ薬品工業㈱		
					やわら倶楽部®HOT ハウス食品㈱		
			嚥下調整食1粥 ミキサー粥		スベラカーゼ® ㈱フードケア	粥重量の1%	粥にとろみ剤を添加し、攪拌しながら沸騰するまで加熱、その後ミキサーで攪拌する
2-1	赤A ペースト状		嚥下調整食2-1（副食）		ソフティア®S ニュートリー㈱	とろみ剤：食材の1～3%	食材にだし汁を加えとろみ剤・プロテインパウダーを添加、ミキサーで攪拌する
2-2			嚥下調整食2-2 酵素粥		スベラカーゼ® ㈱フードケア	粥重量の1%	粥にとろみ剤を添加し、攪拌しながら沸騰するまで加熱する
3	黄C 舌でつぶせる	区分3 舌でつぶせる	嚥下調整食3（副食）		カタメリン® ニュートリー㈱	だし汁：食材の20～30% とろみ剤：だし汁＋食材の1.0～1.5%	調理済み食品を、だし汁ととろみ剤を入れフードプロセッサーで攪拌し形成、バーナーで焼き目をつける
4	黄B 歯ぐきでつぶせる	区分2 歯ぐきでつぶせる	嚥下調整食4		カタメリン® ニュートリー㈱	適宜	やわらかく離水の少ない食材・調理 離水リスクのあるものはカタメリン®をふりかけ和える

（2016年4月改定　鈴鹿中央総合病院　栄養管理科）

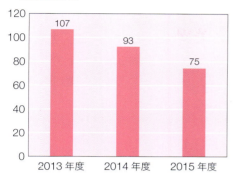
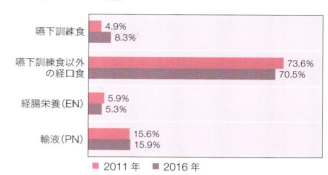

図1 当院における胃瘻造設件数と栄養投与ルートの変化

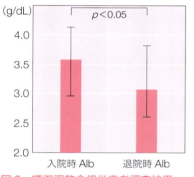
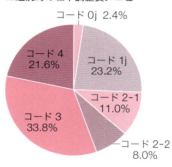
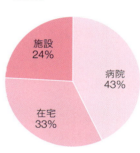

図2 嚥下調整食提供患者調査結果

Albは3.6±0.7 g/dLと比較的栄養状態は保たれていた．絶食期間は3.6±5.9日，食事摂取期間は30.9±38.6日であった．

高齢誤嚥性肺炎患者で入院後の絶食は早期経口摂取と比較して嚥下機能の低下と治療期間の延長をもたらしたという報告がある[3]．不要な絶食期間を短縮するためにも食形態を調整し，嚥下機能維持や在院日数短縮につなげることが重要である．また，当院の平均在院日数は15日であることを考えると，嚥下調整食を提供している患者の入院期間，食事摂取期間は長い．このことより，嚥下調整食のメニューは現在2週間のサイクルであるが，4週間のサイクルになるようレパートリーの開発が必要であると考える．

嚥下調整食提供患者の58％に嚥下チームが，35％にNSTが，68％にリハビリテーション（以下，リハ）が介入していた．身体機能を維持することは，肺炎後の嚥下機能の予後や在院日数に影響するとされている[4]．そのため，離床や全身運動を行うことは大切である．また，サルコペニアの高齢者は嚥下機能の悪化がみられるとされている[5,6]．リハ栄養を実践し，全身状態を安定させることも重要である．心身の医学的視点，摂食嚥下の機能的視点，姿勢・活動的視点，摂食状況・食物形態・栄養学的視点の口から食べるための包括的視点をもち，多職種で支えることが求められている[7]．多職種からなるこれらのチームの介入が必要であり，チーム間の連携も重要であると考える．

退院時のAlbは3.1±0.5 g/dLであり，入院時と比較して有意な低下がみられた．急性期病院である当院では，病態の改善が得られても栄養状態の改善がみられる前に退院となるケースが多いと思われる．また，退院時の嚥下調整食メニューはコード3，4のソフト食，移行食が半数を占めており，退院先は病院が43％，在宅が33％，施設が24％であった．栄養状態，食形態，活動状況の情報を，後方施設スタッフやご家族，介護者にリハ栄養サマリー[8]や栄養指導・カンファレンスで伝えること，また，その情報を活用できるように地域連携の勉強会を開催し，ともに勉強し，継続した管理をめざすことは重要である[9]．

食形態の工夫

食形態を調整するうえでのポイントは，①適当な粘度をもたせる，②離水を予防する，③ボリュームを増やさず栄養量を確保する，④見た目も楽しめる，⑤手軽に調理できることの5つであると考える．このポイントを押さえるためには，一般食品はもちろん，とろみ調整食品（とろみ剤）や機能性食品（粉あめ，プロテインパウダー，MCTオイルなど）の特徴を理解して利用することが大切である．「嚥下調整食学会分類2013」のコード別に食形態の特徴と当院での工夫を解説する．

コード0j

均質で，付着性・凝集性・かたさに配慮したゼリーで，離水が少なく，スライス状にすくうことが可能なもの．エンゲリード®やお茶ゼリーが当てはまる．当院では，体温で溶けて液体となるゼラチンを使用せず，ソフティア®Gで作成している．

コード0t

均質で，付着性・凝集性・かたさに配慮したとろみ水，とろみ茶が当てはまる．当院では，3段階の濃度のとろみ茶をソフティア®Sで作成している．ソフティア®Sは，調理時の加熱の必要性はない．

コード1j

均質で，付着性・凝集性・かたさ，離水に配慮したゼリー・プリン・ムース状のもの．ソフトアガロリー®，アイソカル®ジェリーHC，やわらかカップ®が当てはまる．

当院では，少量で高エネルギーを摂取できるように，粉あめ入りりんごゼリー（70 kcal/50 g/個）を手づくりし，提供している〔つくりやすい分量（9個分）：100％りんご果汁200 mL，水100 mL，粉あめ150 mL，ソフティア®G 2 g〕．粉あめは，低甘味でありながら砂糖とほぼ同量のエネルギー量であり，浸透圧は砂糖より低いため，1品に多量に使用することが可能である．調理のポイントは，粉あめは溶けにくく，だまになりやすいため，よく撹拌すること，ソフティア®Gを添加後，必ず85℃以上に加熱することである．食事介助の場面で，食事のなかにデザート的な甘いものが1品あることで食が進むとの声も多い．

主食は，ミキサー粥ゼリーをスベラカーゼ®で作成している．調理のポイントは，スベラカーゼ®添加後は70℃以上に加熱し，その後，フードプロセッサーでなめらかにすることである．スベラカーゼ®は，でんぷん食品のべたつきを軽減し，喫食時の唾液による離水を予防する効果がある．このミキサー粥ゼリーは65℃でも溶け出さないため，温かいまま提供できる．

■コード 2-1

　ピューレ・ペースト・ミキサー食など均質でなめらかで，べたつかず，まとまりやすいものやスプーンですくって食べることが可能なもの．ピューレ・ペースト・ミキサー食を調理する際，なめらかにするために食品の半量〜同量の加水が必要となる．この加水により提供量が増加し，残食が多くなり摂取栄養量が低下する場合がある[10]．

　当院では，フードプロセッサーでなめらかにする際に，エンジョイ®プロテインFeZ（100 g当たり377 kcal，たんぱく質80 g，Fe 24 mg，Ze 40 mg）を1品当たり3 g，1日で12〜15 g混入している．これにより，ボリュームを抑えつつ栄養量の確保が可能となった．また，離水予防のため，ソフティア®Sも同時に混入して作成している．

■コード 2-2

　ピューレ・ペースト・ミキサー食などで，べたつかず，まとまりやすいもので，不均質なものも含む．スプーンですくって食べることが可能なもの．当院では，酵素粥をミキサー粥ゼリーと同じくスベラカーゼ®で作成している．酵素粥はフードプロセッサーにかけず，米粒を残したままのものである．

■コード 3

　形はあるが押しつぶしが容易，食塊形成や移送が容易，咽頭でばらけず嚥下しやすいように配慮されたもの．当院では，ソフト食をカタメリン®で作成している．調理済みの料理とカタメリン®をフードプロセッサーで粗めにひき，もとの食材のように再形成し，バーナーで焼き目をつけたものである．カタメリン®は調理時の加熱の必要がなく，また少量の加水で調整できるため，栄養価，味を損なうことがない．当院では，あえて完全になめらかにせず粗めにすることで，咀嚼機能の賦活を目的としている．従来の刻み食は，「見た目が悪い」，「ばらけやすい」，「調理に手間がかかる」という問題があった．しかし，カタメリン®で作成したソフト食は美しく，ばらけず，家族と同じ料理を手軽に調理することが可能である．

　また，調理師が考案した，とろみ調整剤を使用しないソフト食メニューも提供している．ながいもの成分であるムチンの保水性とやわらかさを利用した鶏松風蒸し〔1人分（180 kcal，たんぱく質12 g）：鶏むねひき肉50 g，ながいもすりおろし20 g，たまねぎみじん切りを加熱したもの20 g，卵10 g，しょうが汁少々，砂糖3 g，醤油5 mL．すべてフードプロセッサーでなめらかにしたものを器に入れ，20分蒸す〕や，卵液とだし汁の割合を調節した離水のない茶碗蒸し〔1人分（80 kcal，たんぱく質7 g）：卵50 g，だし汁50 mL，醤油4 mL，みりん2 mL〕など，患者に好評なメニューである．

■コード 4

　かたさ・ばらけやすさ・貼りつきやすさなどのないもの．箸やスプーンで切れるやわらかさのもの．当院の移行食は，やわらかく離水の少ない食材を選別し，加熱時間を長めに調理している．葉物野菜のお浸しは葉先部分を使用している．かぼちゃ，なすなどは皮をむいてから料理する．また，水分を多く含む野菜の煮物は乱切りにせず，薄いいちょう切りや細切りにすることで，内部から流出する水分量を減らしている．さらに，ざるで水分や煮汁を切ってからバットに広げ，カタメリン®をふりかけ和えることで水分をコーティングし，咀嚼時の離水を抑える工夫をしている．

おわりに

「食べる」ことは「命」そのものであるとよく言われている．栄養指導やベッドサイドで患者さんと会話をする際に，「食べる」ことは一人ひとりの人生が詰まっていると感じる．私たち医療人は栄養バランス，食形態の調整のみ考えるのではなく，全人的にとらえることが大切である．五感に響くお食事をつくり，患者とともに食べる「楽しみ」を忘れないでいたい．

1) 日本摂食・嚥下リハビリテーション学会医療検討委員会．日本摂食・嚥下リハビリテーション学会嚥下調整食分類 2013．日本摂食嚥下リハビリテーション学会誌 2013；17：255-67.
2) 西口幸雄．胃瘻バッシングの結果，起きたこと．日本静脈経腸栄養学会雑誌 2016；31：1225-8.
3) Maeda K, Koga T, Akagi J. Tentative nil per os leads to poor outcomes in older adults with aspiration pneumonia. Clin Nutr 2015；35：1147-52.
4) Koyama T, Koganei Y, Katoh M. Effects of a dysphagia rehabilitation program, which begins in the acute stage of stroke, on the early acquisition of oral intake ability. The Japanese Journal of Dysphagia Rehabilitation 2012；16：20-31.
5) Maeda K, Akagi J. Sarcopenia is an independent risk factor of dysphagia in hospitalized older people. Geriatr Gerontol Int 2016；16：515-21.
6) Wakabayashi H. Presbyphagia and sarcopenic dysphagia：association between aging, sarcopenia and deglutition disorders. J Frailty Aging 2014；3：97-103.
7) 小山珠美．口から食べる幸せをサポートする包括的スキル―KT バランスチャートの活用と支援：医学書院；2015．p4-19.
8) 二井麻里亜，中原さおり．リハビリテーション栄養サマリーの作成．臨床栄養 2014；125：565-7.
9) 中原さおり．「悩み」や「失敗」も共有し多職種で考え，地域を動かす　みえきた地域栄養管理ネットワーク．臨床栄養 2016；128：918-21.
10) 山下由美子，赤田　望．食形態の変化が栄養摂取量に及ぼす影響．広島文化短期大学紀要 2004；37：15-22.

*　　　*　　　*

Part 5 高齢者を支える栄養ケア実践例

調理・献立の工夫
—栄養強化（エネルギー・栄養素）を中心に

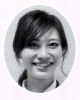

吉村由梨
Yoshimura, Yuri
医療法人社団刀圭会 協立病院　栄養課

Keyword　必須アミノ酸，必須脂肪酸，中鎖脂肪酸

はじめに

　高齢者が食欲不振になり，体重減少から低栄養の負のスパイラルに陥ることは少なくない．そこで，少量でも必要な栄養素が摂取できるよう工夫する必要がある．その際には，経口・経管・静脈栄養すべてを考慮した栄養管理が必要である．そのため，詳細に栄養アセスメントを行い，不足している栄養素は何か，どの程度強化すべきかを算出する（表，図1，2）．食欲不振の原因や解決方法は千差万別であるため，さまざまな対応を覚えておきたい．多職種で視点を変えてアプローチすることや，新しい取り組みを受け入れる姿勢も必要である．

　栄養管理従事者は，食事場面に立ち会い，本人・家族・スタッフと一緒に摂取改善のポイントを見つけることが大切である．対象者によって，食事摂取量全体が減っている場合や，主食

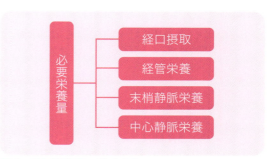

図1　必要栄養量の構成内容

表　食欲不振における栄養アセスメント例

項目		対応
・なぜ食べられないのか	⇒	精神的理由，睡眠不足，排泄コントロール不良，偏食など
・食べられる方法はあるか	⇒	味付け，温度，食形態，量の調整，食器，環境整備など
・食べられる食材はあるか	⇒	持ち込み食の利用検討
・食べられる時間はあるか	⇒	3食以外の間食は可能か
・不足している栄養素は何か	⇒	経口摂取内容，投与栄養量の確認
・経口以外の栄養補給ルートから何を補っているか	⇒	栄養補助食品，静脈栄養の併用でたんぱく質過剰になっていないか確認
・経口から補うべきか，経口以外で補うべきか	⇒	経口摂取量確保が困難な場合は経管・静脈栄養を併用した栄養管理プランを立案する

調理・献立の工夫—栄養強化（エネルギー・栄養素）を中心に

例：食欲不振で食事3割摂取のため，末梢静脈栄養（ビーフリード®輸液500 mL，トリフリード®輸液500 mL）を併用している場合

① エネルギー量を計算する

| 必要エネルギー 1,500 kcal | − | 経口摂取 500 kcal | − | 末梢静脈栄養 420 kcal | = | 過不足 − 580 kcal |

② たんぱく質量を確認する

| 必要たんぱく質 50 g | − | 経口摂取 15 g | − | 末梢静脈栄養 15 g | = | 過不足 − 20 g |

③ 水分量を確認する

| 必要水分量 1,500 mL | − | 経口摂取 500 mL | − | 末梢静脈栄養 1,000 mL | = | 過不足 なし |

結果 ⇒ 580 kcal，たんぱく質20 gが不足している．水分は過不足なし．

◆ プラン1．栄養補助食品の間食が可能な場合
［経口］間食介入
　10時：メイバランスソフト Jelly®200（明治）
　　　　　（200 kcal，たんぱく質7.5 g）
　15時：ブイ・クレス®CP10ゼリー（ニュートリー）
　　　　　（110 kcal，たんぱく質12 g）
［末梢静脈栄養］
　追加：イントラリポス®10% 250 mL（275 kcal，たんぱく質0 g）
［合計］585 kcal，たんぱく質19.5 g，水分398 mLの付加

◆ プラン2．間食はできず，食事提供量も増やせない場合
［経口］
　1．みそ汁を朝夕ファインケア®スープ（ジャネフ）に置き換える
　　　（160 kcal，たんぱく質1 g/1食当たり）
　2．全粥に毎食MCTオイル（日清オイリオ）10 gをかける
　　　（90 kcal，たんぱく質0 g/1食当たり）
［末梢静脈栄養］
　変更：トリフリード®輸液（210 kcal，たんぱく質0 g）をビーフリード®輸液（210 kcal，たんぱく質15 g）へ変更．ビーフリード®輸液1,000 mL投与
［合計］590 kcal，たんぱく質17 g，水分226 mLの付加

図2　必要栄養量の過不足算出例

または副食のみ食べるという場合がある．味付け，温度，食形態の工夫のほかに，食器，環境の変化をつけることも効果的である．また，栄養補助食品を使用する方法もある．対象者の口に合うことが前提であるが，少量で特定の栄養素が確保でき，食事時間以外の提供も可能である．

経口摂取のみで必要栄養量の確保が困難な場合は，対象者の治療方法や病態に合わせて，経管栄養または静脈栄養での補給を提案する．ス

ピーディーに対応するためには，自施設で使用している商品を把握しておくこと，把握しているスタッフを知っておくことがポイントである．当院では，Excel で主食・副食・栄養補助食品・経管栄養剤・輸液製品の一覧表を作成し，提供栄養量を把握している（図 3）．

栄養強化の工夫

対象者が少量しか摂取できない場合は，エネルギー不足にならないよう留意し，必須アミノ酸・必須脂肪酸が補給できるよう工夫する．また，低栄養による栄養障害リスク対策として，免疫力を高める栄養素も考慮する．

必須アミノ酸

必須アミノ酸は骨格筋蛋白質合成促進作用があり[1]，そのなかでも，BCAA（分岐鎖アミノ酸）のロイシン高配合投与と週 2 回のトレーニングを組み合わせて行うことで，筋量，歩行速度，筋力が改善することが示されている[2]．高齢者では，腎機能低下を懸念してたんぱく質強化には消極的な場合があるが，選択的に摂取したり，NPC/N 比を評価して摂取するとよい．

必須脂肪酸

必須脂肪酸のなかでも n-3 系脂肪酸の EPA（エイコサペンタエン酸）は，がん患者における免疫力向上や炎症反応抑制効果，除脂肪体重の維持[3]や，蛋白分解の抑制，蛋白合成の促進にも関与している[4]との報告があるため，とくに悪液質による低栄養対策には使用を検討したい．

中鎖脂肪酸

中鎖脂肪酸（MCT）は，必須脂肪酸ではないが，栄養強化には利便性が高い．他の油と異なり，摂取後は肝臓で代謝されるため膵臓や胆嚢への負担が少なく，エネルギー源として利用されやすい．

	量	内容	エネルギー	たんぱく質	脂質	炭水化物	水分	Na	K
主食		米100g	168	2.5	0.3	37.0	60	0.0	1.0
		粥100g	70	1.0	0.1	16.0	80	0.0	0.5
		パン60g	160	5.5	2.5	28.0	25	13.0	1.5
		めん20g	70	2.0	0.2	14.5	5	13.0	0.5
		低たんぱく米1P	282	0.36	0.8	68.2	110	0.1	0.1
副食		一般食	780	44.2	33.7	78.7	559	136.5	46.1
		一般食ハーフ	570	[illegible]	[illegible]	[illegible]	431	112.8	35.8
		ソフト食	560	31.0	22.7	62.2	450	106.9	27.9
		ソフト食ハーフ	410	17.9	15.1	51.8	317	89.5	21.8
		腎臓病食	610	20.4	29.2	84.5	686	81.1	34.2
		腎臓病食ハーフ	420	9.6	20.9	69.2	589	64.3	25.9
ONS		牛乳	122	6.0	7.0	8.6	160	3.0	7.0
		ヨーグルト	64	2.8	1.2	10.1	65	1.8	4.1
		プリン	[illegible]	[illegible]	4.0	18.1	77	2.6	3.6
		水分補給ゼリー	90	0.0	0.0	22.0	130	0.0	0.0
		MCTオイル 10g	90	0.0	10.0	0.0	0	0.0	0.0
		粉飴 10g	38	0.0	0.0	8.5	2	0.0	0.0
経腸栄養剤		CZ-Hi 400ml	400	20.0	8.8	68.0	340	15.6	15.4
		アイソカルサポート 200ml	300	11.4	13.8	35.1	153	11.7	6.2
		アイソカルサポート 267ml	400	15.2	[illegible]	[illegible]	[illegible]	[illegible]	[illegible]
		[illegible]	[illegible]	19.0	23.0	50.9	255	19.6	10.3
		REF-P1 90g	5	0.0	0.0	0.5	88	5.2	0.0
		GFO 15g	36	3.6	0.0	11.0	0	0.4	0.3
		グルタミンF 26.5g	80	10.0	0.0	10.0	0	2.6	0.4
輸液		エルネオパ1号輸液	560	20.0	0.0	120.0	1000	50.0	22.0
		エルネオパ2号輸液	820	30.0	0.0	175.0	1000	50.0	27.0
		イントラリポス輸液10%	275	[illegible]	[illegible]	[illegible]	[illegible]	[illegible]	[illegible]
		[illegible]	210	15.0	0.0	37.5	500	17.5	10.0
		トリフリード輸液 500ml	210	0.0	0.0	52.5	500	17.5	10.0
		アミノレバン点滴静注 500ml	24	6.1	0.0	0.0	500	7.5	47.5

図 3　Excel を利用した栄養補給内容一覧表

エネルギー UP のポイント

❶少量高エネルギーの食材を選ぶ

・青魚：さんま，さば，いわしなど
・肉：ばら肉，ひき肉，ベーコン，ロースなど
・乳製品：チーズなど
・卵
・いも，かぼちゃ

❷食事回数を増やす

1 日 3 回の食事以外に，間食や夜食として提供する．

❸調理法を工夫する

・油を使った料理を増やす（炒め物，揚げ物）
・調理の仕上げにごま油やオリーブ油をかける

- はちみつ，ごま，マヨネーズを利用する

❹栄養補助食品を使用する

- MCT オイル・MCT パウダーを主食，副食，汁物，牛乳に混ぜる
  ※加熱せず，仕上げにかける・和えるように使用する
- ニュートリーコンク® 2.5 を主食，副食，汁物，牛乳に混ぜる
- 砂糖を粉あめに変更して調理に用いる

たんぱく質 UP のポイント

❶高たんぱく質の食材を選ぶ

- 肉類：ささみ，ヒレ肉，むね肉など
- 乳製品：チーズなど
- 魚類：まぐろ，かつお，さけ，ぶりなど
- 大豆製品：木綿豆腐，納豆など
- 卵

> 上記の食材以外にも，動物性食品，大豆製品には必ずたんぱく質が含まれているため，日々の食事で毎食1種類以上摂取する．

❷栄養補助食品を利用する

- たんぱく質パウダーを主食，副食，汁物，牛乳に混ぜる
- スキムミルクを副食，汁物，牛乳に混ぜる

EPA（エイコサペンタエン酸）UP のポイント

EPA そのものを摂取する方法と，EPA の前駆体である α-リノレン酸を摂取する方法がある．

❶青魚を摂取する

　いわし，まぐろ，さば，ぶり，さんまなど

❷ α-リノレン酸を摂取する

- あまに油を使用する
- ごま油を調理の仕上げにかける
- くるみ，大豆を食べる

❸食べ方を工夫する

- 魚は加熱せず刺身で食べる
- 加熱した場合は魚から出た油や，煮汁も食べる
- 脂肪分が酸化しやすいため新鮮なものを選ぶ
- 体内での酸化予防のため，緑黄色野菜や大豆などと一緒に食べる

❹食材以外

- 医薬品：エパデール®
- 栄養補助食品：EPA1100（アイドゥ）
- サプリメントを使用する

文献

1) Katsanos CS, Kobayashi H, Sheffield-Moore M, et al. Aging is associated with diminished accretion of muscle proteins after the ingestion of a small bolus of essential amino acids. Am J Clin Nutr 2005；82：1065-73.
2) Kim HK, Suzuki T, Saito K, et al. Effects of exercise and amino acid supplementation on body composition and physical function in community-dwelling elderly Japanese sarcopenic women：a randomized controlled trial. J Am Geriatr Soc 2012；60：16-23.
3) Grimble RF. Nutritional therapy for cancer cachexia. Gut 2003；52：1391-2.
4) Murphy RA, Yeung E, Mazurak VC, Mourtzakis M. Influence of eicosapentaenoic acid supplementation on lean body mass in cancer cachexia. Br J Cancer 2011；105：1469-73.

Part 5 高齢者を支える栄養ケア実践例

在宅向けの市販食品（コンビニ，宅配などを含む）の利用・工夫

江頭文江
Egashira, Fumie
地域栄養ケアPEACH厚木

Keyword 在宅療養，摂食嚥下機能の低下，スマイルケア食，チルド食品，再調理

はじめに

　普段から，私たちも毎日のメニューは何にしようかと頭を悩ます．これは高齢者の食事に限らず，乳幼児や学童をはじめ，どの年代にも共通することである．在宅療養者やそれを支える介護者は，慢性疾患などの疾病の食事療法に対応したり，低栄養状態改善のために少量でしっかりと栄養がとれる工夫をしたり，また，咀嚼や嚥下機能が低下した場合は食形態の工夫をしたりする．訪問栄養指導では，何をどのようにつくったらいいのか，どのくらい提供したらいいのか迷うなどといわれる．

　一般に，スーパーなどでも，お惣菜や加工食品，冷凍食品，チルド商品など，いろいろなタイプの商品が出回っている．そのまま食べられるものもあれば，加熱など一部調理の手を加えるものなどさまざまあり，食事には手づくりの料理だけではなく，こういったものの利用はいまや特別なことではない．また，在宅療養生活では，食事以外にも多くの介護が必要な場合も多く，食事づくりにまで十分時間をかけられない，ということも少なくない．3食の食事のなかでしっかりと栄養摂取できればよいが，1回の食事摂取量が減ると，1日3回では十分な栄養は補えず，間食の時間を利用しながら適切な栄養補給を行う．食事にも間食にも市販食品なども取り入れることで調理の手間を減らすことができる．低栄養を予防し身体をつくっていく．

　市販されている栄養補助食品や介護食品などは，飲料やゼリー，ムース，レトルト食品，冷凍食品，とろみを付けたりゼリーに固めたりするためのとろみ調整食品やゲル化剤など，一部のスーパーやドラッグストアなどでも見かけるようになった．加熱せずにとろみが付くとろみ調整食品や，加熱タイプ・非加熱タイプ・酵素入りタイプなどさまざまなゲル化剤は，咀嚼や嚥下機能の低下がみられたときには便利な商品である．

スマイルケア食[1]

スマイルケア食とは

　スマイルケア食は，農林水産省が既存の複数の嚥下調整食の基準を整備した新しい介護食品

在宅向けの市販食品（コンビニ，宅配などを含む）の利用・工夫

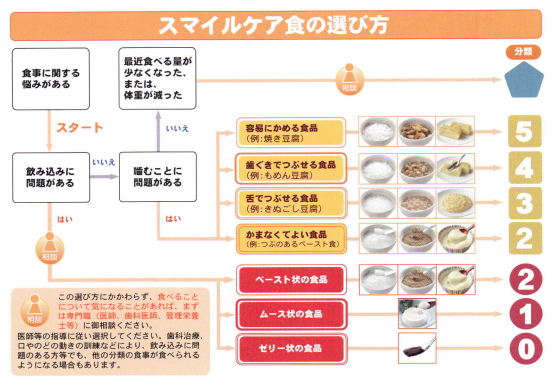

図1　スマイルケア食の選び方

（農林水産省ホームページ．スマイルケア食（新しい介護食品）[1]）より）

表　市販の介護食の活用の目的

- 食事にプラス1品を補いたいとき（ボリュームの追加）
- 栄養や水分摂取不足があるとき（栄養補給）
- 退院直後や通院前，通所日の朝など，忙しい，落ち着かないとき
- ほとんど調理ができないとき
- 硬さや味の目安を知りたいとき

（江頭文江．コード別 摂食嚥下障害の栄養食事指導　嚥下調整食4―在宅．In：藤谷順子，小城明子，編．臨床栄養別冊　摂食嚥下障害の栄養食事指導マニュアル：医歯薬出版：2016．p76[2]）より）

の名称である．健康維持上，栄養補給が必要な人向けの食品に「青」マーク，咀嚼困難者向けの食品に「黄」マーク，嚥下困難者向けの食品に「赤」マークを表示した．既存の嚥下調整食との関連性も表記され，それぞれの状態に応じた新しい介護食品が選択できるように，フローチャートもある（図1）．こういった介護食品は，退院時の栄養食事指導においても，栄養補助的に，また硬さや味の目安になるため，紹介されることも少なくなく，表のような目的で活用されることが多い[2]．

■入手方法

スマイルケア食は，主にドラッグストアや通信販売などで手に入るが，品数としてはまだまだ少ない．主に，市販通信販売が主流であり，渡辺商事（株）ハートフルフードの「しあわせ家族の楽しい食卓」（http://www.heartfulfood.

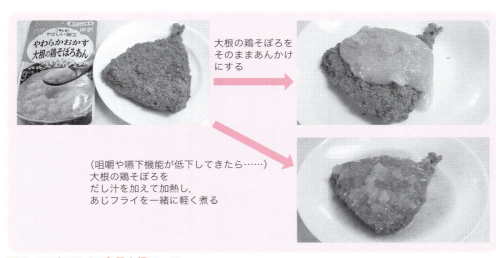

図2　アジフライの和風大根ソース
エネルギー 303 kcal，たんぱく質 12.5 g．

jp/）や（株）ヘルシーネットワークの「はつらつ食品・にこにこ食品・いきいき食品」（http://www.healthynetwork.co.jp/）などがある．

一般市販食品・介護食品の活用のポイント

市販食品には，レトルト加工や冷凍加工されており，再加熱することで食べられるものが多い．また，チルド食品などは軟らかく加工されているものが多く，そのまま食べられるものもある．対象者の摂食嚥下機能と商品の特徴を把握し，硬くて食べにくいものがあれば，①加熱する，②繊維を断つように切る，③油脂を添加する，④水分を添加する，⑤つなぎを利用する，⑥とろみを付けるなどの調理の工夫をする[3]．スーパーで販売されている一般的なお粥で雑炊のように水分が多いものは，嚥下調整食としては不向きである．それよりも，炊飯器のお粥モードやパッククッキング（家庭版真空調理法）[4]で炊くとよい．

アレンジ方法のポイントは，①味の変化，②食材と調味の追加，③ソースへの展開，④つなぎの添加などであり，味のバリエーションを増やすこと，軟らかくして食べやすい形状に変えること，まとまりやすくすることなどである．

❶味の変化

プリンやヨーグルトなどは，市販されているもので，そのままでもおいしく食べられるが，ミルクやプレーンタイプのものに，ブルーベリーや黒蜜など，ソースをかけることで，また違った味のバリエーションで食べることができる．

❷食材と調味の追加

レトルト食品などで，完成しているものであっても，そこに食材を追加し，加熱調理をし直すことで，ボリュームも増え，より栄養価も上がる．たとえば，すき焼き風煮というメニューも，卵とじにしたり，絹ごし豆腐や白菜と一緒に軟らかく煮るなど，である．

❸ソースへの展開

レトルト食品の煮物などはそのまま食べても

在宅向けの市販食品（コンビニ，宅配などを含む）の利用・工夫

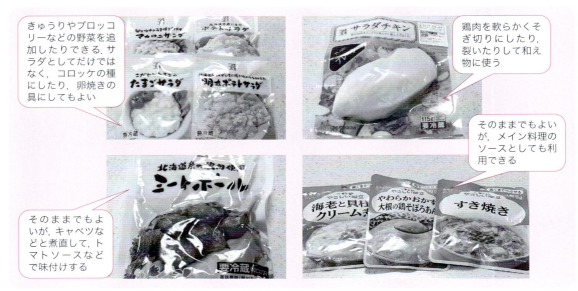

図3　市販されているチルド食品やレトルト食品の活用例

よいが，具を粗めに刻んで，スープを足して加熱し，とろみを付けて，あんかけの餡として利用する（図2）．焼魚などの上にかけるソースとして利用したりできる．

❹つなぎの添加

食べにくいとされる青菜やひじきなどの海藻類も，マッシュポテトや豆腐などで和えることで食べやすくなる．マッシュポテトはフリーズドライの商品もあり，また最近では，れんこん粉末などもある．乾物として保存しておくと，つなぎとして重宝する．

市販食品の活用例

■チルド食品（図3）

スーパーやコンビニなどに，真空包装されたサバの味噌煮やハンバーグ，サラダ類，ひじき煮などがある．軟らかく，そのままでも十分おいしく食べられるものも多く，魚料理は骨抜きになっていることが多い．ペースト状の食形態に加工しなければならないときは，お粥やつぶした里芋などを入れてミキサーにかける[5]．ポテトサラダはひき肉と一緒に練って軟らか肉団子にもなり，チーズをのせてグラタン風にもなる（図4）．海藻類のひじき煮は豆腐を使って白和えにしたりすると，食べやすくなる．

■冷凍食品

クリームコロッケ，しゅうまい，たこ焼きなどは，軟らかくそのまま食べられ，またお弁当を意識して商品開発されているものは，冷めても比較的硬くならず味も整っているものが多い．枝豆やほうれんそうの和え物などは，繊維が強く食べにくいものもあるが，粗く刻んで卵焼きに入れたり，主食のなかに入れて混ぜご飯（粥）などにしてもよい．

■お惣菜

揚げ物や和え物，煮物，サラダなどがある．高齢者が自宅で揚げ料理をつくることは少なく，お惣菜の利用頻度は多い．唐揚げやとんか

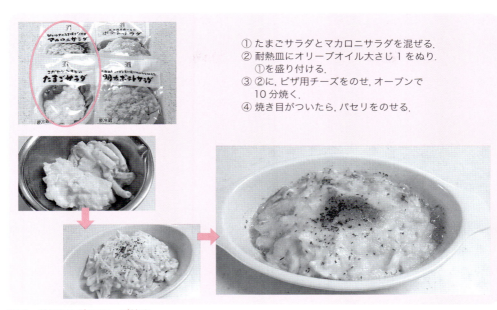

図4 Wサラダのチーズ焼き
エネルギー 551 kcal，たんぱく質 13.9 g．

① たまごサラダとマカロニサラダを混ぜる．
② 耐熱皿にオリーブオイル大さじ1をぬり，①を盛り付ける．
③ ②に，ピザ用チーズをのせ，オーブンで10分焼く．
④ 焼き目がついたら，パセリをのせる．

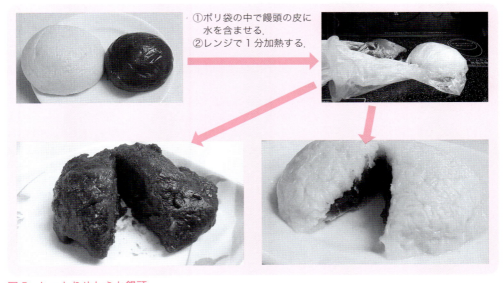

図5 しっとりやわらか饅頭
酒饅頭（白）：エネルギー 241 kcal，たんぱく質 6.2 g．

①ポリ袋の中で饅頭の皮に水を含ませる．
②レンジで1分加熱する．

つなどのお肉も比較的軟らかく仕上がっていることが多いが，コロッケやかき揚げなどは，ひと手間加え，つけ汁につけ軽く煮直すことで表面が軟らかくなる（図2）．在宅療養者の家の近くのスーパーにどんなお惣菜が置いてあるのか，リサーチしておくことは，在宅食支援を行ううえでとても大事である．

■その他調味料などの食品

パンやお饅頭などのパサパサする食品をなめ

らかにするために，牛乳などで湿らせ，加熱をする（図5）．また，甘みを出すために砂糖を加えるのではなく，練乳ミルクや水あめなどを利用することでしっとりと仕上がる．こしあんには10%の油脂を加えると滑らかになり，かつエネルギーアップにもなる．各種ドレッシングが販売されているが，粗めのザルで一度こして使えば，ゴマなども取り除ける．生クリーム（コーヒークリームでも可）やマヨネーズなどの油脂を加えることで，まとまりやすくなり，なめらかさも出る．そのほか，粉末コーンスープ，練りゴマ，めんつゆの素なども，常備しておくと便利である．

＝栄養補給」である．しかし，この概念だけで「おいしい」，「楽しい」という視点がないと，食事を継続することはできない．たった1日だけ食べても身体はつくられず，食事は継続できてはじめて実となる．食事摂取の継続性のコツは，「つくり手」と「食べ手」の両方がうまく回る，ということである．食べる側の環境づくりとともに，つくり手の介護負担も考え，こういった市販食品をうまく利用したりするとよい．食べやすくするためのアレンジや調理の工夫を理解しておけば，グラタン，ドリア，ハンバーグ，ネギトロ丼など食べやすいメニューが置いてあるお店を選ぶことで，一緒に外食も楽しむことができるはずである．

おわりに

低栄養の予防，改善という視点では，「食事

文献

1) 農林水産省ホームページ．スマイルケア食（新しい介護食品）．http://www.maff.go.jp/j/shokusan/seizo/kaigo.html
2) 江頭文江．コード別 摂食嚥下障害の栄養食事指導 嚥下調整食4—在宅．In：藤谷順子，小城明子，編．臨床栄養別冊 摂食嚥下障害の栄養食事指導マニュアル：医歯薬出版；2016．p76．
3) 江頭文江．在宅生活を支える！ これからの新しい嚥下食レシピ：三輪書店；2008．p42-51．
4) 山崎幸江，パッククッキング倶楽部防災部会，編著．平常時は電気ポットで家庭版真空調理/非常時はカセットコンロで救命パッククッキング：2013．
5) 江頭文江．おうちで食べる！ 飲み込みが困難な人のための食事づくりQ&A：三輪書店；2015．p90．

Index
索引

和　文

〔あ〕
亜鉛…98
悪液質…11, 85
アスコルビン酸…157
アミノ酸インバランス…187
アルギニン…157
アルコール依存症…94
アルツハイマー型認知症…103
アルツハイマー病…223

〔い〕
医原性の低栄養…46
イノベーション…60
医療・看護必要度…270
医療関連機器圧迫創傷…155
医療区分…271
医療スタッフの関心の低さ…47
胃瘻造設…219
インスリン抵抗性…76
院内感染症…25

〔う〕
うつ病…93
運動療法…57

〔え〕
栄養アセスメント…30, 285
栄養介入…146
栄養管理実施加算…237
栄養管理のイニシアチブ…51
栄養教育計画…233
栄養ケアプロセス…35, 228, 257
栄養経営士…269
栄養サポートチーム…236, 241, 268
栄養サポートチーム連携加算…252
栄養障害…64, 120, 121, 174, 264
栄養スクリーニング…30
栄養治療計画…233
栄養投与ルート…266
栄養不良…120, 121
栄養不良の二重負荷…10

栄養補給療法…177
栄養療法と運動療法の併用…176
エネルギー制限投与…67
エネルギー蓄積量…151, 243
エネルギー低栄養状態…186
嚥下障害…120, 147, 216
嚥下調整食学会分類2013…279
炎症…3
炎症性サイトカイン…13

〔お〕
オーラルフレイル…251
お食い締め…256

〔か〕
回復期リハビリテーション病棟…80, 261, 271
潰瘍性大腸炎…160
カルニチン…99
加齢性変化…166
がん悪液質…208
肝移植…60
肝障害…70
緩和ケアNST…87

〔き〕
ギアチェンジ…86
飢餓…11, 86, 264
飢餓関連低栄養…17
義歯…251
基本チェックリスト…54
基本的ADL…182
吸収不良…160
急性疾患/外傷関連低栄養…17
筋萎縮性側索硬化症…218

〔く〕
口から食べるための包括的視点…281
熊リハパワーライス®…261
くも膜下出血…120
グレリン…106
クローン病…160
クワシオコル…2

〔け〕
経管栄養…42
経口的栄養補助〔ONS〕…148
経腸栄養…249
経腸栄養法…42
血糖コントロール…267
ケトン体…105
健康寿命延伸…251
健康障害…24

〔こ〕
後遺症…120
抗酸化物質…128
高脂肪栄養剤…128
高濃度炭水化物含有飲料…77
高齢者…260
高齢者糖尿病…181
高齢者の低栄養問題…116
誤嚥性肺炎…129, 166
誤嚥性肺炎の栄養管理…168
呼吸不全…126
国際生活機能分類…241
国民医療費…269
骨格筋の変化…174
骨粗鬆症…146
コミュニケーションスキル…240
コラーゲン加水分解物…157
コンビニの利用…274

〔さ〕
在宅NST…113
在宅栄養サポート…113
在宅高齢者…110
在宅療養…289
再調理…289
再入院…25
サルコペニア…54, 61, 85, 103, 110, 134, 146, 189, 242
サルコペニア判定基準…190
サルコペニア肥満…135, 182

〔し〕
死因別死亡率…166
歯科医療…251

自宅復帰…80
疾患関連栄養障害…6
社会栄養学…116
周術期栄養療法…60
重症心身障害…100
重症度…270
就寝前エネルギー投与…188
終末期がん患者…85
手段的ADL…182
術後合併症…25
術前栄養療法の適応…74
術中栄養療法…75
小児…97
小児がん…101
静脈栄養…249
静脈栄養法…43
褥瘡…26, 154
食物アレルギー…102
食欲不振…285
除脂肪組織量指数…135
除脂肪体重…10, 154
除脂肪量の低下…174
神経性やせ症…94
神経変性疾患…215
侵襲…12, 266
侵襲期…14
心臓悪液質…134
身体合併症…92
心拍出量…203

〔す〕
スキルミックス…238
スクリーニングテスト…169
スマイルケア…274
スマイルケア食…289

〔せ〕
精神科…91
生命予後…25
摂食嚥下機能の低下…289
摂食機能障害…101
摂食行動障害…101
先行期…225
先天性心疾患…101

〔そ〕
早期経口摂取…281
早期経腸栄養…126
喪失歯数…253
創傷…154
ソーシャル・ニュートリション…116
ソフト食…225

〔た〕
退院時指導…274
体構成成分…202
体静脈うっ血…203
大腿骨近位部骨折…146
多職種協働…238
多職種協働・連携の強化…50
脱水…121
妥当性…19
段階的摂食訓練…170
短腸症候群…71
たんぱく質・エネルギー栄養消耗…192
たんぱく質・エネルギー低栄養…186
たんぱく質摂取…56
たんぱく質低栄養状態…186
たんぱく質投与量…68

〔ち〕
チアミン（ビタミンB$_1$）…182
地域連携…282
チームアプローチ…259
チーム医療…243
中鎖脂肪…105
中鎖脂肪酸…287
中心静脈栄養…44
長期入院…25
超高齢社会…116
チルド食品…289, 292

〔て〕
低栄養…2, 16, 29, 110, 242, 246, 260, 264, 274
低栄養患者…39
低栄養の診断基準…16
低栄養の分類…16
低蛋白血症…248
低マグネシウム血症…143
低リン血症…142
電気けいれん療法…93
転倒…25

〔と〕
統合失調症…91
糖尿病…181

〔な〕
内因性エネルギー…67

〔に〕
日本栄養経営実践協会…269
日本摂食嚥下リハビリテーション学会学会分類2013（食事）早見表…171
日本摂食嚥下リハビリテーション学会学会分類2013（とろみ）早見表…172
人間関係のストレス…50
認知症…147, 225

〔の〕
脳梗塞…120
脳出血…120

〔は〕
パーキンソン病…215
肺うっ血…203
肺水腫…126
廃用症候群…110

〔ひ〕
非アルコール性脂肪性肝炎…189
ビタミン…99
ビタミンD…57, 104
ビタミンD欠乏症…136
必須アミノ酸…287
必須脂肪酸…287
肥満の矛盾…203
費用対効果…5

〔ふ〕
不可逆的悪液質…14
不顕性誤嚥…216
不要な安静や絶食…48
プランニング…39
フレイル…53, 103, 110, 134
フレイルティ…32
分割食…188
分岐鎖アミノ酸…56, 187

〔ほ〕
訪問栄養食事指導…222
補完的中心静脈栄養法…44
補充的経静脈栄養…68
ポリファーマシー…246

〔ま〕
マーケティング…60
末梢静脈栄養…43
マネジメント…60
マラスムス…2
慢性疾患関連低栄養…17
慢性閉塞性肺疾患（COPD）…174

〔み〕
ミキサー固形…226
ミキサー食…101

【め】
免疫増強経腸栄養剤…75

【も】
持ち寄りパーティー方式…237
モニタリング計画…233

【や】
薬物相互作用…248

【ゆ】
ユニバーサルデザインフード…274

【よ】
ヨウ素…99
抑うつ症状…93

【り】
離水予防…283
リハ栄養…241, 281
リハ栄養サマリー…282
臨床栄養サポート…272

【る】
ルート選択…39

【れ】
レジスタンストレーニング…243

【ろ】
ロイシン…104

【わ】
ワシントン定義…208

欧文

【数字】
8020運動…251

【A】
ADL…26
ADL改善…80
ARDS…125

【B】
BMI…134
BPSD…225
branched-chain amino acids：BCAA…187

【C】
cachexia…211
CAWL…210
CIWL…210
CONUTスコア…135, 136

【D】
DREAM (Drinking, Eating, Mobilizing)…75

【E】
EAT-10…217
EN…42
ENプロトコル…68
EPA（エイコサペンタエン酸）…288
EPCRC定義…208
ESPEN EN Guidelines…74
ESGSOP2…59

【F】
Fischer's ratio：BCAA/AAAモル比…187
Fischer比…187

【G】
geriatric nutritional risk index：GNRI…196
GLIM基準…20
global leadership initiative…6
GNRI…81, 135

【I】
IADL…26
ICD-10…29
interdisciplinary team…237
International Classification of Functioning, Disability and Health：ICF…241

【J】
J-CHS基準…54

【L】
late evening snack：LES…188
lean body mass index：LBMI…135
lean body mass：LBM…154
L-カルノシン…158

【M】
malnutrition…64
medium chain triglyceride：MCT…105
MIA症候群…196

multidisciplinary team…237

【N】
NCP…228
non-alcoholic steatohepatitis：NASH…189
NST…246
NST加算…237
NUTRICスコア…65
nutrition care process：NCP…257
nutrition support team：NST…236, 241

【O】
obesity paradox…132, 203
ONS…5
oral nutrition supplements：ONS…75

【P】
P.F.ドラッカー…60
PES…228
PN…43
potluck party method：PPM…237
PPN…43
pre-cachexia…211
protein-energy malnutrition：PEM…186
protein-energy wasting：PEW…192

【Q】
QOL…26

【R】
refeeding症候群…70, 140, 182
refractory cachexia…211

【S】
SARC-F…59
skill mix…238
stress-induced hyperglycemia…76
supplemental parenteral nutrition：SPN…44

【T】
TPN…44
tube feeding…42

【W】
WAVES…116

【編者プロフィール】

吉村芳弘（よしむらよしひろ）
熊本リハビリテーション病院リハビリテーション科副部長／栄養管理部部長／NSTチェアマン

2001年熊本大学医学部医学科卒業．日本リハビリテーション医学会（専門医，認定臨床医），日本サルコペニア・フレイル学会（理事，学会誌編集委員長，サルコペニア診療ガイドライン作成委員），日本静脈経腸栄養学会（代議員，学術評議員，国際委員，指導医など），日本リハビリテーション栄養学会（代議員，学術評議員など）．

宮島　功（みやじまいさお）
社会医療法人近森会近森病院臨床栄養部部長代理

2005年静岡県立大学食品栄養科学部栄養学科卒業．2009年近森病院入職．2019年高知大学大学院博士課程修了（医学博士）．2019年1月より現職．NST専門療法士，心臓リハビリテーション指導士．心不全患者における栄養評価・管理に関するステートメント策定委員．心不全学会チーム医療推進委員会委員．

西岡心大（にしおかしんた）
長崎リハビリテーション病院人材開発部副部長／栄養管理室室長

管理栄養士，修士（栄養学）．2002年東京農業大学卒業，徳島大学大学院博士後期課程在学中．日本リハビリテーション栄養学会（理事，編集委員長，研究・調査委員長），回復期リハビリテーション病棟協会栄養委員，日本静脈経腸栄養学会（代議員，学術評議員，国際委員会LLL-WG委員，NST委員）．

嶋津さゆり（しまつさゆり）
熊本リハビリテーション病院栄養管理部科長

1987年尚絅短期大学家政科食物栄養専攻卒業，2011年九州保健福祉大学通信教育部社会福祉学部臨床福祉学科卒業，1992年熊本リハビリテーション病院勤務．日本病態栄養学会（学術評議員），日本静脈経腸栄養学会（代議員，学術評議員），日本リハビリテーション栄養学会（学術評議員）．

低栄養対策パーフェクトガイド
―病態から問い直す最新の栄養管理　　　ISBN978-4-263-70850-7

2019年6月25日　第1版第1刷発行

編者　吉　村　芳　弘
　　　西　岡　心　大
　　　宮　島　　　功
　　　嶋　津　さゆり
発行者　白　石　泰　夫
発行所　医歯薬出版株式会社
〒113-8612　東京都文京区本駒込1-7-10
TEL.（03）5395-7626（編集）・7616（販売）
FAX.（03）5395-7624（編集）・8563（販売）
https://www.ishiyaku.co.jp/
郵便振替番号 00190-5-13816

乱丁，落丁の際はお取り替えいたします　　　印刷・あづま堂印刷／製本・榎本製本

Ⓒ Ishiyaku Publishers, Inc., 2019. Printed in Japan

本書の複製権・翻訳権・翻案権・上映権・譲渡権・貸与権・公衆送信権（送信可能化権を含む）・口述権は，医歯薬出版（株）が保有します．
本書を無断で複製する行為（コピー，スキャン，デジタルデータ化など）は，「私的使用のための複製」などの著作権法上の限られた例外を除き禁じられています．また私的使用に該当する場合であっても，請負業者等の第三者に依頼し上記の行為を行うことは違法となります．

JCOPY ＜出版者著作権管理機構 委託出版物＞

本書をコピーやスキャン等により複製される場合は，そのつど事前に出版者著作権管理機構（電話 03-5244-5088, FAX 03-5244-5089, e-mail : info@jcopy.or.jp）の許諾を得てください．